ライフステージ栄養学

日本人の食事摂取基準（2020年版）　準拠

稲山貴代・小林三智子
編著

角谷雄哉・金　賢珠・髙橋将記
田辺賢一・中岡加奈絵・中谷友美
堀川千嘉・山中恵里香
共著

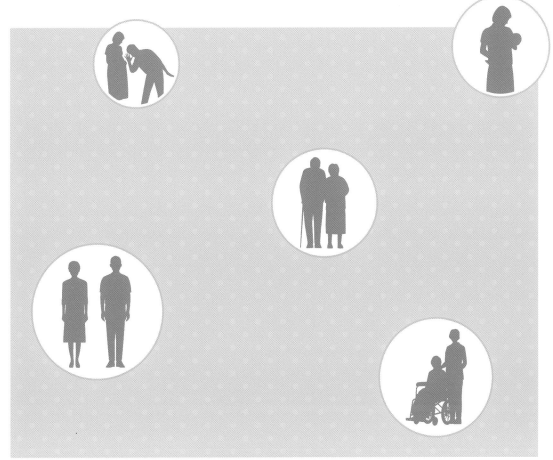

建帛社
KENPAKUSHA

は じ め に

　管理栄養士の活躍する領域は，保健，医療，介護，福祉，教育など多方面にわたり，それぞれの領域で高い専門性が求められている。「応用栄養学」は，基礎栄養学，栄養教育論，臨床栄養学，公衆栄養学，給食経営管理論とならび，管理栄養士の専門領域のいずれにおいても重要な基盤となる科目である。ことに，食事摂取基準の考え方を理解し，各ライフステージにおける栄養状態や心身機能に応じた栄養ケア・マネジメントの考え方について理解することが重要となる。

　2020年4月から5年間活用される「日本人の食事摂取基準（2020年版）」では，栄養に関連した身体・代謝機能の低下を回避する観点から，健康の保持・増進，生活習慣病の発症予防及び重症化予防に加え，高齢者の低栄養予防やフレイル予防も視野に入れて策定された。また，これに先立ち2019年3月に改訂された管理栄養士国家試験出題基準（ガイドライン）においては，応用栄養学の出題のねらいの一つとして，食事摂取基準策定の考え方や科学的根拠についての理解が求められている。

　本書は『ライフステージ栄養学』というタイトル名からもわかるように，各ライフステージの特徴を十分に理解した上で，栄養マネジメントの過程，すなわちスクリーニング，アセスメント，栄養ケア計画，実施，モニタリング，評価という一連の流れが把握できるようにした。また，Plan（計画），Do（実施），Check（検証）およびAct（改善）のPDCAサイクルを活用した学びとなるように工夫を凝らした。各ライフステージはいずれも，その特徴（身体的・生理的，ライフスタイルとそれにかかわる食生活，健康・栄養課題）を理解しておくことが重要であるという基本的な考え方に立ち，関連する各疾患ガイドや施策については最新のエビデンスを基に執筆した。

　執筆者には，新進気鋭の若手の先生に加わっていただいた。いずれも，それぞれの分野の第一線で教育・研究に従事している先生方であり，多くの時間を割いてご執筆頂いた。先生方の不断の労力を惜しみなく結集し，編者が思い描いていた一冊に仕上がったことに心から感謝申し上げる。

　本書には，幅広い分野で高い誇りをもった専門職として活躍する管理栄養士を育てたいという編者の熱い願いが込められている。これらの編者の意図を十分に汲み取っていただき，現場で実践力となる管理栄養士を育てる一助にしていただければ幸いである。利用される方々からの忌憚のないご指摘を頂戴し，今後一層役立つ本に育てていきたいと考えている。ご指導をどうぞよろしくお願い申しあげる。

最後に，本書出版の機会を頂いた株式会社建帛社に厚く御礼申し上げます。また，企画から制作に至るまで多大なご支援とご協力を賜った同社編集部にも心から感謝を申し上げます。

2020年4月

編著　稲　山　貴　代
　　　小　林　三　智　子

目　　次

第12章　高齢期の栄養管理　　149

第13章　身体活動と栄養管理　　167

第1章
栄養マネジメント

1. 栄養マネジメント

（1）栄養マネジメントの概要

　マネジメント（management）という用語は，主に管理，経営＊といった意味で用いられる。目的を達成するために設定した目標に向けて組織を運営する，あるいは人びとを動かしていくための活動といえる。マネジメントはあらゆる活動で用いられることから，その分野などによって定義は異なるが，いずれも，常に現状をみること，分析すること，実施すること，その結果を評価し改善することを周期的に繰り返し，目標達成やよりよい成果をめざす。PDCAサイクルは，この「計画（Plan）－実施（Do）－評価（Check）－見直し・改善（Act）」のプロセスを説明したものである。

　栄養管理は，人間の健康の維持・増進，疾病の発症予防・重症化予防，高齢期の低栄養やフレイル予防，および生活の質（quality of life：QOL）＊の向上をめざした，望ましい栄養状態・食生活の実現に向けての支援と活動である。したがって，栄養マネジメント（nutritional management）では，個人や集団を対象に，アセスメントに基づき適切な栄養計画を立て，実施し，評価し，見直しを行い改善することを繰り返し，QOLの向上をめざす。

（2）栄養マネジメントと生活の質

　栄養マネジメントの対象は，子どもから高齢者，傷病者や障がい者も含む，社会に暮らす全ての人びとであり，めざすQOLも多様である。例えば，子どもは楽しく学校に通う，子育ては経済的な不安を感じることなく子どもを希望の学校に通わせる，元気な高齢者は仲間と趣味の旅行やクラブ活動を楽しむ，自立が難しくなってきた高齢者は自分の口でおいしく食べることができる，などとなろう。

　QOLを構成する基本要素は，① 身体機能，② 心の健康やメンタルヘルス，③ 社会生活機能，である。計画で行う"現状をみる（アセスメント）"では，健康・栄養状態のアセスメントとして身体計測，臨床検査などに主眼がおかれることが多い。これらのアセスメント項目から，目標項目が設定され，目標が

＊管理と経営
管理は，組織を取り仕切ったり，施設をよい状態に維持したりすることであり，経営は，方針を定め，組織を整えて，目的を達成するよう持続的に事を行うこととされる。

＊ quality of life
（QOL：生活の質）
生活の質，生命の質，生存の質，生の質，生命の充実度などと日本語訳されている。医療，保健，社会心理，福祉など，分野によって捉え方が異なり，その定義は，まだ十分なコンセンサスを得ているわけではない。

達成されたかを評価する項目（アウトカム）となる。しかし，QOL の向上をめ
ざすのであれば，身体機能を図るための望ましい健康・栄養状態だけでなく，
メンタルヘルスや社会生活機能などに関連する望ましい食生活・生活の実現も
きわめて重要な要素となる。そのため，栄養マネジメントではその個人や集団
の生活全般を捉えて考えることが求められる。

（3）栄養マネジメントのプロセスと目標設定

栄養マネジメントのプロセスを図1-1に示す。栄養スクリーニング- 栄養
アセスメント- 栄養ケア*計画- 実施-モニタリング- 評価の流れをとる。

栄養マネジメントの計画（Plan）は，栄養スクリーニング，栄養アセスメン
ト，栄養ケア計画で説明される。栄養スクリーニングは，対象者の健康・栄養
状態のリスクを早期に検出するために，アセスメントの前に実施する。すでに
改善すべき目標が明確な場合や，スクリーニングから次のステップに進むまで
の時間などによって，栄養アセスメントからマネジメントがすすむことも多
い。栄養ケア計画は，栄養・食事計画，栄養教育だけでなく，多領域との連携
も含む。実施（Do）の過程で問題の有無などの経過観察や点検を行い（モニタ
リング），対象者の栄養・健康状態，栄養・食事計画の適正さ，栄養教育の効
果など，中間で評価し（Check），必要に応じて，Plan，Do のプロセスに
フィードバックする（Act）。介入の頻度が少ない，介入期間が短いといった

*ケア（care）とキュ
ア（cure）
ケアは気遣う，気にか
ける，心配する，世話
をする，面倒をみる，
大事にするなどの意味
がある。キュアは（病
気を）治す，医療する
などの意味がある。慢
性疾患や高齢者の増加
に伴い，治療が長期化
することにより，キュ
アもケアの一部と捉え
られるようになってき
た。

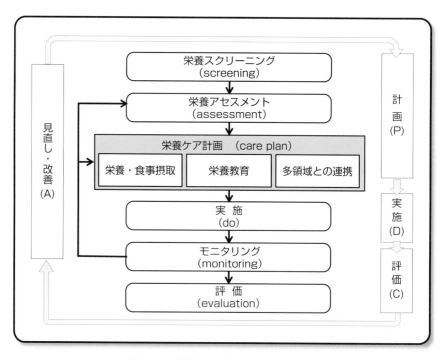

図1-1　栄養マネジメントのプロセス

ケースでは，中間評価とそのフィードバックを行わず，評価（Evaluation）にすすむこともある。最終的に，目標達成や成果（アウトカム*）を評価し，次の栄養マネジメントにつなげる（Act）。

栄養マネジメントで対象とする社会に暮らす人びとの生活全般をみる場合，どのような視点で捉えたらよいのか論理的に考えるために，モデルや枠組みなどを活用するとよい。例えば，**健康日本21**（厚生労働省）では，QOL，健康・栄養状態，食物の摂取状況，食行動，食の知識・態度・スキル，周囲の支援，食環境，社会環境などからなる栄養・食生活の枠組みにそって栄養戦略が立てられている。また，個人，家族や仲間，学校や職場などの組織，コミュニティや地域レベルで考える生態学的モデル*もある。めざしたいこと（目的）があり，そのために達成すべき目標を設定し，その目標が達成できたかどうかを評価する。つまり，栄養マネジメントにおいても達成すべき目標設定がきわめて重要であり，この目標は，社会に暮らす人びとの生活全般をみながら熟慮して設定しなければならない。個人や集団の健康・栄養状態，生活習慣（行動）から，社会経済や文化も含む環境に至るまでを論理的に考えることで，現実的に評価可能な目標設定ができる。

*アウトカム
（outcome）
結果，成果，結論のこと。栄養介入では，その成果を図る目標指標は健康状態・栄養状態であるが，疾病などの臨床上の成果は疾病の発生率や死亡率がアウトカムとなる。

*健康の生態学的モデル
人間の行動に影響を及ぼす社会的，心理学的影響も踏まえ，環境的，政策的な視点を重視したマルチレベルモデルである。

コラム　Nutrition Care Process（NCP）

　Academy of Nutrition and Dietetics（アメリカ栄養士会）は，2003年，栄養専門職の専門性を高め，その業務の質を担保するために Nutrition Care のモデルを検討し，Nutrition Care Process（NCP）を発表した。2008年には，International Confederation of Dietetic Associations（国際栄養士連盟）が，この NCP を国際標準として普及することを決議している。NCP は，質の高い栄養管理のプロセスを標準化したものであり，栄養アセスメント-栄養診断（栄養状態の判定）-栄養介入-栄養モニタリング・評価の４段階からなる。アセスメントと介入の間に「栄養診断（栄養状態の判定）」が組まれている点が大きな特徴である。

２．栄養スクリーニング

　栄養スクリーニングは，個人や集団を対象に，栄養リスクの程度の判断やリスクレベルが高い者を抽出することを目的に，栄養アセスメントの前段で実施する。スクリーニング項目は，簡便で，侵襲性がなく，妥当性や信頼性が高いものを用いる必要がある。また，不要な栄養アセスメントを回避するために，**感度**と**特異度**が高いことも重要である（表１-１）。

　栄養スクリーニングにより栄養リスクが高い（ハイリスク*）と判断された場合，栄養アセスメントの実施にすすむ。集団を対象に栄養スクリーニングを実施することで，その集団の中でリスクの層別化ができ，その後のアセスメント項目の選定や栄養改善計画の戦略が立てやすくなるメリットがある。また，

*ハイリスクアプローチとポピュレーションアプローチ
より高いリスク（危険因子）をもつ人に対して，その危険因子を取り除くことで疾病を予防する方法を，ハイリスクアプローチという。集団全体に働きかけて，集団における危険因子を取り除く方法をポピュレーションアプローチという。

表1-1　スクリーニング項目を評価する指標

侵襲性	外的要因により，生体の内部環境の恒常性を乱す可能性がある刺激のこと。外的要因には，疾病やけがだけではなく，採血や手術といった医療行為を含む。
妥当性	測定尺度が，測定しようと意図したものを的確に反映している程度。測定結果が真の値に近い場合，妥当性が高いといえる。
信頼性	測定尺度を用いて，同じ事象の測定を繰り返し行った際に，同じ結果を生み出す程度。誰が行っても同様の結果が得られる場合，信頼性が高いといえる。
感　度	陽性のものを正しく陽性と判定する確率のこと。
特異度	陰性のものを陰性と判定する確率のこと。

対象者にアセスメントの必要性についての理解を促すことにもつながる。

　妊産婦や乳幼児では妊婦健康診査（妊婦健診）や乳幼児健診，児童や生徒では学校健診，成人では学校や職場などでの健康診断や特定健康診査などで実施される。代表的な測定項目には身長，体重などの身体計測や，高齢者の**主観的包括的栄養アセスメント**＊などの質問紙などによる主観的評価項目があげられる。いずれも，簡便で，非侵襲的で，コストを抑えながら，迅速に実施することができる。すでに栄養リスクや程度が明確な場合や，限られた期間内でPDCAサイクルをまわさなければならず栄養スクリーニングのプロセスをとることが難しい場合などは，栄養アセスメントの項目の中に，スクリーニング項目を適切に組み合わせて実施する。

＊主観的包括的栄養アセスメント
第12章高齢期の栄養管理を参照。

3．栄養アセスメント

（1）栄養アセスメントの目的

　栄養アセスメントは，**身体計測**，**臨床検査**（生理・生化学的検査），**臨床診査**（問診・観察），**食事調査**や**生活調査**などから得られた主観的，客観的情報をもとに，対象とする個人や集団の栄養状態を総合的に評価することである。栄養アセスメントの目的は，栄養管理をすることで健康・栄養状態の改善や維持が可能となる者が目標とすべき栄養ケアの指標を明らかにすることである。この指標は栄養ケアの評価指標として重要であり，栄養ケアを実施するの中でモニタリングや最終評価の中で，目標を達成できたかの評価に用いられる。

（2）栄養アセスメントの種類

1）静的アセスメント

　個人または集団の栄養状態について，ある一時点での栄養状態を**定量的**に評価するものであり，摂取した栄養素の過不足や疾患における栄養状態の把握を

＊半減期（half life（period））
ある物質が物理的変化や化学的変化などによって，初期の量の半分になるまでの時間をいう。物質によってその時間は異なる。

行う。栄養指標は，身体計測，半減期*
の長い臨床検査項目，免疫能が用いら
れる（表1-2）。

2）動的アセスメント

　個人または集団の栄養状態について，
経時的な栄養状態の変化を評価するも
のであり，栄養ケアの実施による栄養
状態や病態の推移を検証する。した
がって，推移をリアルタイムに捕捉す
るため，代謝動態を鋭敏に反映する項
目を栄養指標として用いる。半減期の短い臨床検査項目や，間接熱量測定によ
る安静時エネルギー消費量が含まれる（表1-3）。

表1-2　静的栄養指標の例

身 体 計 測	・身長・体重：体重変化率，％平常時体重，BMI， 　　　　　　　％標準体重 ・体構成成分：体脂肪率（量），腹囲，筋量，骨密度
臨 床 検 査	・血清総タンパク，アルブミン，血清脂質， 　コリンエステラーゼ ・クレアチニン身長係数（尿中クレアチニン） ・末梢血中総リンパ球数 ・血中ビタミン濃度，血中微量元素濃度 ・血中ヘモグロビン値 ・血清ヘモグロビン A1c
内 皮 反 応	・遅延型皮膚過敏反応

表1-3　動的栄養指標の例

生化学検査	・Rapid turnover protein（RTP：半減期が短いたんぱく質）： 　トランスフェリン，トランスサイレチン（プレアルブミン），レチノール結合タンパク ・タンパク代謝動態：窒素平衡，尿中3-メチルヒスチジン ・アミノ酸代謝動態：アミノグラム，フィッシャー比（分岐鎖アミノ酸/芳香族アミノ酸）， 　総分岐鎖アミノ酸／チロシンモル比（BTR）
間接熱量測定	・安静時エネルギー消費量

（3）栄養指標の種類

1）身体計測

　代表的な身体計測の種類と主な身体計測の略語を表1-4，表1-5に示す。

a．身長・体重

　身長と体重*は，身体計測の中で最も一般的に測定される。これらは，身体
の発育状況や体格，体構成成分の推測といった栄養状態を評価する指標となる。

*身長や体重を実測で
きない場合は，膝高や
下腿周囲長，上腕周囲
長，肩甲骨下部皮下脂
肪厚といった，他の身
体計測値を用いた推定
式により，推定値を算
出する。

表1-4　身体計測の種類と方法のまとめ

身長 ・ 体重	成長曲線，体重変化率，％平常時体重， ％標準体重 体格指数…乳幼児期：カウプ指数 　　　　　学童期：ローレル指数 　　　　　成人期，高齢期：BMI
体構成 成分	＜体脂肪率（量）＞ 水中体重法，空気置換法，DXA法， 皮下脂肪厚法，生体インピーダンス法， 腹囲の測定 ＜筋量＞ DXA法，生体インピーダンス法， 上腕筋面積や下腿周囲長の測定 ＜骨密度＞ DXA法，超音波測定

表1-5　身体計測に関する略語

略号（正式名）	日本語
H　（height）	身　長
BW　（body weight）	体　重
AC　（arm circumference）	上腕周囲長
AMA　（arm muscle area）	上腕筋面積
AMC　（arm muscle circumference）	上腕筋囲
CC　（calf circumference）	下腿周囲長
KH　（knee height）	膝高（膝下高）
SSF　（subscapular skinfold）	肩甲骨下部皮下脂肪厚
TSF　（triceps skinfold）	上腕三頭筋皮下脂肪厚

＊BMI
体重（kg）／身長（m）²
として算出される。
BMI が22の時の体重
を，参照体重とする。
算出値が18.5未満の場
合は低体重，25.0以上
の場合は肥満と判定さ
れる。

＊肥満の評価
肥満とは，ただ単に体
重が多いのではなく，
脂肪が過剰に蓄積した
状態をさす。成人で
は，体脂肪率が男性
25％，女性30％以上を
肥満とする。通常は，
身長に対する体重の比
率が脂肪蓄積量に関係
することから，体格指
数で判定される。

＊ゴールドスタンダー
ド
高い精度で評価が可能
であると確認された手
法のこと。新たな手法
の開発は，ゴールドス
タンダードと比較し妥
当性の検証を行う。

＊DXA（DEXA）法
dual-energy X-ray
absorptiometry 法
２つのエネルギーの
X 線照射により，生
体の骨と軟部組織（脂
肪量と除脂肪量）を正
確に測定することがで
きる。

　未成年では成長曲線を用いて，身長・体重を成長曲線にプロットし，栄養状態や成長を評価する。また，体重の変化（体重変化率），現在の体重と健康であるときの体重との比（％平常時体重），現在の体重と標準体重との比（％標準体重）をその変化が生じた期間と合わせて検討し，栄養状態を評価する。

　体格指数は，身長と体重を用いて算出し，栄養状態の評価に用いる。乳幼児期ではカウプ指数，学童期ではローレル指数，成人では Body Mass Index（BMI）＊が一般的に使用される。

b．体構成成分

① 体脂肪率（量）　体脂肪は体内のエネルギーを貯蔵しており，皮下に存在する皮下脂肪と，腹腔内内臓の周囲に存在する内臓脂肪に分けられる。体脂肪の評価では，その量（割合で示すことが多い）と体内での分布状況を評価する。

　体脂肪率は，主に過剰栄養である肥満の評価＊に用いられる。しかし，体脂肪を直接定量することはできないため，身体データから推定を行う。ゴールドスタンダード＊とよばれる方法が，水中体重法，空気置換法である。その他，二重エネルギーX線吸収測定法（DXA 法）＊が用いられることも増えている。DXA 法は，波長の異なる２種類のX線を照射し，X 線吸収率の差から骨密度や体組成を計測する方法である。いずれも，測定機器が高額であり，専門家による測定が必要となるなどの限界点がある。一方，簡易で比較的コストをかけず実用性がある方法として，ゴールドスタンダードとの比較から皮下脂肪厚法や生体インピーダンス法が開発されてきた。これらの方法の長所短所をそれぞれ理解した上で，得られたデータを解釈することが望まれる。

　皮下脂肪厚法は，皮下脂肪厚測定器を用い，皮下脂肪厚を測定する方法である。測定部位は，利き腕でないまたは骨折や麻痺のない方の腕とし，上腕三頭筋皮下脂肪厚（TSF）や肩甲骨下部皮下脂肪厚（SSF）（図１-２）を測定する。皮下脂肪厚は身体密度と強い相関があるため，測定した皮下脂肪厚から，身体密度（D）を推定し，体脂肪率を算出することが可能となる。推定式を，以下に示す。

・身体密度推定式（長嶺と鈴木の式）
　男性：D（g/cm³）＝1.0913-0.00116×（TSF（mm）＋ SSF（mm））
　女性：D（g/cm³）＝1.0897-0.00133×（TSF（mm）＋ SSF（mm））

・体脂肪率推定式（Brozek らの式）
　体脂肪率（％）＝（4.570÷D-4.142）×100

　皮下脂肪厚は体脂肪率の推定以外にも，厚さそのものが高齢期の栄養状態やアスリートの体づくりのアセスメントで活用される。ただし，皮下脂肪厚測定は，安価で侵襲性がなく簡便であるが，測定結果の再現性を良好にするために，訓練された者が測定方法を一定にして実施する必要がある。

生体インピーダンス法（BIA法）は，体表面に電極をつけて生体に微弱な電流を流し，体構成成分を推定する方法である。脂肪組織は，電気伝導性が低く電気抵抗が高いことから，電流が流れにくい。一方，筋肉や内臓などの水を多く含む除脂肪組織は，電気伝導性が高く電気抵抗が低いため，電流が流れやすい。そのため，脂肪組織と除脂肪組織の電気抵抗の差を利用して体脂肪量や除脂肪量を推定することが可能となる。生体インピーダンス法による測定は，侵襲性がなく簡便であるが，体水分や体温に結果が左右される。したがって，水分や食事の摂取後，運動や入浴で発汗した時，発熱時などは，測定を避ける。

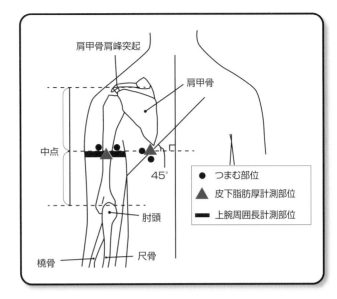

図1-2　上腕三頭筋皮下脂肪厚，肩甲骨下部皮下脂肪厚，上腕周囲長の測定

体脂肪は，皮下脂肪や内臓脂肪の分布の評価も重要である。内臓脂肪の蓄積量が多い者は，高血圧，糖尿病，脂質異常症などの生活習慣病の発症リスクが高い。内臓脂肪蓄積の診断基準は，男女ともに臍（へそ）の位置における横断面で100cm²以上である。この基準に該当する臍部（さいぶ）の横断面にそった周囲長（腹囲）は，男性で85cm，女性で90cmであることから，腹囲を測定し，内臓脂肪の蓄積状況から栄養状態を評価する。

② 筋量　　主に体タンパク質や身体機能の能力を評価する際に用いられる。直接定量することはできないため，身体データから推定を行う。筋量測定におけるゴールドスタンダードはDXA法であるが，簡易で低コストであり実用性がある方法として，生体インピーダンス法，上腕筋面積や下腿周囲長の測定が行われる。

上腕筋面積（AMA）は，利き腕ではない，または骨折や麻痺のない上腕の中点から，皮下脂肪厚測定器を用いて，上腕周囲長（AC）と上腕三頭筋皮下脂肪厚（TSF）（図1-2）を測定して，上腕筋囲（AMC）を算出した上で求められる。推定式を以下に示す。

・AMC (cm) = AC (cm) −0.314× TSF (mm)

・AMA (cm²) = (AMC (cm))²/ (4 ×3.14)

下腿周囲長は，軸足*でないまたは骨折や麻痺のない下腿の，最も太い箇所で測定する。上腕筋面積と下腿周囲長の測定は，訓練された者が測定方法を一

*軸足
動作をする時，体を支える軸になる方の足である。例えば，サッカーボールを蹴る時，蹴る方ではない足のこと。

定にして実施することが重要である。

③ **骨密度**　　　骨の中にあるカルシウム・マグネシウムなどのミネラル成分を骨の単位面積当たりの骨塩量として評価するものであり，骨密度が低ければ**骨粗鬆症**と判断される。測定には，DXA法と超音波法が用いられる。DXA法での測定では，全身の測定ではなく，骨密度低下による骨折リスクが特に高い腰椎や大腿骨近位部といった，特定の箇所に絞った測定が増えている。また，超音波測定は，踵骨（しょうこつ）の横断面積や厚さから骨密度を推定することが可能であるが，DXA法よりも精度が低いことに留意すべきである。比較的安価で，測定器も持ち運び可能であることから，住民検診などでも実施されている。

2）臨床検査（生理・生化学的検査）

　臨床検査は，健康・栄養状態を反映する生理機能や血液や尿などの成分を分析し，栄養状態の推定や疾患の状況の判定を行うものである。栄養アセスメントでは，血液検査・血液生化学検査・尿生化学検査が主に用いられる。

3）臨床診査（問診，身体所見）

　問診・観察では，対象者の既往歴，現病歴，体重歴，家族歴，生活状況，食生活歴をみることで，栄養状態を評価する。これらの情報は，栄養状態に課題がみられた原因や要因を見出し，栄養ケアの計画を作成する際の重要な情報となる。栄養状態に関する自他覚症状の観察は，栄養障害の特定に重要である（表1-6）。例えば，ビタミン欠乏症の判定は一般的な臨床検査に含まれないが，自他覚症状がビタミンの栄養状態を評価する優れた指標となる。

4）食事調査

　食事調査は，対象者の食品の摂取状況やエネルギー・栄養素の摂取量，食習慣などを知るために行われる。**食事記録法，24時間食事思い出し法，陰膳法，食物摂取頻度法，食事歴法**などが方法としてあげられる（表1-7）。各調査法の長所と短所を理解し，調査時の環境や対象者の状況，目的に合わせて，適宜選択する必要がある。

　食事調査で得られた結果は，食事摂取基準や疾患のガイドラインなどの各指標と照合し比較することで，栄養摂取状況を評価する。その際，食事調査には**過小申告・過大申告*，日間変動*，季節間変動***といった測定誤差が生じるため，これらに留意して調査結果を取り扱うことが求められる。

5）生活調査

　生活調査は，対象者がどのような生活を送っているか，またどのような**環境**にいるかなどを知るために行う。対象者の健康・栄養状態に関する知識や態度，行動するための信念や自信，といった行動変容に向けての準備要因や，食行動，生活習慣，家族構成，成長・発育過程，居住環境，学校や職場の環境，社会経済的背景の他，対象者の心理状態についても，アセスメントが必要とな

*過小申告・過大申告
食事調査の多くは自己申告に基づくため申告誤差は避けられず，特に過小申告の出現頻度が高い。例えば，エネルギーは男性で約11%，女性で約15%の過小申告が報告されている。幼児期では過大申告の可能性が指摘されている。

*日間変動
日々の食事にはばらつきがあるため，エネルギーおよび栄養素の摂取量には日間変動が生じる。また，日間変動の程度は，個人や集団，年齢や栄養素によっても異なる。

*季節間変動
季節によっても食事内容は変化する。特に，ビタミンC摂取量において，日本人は明確な季節間変動がみられる。

表1-6　栄養障害に関係した他自覚症状

一般症状	〈低栄養〉 ・乳幼児および小児：食欲不振，体重増加不良，極端な低栄養状態が長期に続いた場合には筋肉および精神的発育の遅延，活動性の低下，不眠，無感覚，慢性下痢あるいは便秘 ・成人：食欲不振，吐き気，口唇・舌あるいは肛門の腫脹，眼球のかゆみ，倦怠，疲労，不眠症，抵抗力減退，感情的な混乱，手・足・舌の知覚異常，消化機能障害，労働後の一時浮腫 〈過剰栄養〉 体脂肪の増加，活動性の低下，疲労，動悸，息切れ，関節痛
脈拍・血圧	栄養失調の際，脈拍数は減少し，1分間40以下，ときに30以下になることがある。血圧は，収縮期および拡張期とも降下する。
毛　髪	重症のたんぱく質・エネルギー栄養障害では毛が形態的に違うことが立証されている。特に，毛根の径は栄養状態を反映する。
眼	角膜および上皮は栄養不良によって構造的にしばしば影響を受ける。角膜はビタミンA，ナトリウムの欠乏で，水晶体はカルシウム，ビタミンB_2およびトリプトファンの欠乏で，網膜はコリン欠乏およびビタミンA過剰で影響を受ける。
舌および口唇	鉄の欠乏により口角炎，口炎が起こり，悪性貧血の場合，舌がすべすべとなる。ビタミンB_2の欠乏によっても口角炎が起こる。
皮膚および粘膜	角質増殖を伴った皮膚の乾燥症はビタミンA欠乏，脂漏性皮膚炎はビタミンB_2欠乏にみられ，ニコチン酸欠乏により身体の両側に対称的にいわゆるペラグラ皮膚炎が起こる。
軟骨および骨	軟骨および骨は特殊化した結合組織であり，カルシウム，リン，ビタミンD，ビタミンA，マンガンの欠乏によって影響を受ける。
浮　腫	栄養性浮腫は次の3つの場合が考えられる。 ・ビタミンB_1が欠乏し，しかも食事が炭水化物に偏り，脚気状態になった場合。 ・血漿タンパク質，特にアルブミン濃度の低下，その結果，浸透圧の降下を伴った場合。 ・エネルギー欠乏によって起こる「飢餓浮腫」とよばれるもの。
貧　血	鉄，たんぱく質，総エネルギーの不足によって起こる。かつて農村女性に多発したが，これは良質のたんぱく質不足と過酷な労働のため。近年，都市の若年女性に貧血がみられるが，不必要な減食，節食によるものが多いといわれている。
無月経	極端な減食により低栄養状態となり，そのために生殖機能が低下し，無月経になる場合がある。

（中村丁次：健康づくり指導者養成テキスト．（財）東京都健康づくり推進センター，p.46，1999．を一部改変）

る。これらの調査は主に質問紙調査により行われるが，質問紙の妥当性以外に，対象者の状況や負担に配慮した調査が求められる。

（4）健康・栄養課題の抽出と決定

栄養アセスメントの各項目の結果から，栄養状態を総合的に評価し，健康・栄養課題を抽出する。健康・栄養課題は，各項目の特性や項目間の関連性を踏まえ，生活環境や心理状態などを含めた検討が必要である。その上で，対象者または対象となる集団が優先的に解決すべき課題を決定する。

第1章　栄養マネジメント

表1-7　食事摂取状況に関する調査法のまとめ

	概　　要	長　　所	短　　所	習慣的な摂取量を評価できるか	利用に当たって特に留意すべき点
食事記録法	・摂取した食物を調査対象者が自分で調査票に記入する。重量を測定する場合と、目安量を記入する場合がある（目安量法）と。食品成分表を用いて栄養素摂取量を計算する。	・対象者の記憶に依存しない。・ていねいに実施できれば精度が高い。	・対象者の負担が大きい。・対象者のやる気や能力に結果が依存しやすい。・調査期間中の食事が、通常と異なる可能性がある。・データ整理に手間がかかり、技術を要する。・食品成分表の精度に依存する。	・多くの栄養素で長期間の調査を行わないと不可能。	・データ整理能力に結果が依存する。・習慣的な摂取量を把握するには適さない。・対象者の負担が大きい。
24時間食事思い出し法	・前日の食事、または調査時点からさかのぼって24時間分の食事摂取を、調査員が対象者に問診する。フードモデルや写真を使って、目安量をたずねる。食品成分表を用いて、栄養素摂取量を計算する。	・対象者の負担は、比較的小さい。・比較的高い参加率を得られる。	・熟練した調査員が必要。・対象者の記憶に依存する。・データ整理に時間がかかり、技術を要する。・食品成分表の精度に依存する。	・多くの栄養素で複数回の調査を行わないと不可能。	・聞き取り者に特別の訓練を要する。・データ整理能力に結果が依存する。・習慣的な摂取量を把握するには適さない。
陰膳法	・摂取した食物の実物と同じものを、同量集める。食物試料を化学分析して、栄養素摂取量を計算する。	・対象者の記憶に依存しない。・食品成分表の精度に依存しない。	・対象者の負担が大きい。・調査期間中の食事が通常と異なる可能性がある。・実際に摂取した食品のサンプルを、全部集められない可能性がある。・試料の分析に、手間と費用がかかる。	・多くの栄養素で複数回の調査を行わないと不可能。	・習慣的な摂取量を把握する能力は乏しい。
食物摂取頻度法	・数十～百数十項目の食品の摂取頻度を、質問票を用いて尋ねる。その回答をもとに、食品成分表を用いて栄養素摂取量を計算する。	・対象者1人あたりのコストが安い。・データ処理に要する時間と労力が少ない。・標準化に長けている。	・対象者の漠然とした記憶に依存する。・得られる結果は質問項目や選択肢に依存する。・食品成分表の精度に依存する。・質問票の精度を評価するための、妥当性研究を行う必要がある。	・可能。	・妥当性を検証した論文が必須。また、その結果に応じて利用を決めるべき。（注）ごく簡易な食物摂取頻度調査でも妥当性を検証した論文はほぼ必須。
食事歴法	・上記（食物摂取頻度法）に加え、食行動、調理や調味などに関する質問も行い、栄養素摂取量を計算に用いる。				
生体指標	・血液、尿、毛髪、皮下脂肪などの生体試料を採取して、化学分析する。	・対象者の記憶に依存しない。・食品成分表の精度に依存しない。	・試料の分析に、手間と費用がかかる。・試料採取時の条件（空腹か否かなど）の影響を受ける場合がある。摂取量以外の要因（代謝・吸収、喫煙、飲酒など）の影響を受ける場合がある。	・栄養素によって異なる。	・利用可能な栄養素の種類が限られている。

（厚生労働省：「日本人の食事摂取基準（2020年版）」策定検討会報告書．2019．）

4．栄養ケアの計画，実施，モニタリング，評価，フィードバック

（1）栄養ケア計画の作成

1）目標設定

　栄養ケア計画では，栄養アセスメントの結果のもと決定された，対象者または対象集団が優先的に解決すべき健康・栄養課題に対して，目標設定を行う。目標は，実行可能なものとし，目標が複数ある場合は優先順位を決める必要がある。また，目標は具体的な数値または状況とすることが重要であり，6W1H1B*を念頭に置いて設定する。

　目標は，達成時期を明確化し，**短期目標・中期目標・長期目標**を設定する。短期目標は，実施期間を数週間〜3か月とし，対象者の現段階の能力や状況に見合った実行可能な内容とする。中期目標は，実施期間を6か月程度とし，短期目標の達成や積み重ねにより達成が期待され，栄養状態や食行動，食習慣を一定期間維持することをめざす。長期目標は，健康・栄養課題に対する総括的な**到達目標**（ゴール）となる。期間は1〜数年とし，対象者または対象集団が，健康・栄養課題に対して，健康増進，疾病予防や重症化に関する栄養状態や食行動，食習慣が習慣的に良好となり，QOL向上につながるものとする。

2）栄養・食事計画

　栄養・食事計画は，対象者または対象集団のライフステージにそって立てる。まず，年齢や性といった基本情報の他に，栄養アセスメントから得られた栄養状態から，**望ましいエネルギー・栄養素摂取量**を決定する。次に，エネルギーや栄養素を摂取するための食品を設定する。この時，アレルギー食品や，例えば乳児ボツリヌス症予防のためのハチミツ除去など，ライフステージに応じた配慮が必要である。設定された食品は，調理することにより食事として提供される。食事形態*は摂食機能，咀嚼・嚥下機能，消化吸収機能を考慮する。例えば，乳児期は栄養摂取が乳汁から食品の摂取へ移行する時期であることから，離乳食は，食事開始時のごっくんと飲み込めるものから段階的に歯ぐきで噛めるかたさの食事形態へ移行する。高齢期は，咀嚼・嚥下機能の低下や食道部の機能低下がみられる場合は，安全に摂食できるようなかたさや飲み込みやすさを考慮した食事形態となる。さらに，消化機能や食欲，生活環境や心理状態も考慮しながら，食事提供のタイミングや回数などを決定していく。

---

*6W1H1B
Who（誰が），
Whom（誰に），
When（いつ），
Where（どこで），
What（何を），
Why（どうして），
How（どのように），
Budget（いくらで），
のこと。

*食事形態
食事の均質性，付着性，凝集性，かたさのこと。食事形態は，摂食可能でかつ安全性の確保が重要である。例として，常食，粥食，刻み食，ミキサー食，流動食，ソフト食などがある。

*臨床現場における食事形態
咀嚼・嚥下機能の低下や食道部の機能低下がある場合は，経腸栄養法を選択する。摂食機能，咀嚼・嚥下機能，消化吸収機能全てに機能低下がみられる場合は，経静脈栄養法を選択する。

3）栄　養　教　育

　栄養教育は，対象者や対象集団への**動機づけや**，**食知識の獲得，望ましい食行動や食習慣への変容**を支援するために重要である。対象が個人か集団か，健康な人か有疾患者か，などによって支援の場や教育者・支援者が異なる。いずれも，栄養アセスメントで選定した目標を達成するために，教育目標*を明確にした上で計画を立てる。そして，対象者への行動変容に向けた動機づけを促し，知識の獲得や態度・スキルの向上から，望ましい食行動の実践，さらに習慣化へ結びつけられるよう支援する。この時設定する目標は，対象者自身が自発的に設定し，対象者と支援者の十分な信頼関係のもと，行動変容することができるよう支援することが重要である。したがって，支援の対象者は栄養ケアが必要と判定された本人のみならず，適宜，対象者の家族や職場，地域などの環境要因への働きかけも含まれる。さらに，食習慣以外の身体活動，睡眠や休養，成人であれば飲酒，喫煙などの生活習慣全体を考慮することが必要となる。家族構成や生活環境，対象者の心理状態についても配慮する。

*教育目標
教育目標がどの程度達成できたか，中間評価や最終評価を行う。はかることができる行動目標を明確にしておくことがきわめて重要である。

4）多領域との連携

　栄養ケアは様々なライフステージや健康状態の人々に対し行われる。したがって，対象となる個人や集団のライフスタイルに応じてかかわる領域や制度も異なる。例えば，妊娠・授乳期から乳幼児期は，子育て世代包括支援センター，学童期は学校，就業者は特定健診制度や市町村保健センター，高齢期は地域包括ケアシステムなど，制度，関連する行政や民間団体など，多岐にわたる。目標達成に向け，**多領域の専門職種***，関連スタッフやボランティアなどとどのようにかかわり，役割分担をし，連携をとりながら実施をすすめていくのか，幅広い視野をもって栄養ケア計画にあたることが重要である。

*専門職種との連携
臨床や福祉の領域では，医師，歯科医師，看護師，薬剤師，臨床検査技師，理学療法士，作業療法士，言語聴覚士，臨床心理士，歯科衛生師，介護福祉士，ケアマネジャーなどがあげられる。

（2）栄養ケアの実施・モニタリング

　栄養ケアの実施にあたり，栄養ケア計画の到達目標を確実に達成するために必要に応じて実施状況を確認することが必要である。モニタリングは，設定したエネルギー・栄養素摂取量の妥当性，対象者の栄養状態を含む現状と変化，介入に対する意欲や効果など，定期的に評価する。モニタリングにより改善点が発見された場合は，栄養ケア計画を迅速に修正することで，より効果的な栄養ケアが実施可能となる。

（3）栄養ケアの評価

1）評価の種類

　栄養ケアの評価は，最終的な到達目標に対してのみ行うのではなく，栄養ケアの実施過程における目標に対しても，**経時的・段階的**に評価する。評価の対

象は，対象者の栄養状態や QOL のみならず，支援者の教育方法や教材，効率性，経済性など，多角的な観点を持つことが重要である。評価の種類を以下に示す。

ａ．経過評価　栄養ケア計画が，到達目標の達成に向けて計画通りに実行されているかその過程を評価する。例えば，栄養ケアの方法や媒体，支援者のかかわり方や活動，協力体制などが，どの程度計画通りに実行され，妥当であったかを評価する。

ｂ．影響評価　短期目標に対する評価である。健康・栄養課題に影響を及ぼす知識，意識，態度，行動の変容や，環境の変化などが，どの程度改善されたか評価する。

ｃ．結果評価　中期・長期目標の評価である。健康・栄養課題に対する栄養状態や食行動，食習慣が習慣的に良好となり，到達目標である健康増進，疾病予防や QOL の向上が，どの程度達成されたかを評価する。

ｄ．総合評価　栄養ケア計画の実施により，健康・栄養課題に対する目標がどの程度達成されたか，栄養ケアの内容が，教育方法や教材，効率性，経済性などの観点から妥当であったか，総合的な評価を行うものである。

ｅ．経済評価　栄養ケア計画の実施で要した費用が妥当であるか，評価する。評価の分析は，① **費用効果分析**，② **費用便益分析**，③ **費用効用分析**がある。

① 費用効果分析　実施した栄養ケアにより目標を達成した際に使用した費用を算出し，目標達成に見合った費用であったか評価する。例えば，BMI を $1kg/m^2$ 低下させるためにかかった費用が妥当であったか，評価を行う。

② 費用便益分析　栄養ケアの実施で生じた費用を算出し，教育プログラムの効果がその費用に見合っていたか評価する。例えば，減量プログラムの費用がプログラムを実施しない場合に生じたであろう医療費と比較して妥当であったか，評価を行う。

③ 費用効用分析　実施した栄養ケアにより得られた QOL の向上に要した費用を算出し，費用に見合っていたか評価する。この時，QOL は，総合的な健康指標である**質調整生存率**（Quality Adjusted Life years：QALY）を用いて算定し，最も良好な QOL で１年生存することを1QALY と仮定して，1QALY 改善するために必要な費用を算出して分析を行う。

２）評価のデザイン

　栄養ケアの結果を適切に確認するためには，あらかじめ評価のデザインを栄養ケア計画の段階で設定しておくことが重要である。デザインは，介入群と対照群を無作為に割り付け，両者を比較して介入の効果を検討する**実験的デザイン**，介入群と対照群は無作為ではなく設定し，両者を比較する**準実験的デザイン**，介入群の対照群は設定されず対照群の介入前後の変化を比較する**非実験的**

デザインがある。評価のデザインは，対照群を設定したり，介入群と対照群を無作為割り付けした場合のほうが，介入以外の要因，すなわちバイアスを考慮した，より適切な栄養ケアの結果を得ることができるが，倫理的な問題や労力を考慮したデザインの選択が必要である。

（4）栄養ケアのフィードバック・改善

1）栄養アセスメント，栄養ケアの計画・実施へのフィードバック

栄養アセスメントに用いる評価指標の選定，実施時期，評価方法，栄養アセスメントからの健康・栄養課題の抽出方法や内容，栄養ケア計画で立てた目標やプログラムが適切であったか，実施過程から終了時まで検討する。

また，栄養ケアの実施においては，内容や進行方法，組織，人員配置，設備，勤務体制，費用など，栄養ケアのシステムが適切であったか検討を行う。改善点がみられた場合は，PDCA サイクルに基づき，栄養アセスメント，計画，実施へそれぞれフィードバックする必要がある。フィードバックでは，どの過程でどのような改善点がどの程度必要であったか，何を修正したか，などの具体的な考察と提案を行う。

2）栄養管理の記録

栄養管理は，多職種が連携して行うことから，栄養管理の記録を行う必要がある。記録時は共通言語を用い，統一した記録形式を用いる。対象者の氏名，年齢，体格，主訴，既往歴，現病歴の他，栄養アセスメントの結果と健康・栄養課題，栄養ケア計画における短期・中期・長期目標，栄養ケアの内容や方法，目標の達成状況などを定期的に記録する。

●参考文献●

・Kudsk KA, Sheldon GF: Nutrition assessment. Surgical Nutrition（Fischer, J. E. ed），Little, Brown and Company, 1983.
・奈良信雄：図表でわかる臨床症状・検査異常値のメカニズム，第一出版，2008
・厚生労働省：「日本人の食事摂取基準（2020年版）」策定検討会報告書，2019.

第2章

日本人の食事摂取基準

1．食事摂取基準の意義

　日本人の食事摂取基準（以下，食事摂取基準）は，厚生労働省により国民が健康の保持・増進，生活習慣病の予防のために「エネルギーや栄養素をどれだけ摂るとよいか」を，科学的根拠のもとに性・年齢階級別に示したものである。これらの基準値を健康な個人や集団の習慣的摂取量と照合することで，健康の保持・増進，生活習慣病の予防に必要な量を満たしているか食事評価をすることができる。また，食事計画や給食計画，栄養教育などの栄養管理だけでなく，栄養成分表示や栄養・食料政策などの基礎となる。本基準は，策定対象となったエネルギーおよび栄養素の生理的動態や意義，各基準値の科学的根拠を十分に理解した上で，理論的かつ弾力的に活用する必要がある。

2．食事摂取基準策定の基礎理論

（1）策定の目的

　食事摂取基準は，健康な個人と集団を対象とした国民の健康の保持・増進，生活習慣病の予防を目的として，望ましい摂取量とされるエネルギーおよび栄養素の基準を示すものである。この基準は，健康増進法＊に基づき厚生労働大臣が定め，5年ごとに改定される。

　健康日本21（第二次）＊では，主要な生活習慣病の発症と重症化予防の徹底とともに，社会生活を営むために必要な機能の維持と向上などを基本的方向に掲げている。このことから，「食事摂取基準（2020年版）」では，健康の保持・増進，生活習慣病の発症予防・重症化予防に加えて，高齢者の低栄養予防・フレイル予防も視野に入れた策定がなされている。

（2）策定の対象

　健康な個人および健康な者を中心に構成された集団が対象となる。生活習慣病やフレイル（虚弱）に関する危険因子を有する場合は，歩行や家事などの身体活動を行い，体格（BMI）が標準より著しく外れていない，おおむね自立し

＊健康増進法
我が国の急速な高齢化や疾病構造の変化に伴い，国民の健康維持・増進の総合的な推進に関する基本的な事項を定め，国民の栄養改善や健康増進を図るための措置を講じることで，国民保健の向上を図ることを目的とした法律。

＊健康日本21（第二次）
健康増進法に基づき定められたものである。第二次は，第4次国民健康づくり対策に相当し，健康寿命の延伸と健康格差の縮小を最終目標とした，2013（平成25）年から10年間の取り組みである。

た日常生活を営む者や，このような者を中心に構成される集団を対象に含む。ここでの生活習慣病は，基本的には高血圧，脂質異常症，糖尿病，慢性腎臓病とするが，日本の重大な健康課題であり栄養素との関連が明らかな他の疾患も含む。脳血管疾患と虚血性心疾患も，生活習慣病の重症化予防の観点から取り扱う。疾患への罹患や，罹患リスクが高い者や集団への治療を目的とする場合は，食事摂取基準の基本的な考え方を理解した上で，各疾患の治療ガイドラインなどを用いる。なお，フレイルの概念は，健常状態と要介護状態の中間的な段階までを含む。

（3）摂取源と摂取期間

食事摂取基準は，通常の**食品由来**のエネルギーと栄養素を適用した。

ただし，耐容上限量に関しては，健康食品やサプリメントなどの通常の食品以外の食品に含まれるエネルギーと栄養素も含む。なお，妊娠の可能性がある女性に葉酸を付加する場合に限り，通常の食品だけでは胎児の**神経管閉鎖障害**のリスク低減を目的とした必要量を満たすことが難しいため，通常の食品以外の食品の摂取に限定した策定がなされた。

食事摂取基準は「**習慣的な摂取量**」に関する基準であり，「**1日あたり**」を単位として表現している。習慣的な摂取期間は，ある程度の測定誤差や個人間差を容認し，日間変動が非常に大きい一部の栄養素を除けば，「**1か月間程度**」と考えられる。

（4）科学的根拠に基づく策定

科学的根拠に基づくことを基本とし，**システマティック・レビュー**＊の手法を用いて国内外の学術論文や入手可能な学術資料を最大限に活用して策定した。

基本的なレビューは，食事摂取基準（2015年版）の策定で課題となった部分を重点的に行われた。エネルギーおよび栄養素と生活習慣病の発症予防・重症化予防との関係は，高血圧，脂質異常，高血糖および腎機能低下に関するリサーチクエスチョン（研究的疑問）を定式化すべく，可能な限り PICO 形式＊を用いてレビューした。基本的にはメタ・アナリシス＊などを優先的に参考にし，現時点で利用可能かつ最も信頼度の高い情報を用いるよう留意した。さらに，「量」を算定することから，通常のメタ・アナリシスよりも利用価値の高い量・反応関係メタ・アナリシスからの情報を重視した。

＊システマティック・レビュー
リサーチクエスチョンに対して，研究を系統的かつ網羅的に調査し，同質の研究をまとめ，バイアス（偏り）を評価しながら分析し，包括的にまとめたもの。

＊PICO 形式
適切な方針やその根拠を導き出すために4つの要素に定式化する形式のこと。
「Patient：誰に対して，Intervention：どのような評価・治療をすると，Comparison：何と比較して，Outcome：どのような結果になるか」からなる。

＊メタ・アナリシス
システマティック・レビューの一つ。リサーチクエスチョンに対して，過去に行われた複数の結果を統計学的に解析し，全体としてどのような傾向がみられるか定量的にまとめたもの。

（5）指標の定義

1）エネルギーの指標

　エネルギーの指標にはBMIを用いた。摂取過不足の回避を目的とした，エネルギーの摂取量と消費量のバランス（エネルギー収支バランス）の維持を示す指標である。目標とするBMIの範囲は，成人対象の観察疫学研究で総死亡率が最低となったBMIの範囲と日本人のBMIの実態などを総合的に検証し，年齢区分別に提示した（巻末付表）。なお，BMIは，健康の保持・増進，生活習慣病やフレイル予防のための要素の一つとしての扱いに留めるべきである。

2）栄養素の指標

　栄養素の指標には，**摂取不足を回避**するための３種類の指標，**過剰摂取による健康障害を回避**するための指標，**生活習慣病の発症を予防**するための指標といった３つの目的からなる５種類の指標を用いた（表2-1）。推定平均必要量，推奨量，目安量，耐容上限量を理解するための概念図を図2-1に示す。

表2-1　栄養素の指標の目的と種類

目　　　　的	指　　　標
摂取不足の回避	推定平均必要量
	推奨量
	目安量 ※推定平均必要量と推奨量が推定できない場合の代替指標
過剰摂取による健康障害の回避	耐容上限量
生活習慣病の発症予防	目標量

＊十分な科学的根拠がある栄養素については，上記の指標とは別に，生活習慣病の重症化予防及びフレイル予防を目的とした量を設定

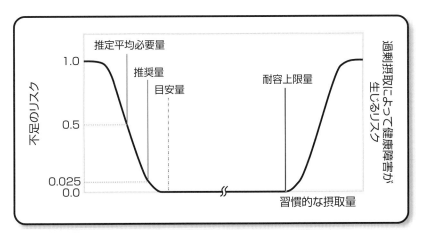

図2-1　食事摂取基準の各指標を理解するための概念図
（厚生労働省：「日本人の食事摂取基準（2020年版）」策定検討会報告書，2019.）

ａ．摂取不足の回避を目的とした指標

○推定平均必要量（estimated average requirement：EAR）

　ある対象集団において，実験研究や疫学研究（介入研究を含む）から測定された必要量の分布から算出された，母集団における必要量の平均値の推定値として定義される。すなわち，母集団のうち50％の人が必要量を満たすと推定される摂取量である。個人の場合は，50％の確率で必要量を満たすと推定される摂取量となる。

○推奨量（recommended dietary allowance：RDA）

　ある対象集団において，実験研究や疫学研究（介入研究を含む）から測定された必要量の分布から算出された，母集団におけるほとんどの人（97〜98％）が必要量を満たす量として定義される。個人の場合は，ほぼ確実に必要量を満たすと推定される摂取量となる。

　推奨量は推定平均必要量を用いて算定され，理論的には「推定平均必要量＋2×推定平均必要量の標準偏差」として求められる。しかし，この標準偏差の正確な把握は稀であるため，多くの栄養素は，推定平均必要量に対する個人変動の変動係数*を考慮し，「推定平均必要量×（1＋2×変動係数）＝推定平均必要量×推奨量算定係数」として算出される。

*変動係数
データのばらつきを相対的に評価する際に用いる値。単位をもたない数値であり，標準偏差を平均値で除することで算出される。

○目安量（adequate intake：AI）

　科学的根拠が十分でなく，推定平均必要量が算定できない場合に設定されるものであり，特定の集団において，一定の栄養状態を維持するのに十分な量として定義される。基本的には，健康な多数の人を対象とした疫学研究により観察された，不足状態を示す人がほとんどみられない栄養素摂取量から算定される。したがって，集団の場合は不足状態であると推定される者はほとんど存在せず，個人の場合は不足の確率がほとんどないといえる摂取量である。

ｂ．過剰摂取による健康障害の回避を目的とした指標

○耐容上限量（tolerable upper intake level：UL）

　健康障害の発生リスクがないとされる，習慣的な摂取量の上限を与える量として定義される。通常の食品摂取状況では耐容上限量を超える栄養素の摂取はほとんどあり得ないが，サプリメントなどの特定の成分を高濃度に含むものを摂取する場合には注意する。健康の保持・増進，生活習慣病の発症予防を目的とした指標ではないことに留意する。

　耐容上限量は，多くの栄養素で症例報告を根拠とし，健康障害非発現量*（NOAEL）または最低健康障害発現量*（LOAEL）を，安全性を考慮して，不確実性因子（uncertain factor：UF）で除することで算出される。

*健康障害非発現量
no observed adverse effect level
「健康障害が発現しないことが知られている習慣的な摂取量」の最大値。

*最低健康障害発現量
lowest observed adverse effect level
「健康障害が発現したことが知られている習慣的な摂取量」の最小値。

ｃ．生活習慣病の発症予防を目的とした指標

○目標量（tentative dietary goal for preventing life-style related diseases：DG）

生活習慣病の発症リスクやその代理指標となる生体指標が良好となりうる栄養状態が達成できる量として算定される。現在の日本人が当面の目標とすべき摂取量である。疫学研究の知見を中心に実験栄養学的な知見を加味した上で，実行可能性を重視して策定された。なお，生活習慣病の重症化やフレイルを目的とする場合は，発症予防を目的とした目標量とは区別して設定する。

生活習慣病の原因は多様で食事はその一部である。さらに，生活習慣病の発症は，栄養素摂取の過不足による健康障害と比較して，非常に長い期間の食習慣を含む生活習慣が原因となる。したがって，目標量に関しては，短期間の厳格な管理ではなく**長期間を見据えた管理**が重要となる。

（6）年齢区分と参照体位

年齢区分[*]は，乳児は，出生後0～5か月と6～11か月の2つに区分した。ただし，エネルギーおよびたんぱく質については，成長にあわせてより詳細な年齢区分が必要と考えられるため，出生後0～5か月，6～8か月，9～11か月の3つに区分した。1～17歳の小児は7区分，18歳以上の成人は3区分とし，高齢者は，65～74歳，75歳以上の2区分とした。

食事摂取基準の算定では，**性**および**年齢区分に応じた体位**（身長・体重）を参照する。**参照体位**（参照身長・参照体重）は，健全な発育や健康の保持・増進，生活習慣病の予防のための参照値であり，日本人として平均的な体位をもつ者の値として定義される。乳児・小児は，日本小児内分泌学会・日本成長学会合同標準値委員会による身長，体重の標準値を参照体位として用いた。成人・高齢者[*]は，平成28年国民・健康栄養調査における身長・体重の中央値を性別及び年齢区分ごとに現況値として用いた。

3．食事摂取基準の活用の基礎理論

（1）活用の基本的な考え方

個人または集団に対し，健康の保持・増進，生活習慣病の発症予防・重症化予防を目的とした食事改善のために食事摂取基準を活用する場合は，**PDCAサイクルに基づく活用**を基本とする。まず，食事摂取状況のアセスメントから，エネルギー・栄養素の摂取量が適切か食事評価を行う。この評価に基づき食事改善の計画を立案（Plan），実施（Do）し，再度食事評価を行い，検証する（Check）。検証結果を踏まえ，計画や実施を改善する（Act）（図2-2）。

*年齢区分

年齢区分
0～5（月）[*]
6～11（月）[*]
1～2（歳）
3～5（歳）
6～7（歳）
8～9（歳）
10～11（歳）
12～14（歳）
15～17（歳）
18～29（歳）
30～49（歳）
50～64（歳）
65～74（歳）
75以上（歳）

※エネルギー及びたんぱく質については，「0～5か月」，「6～8か月」，「9～11か月」の3つの区分で表した。

（厚生労働省：「日本人の食事摂取基準（2020年版）」策定検討会報告書，2019.）

*成人・高齢者の体位の現状
男性では肥満の者が約3割，女性では20～30歳代でやせ割合が約2割みられる。また，高齢者の体位は正確な測定が課題である。以上より，望ましい体位の検証が今後求められる。

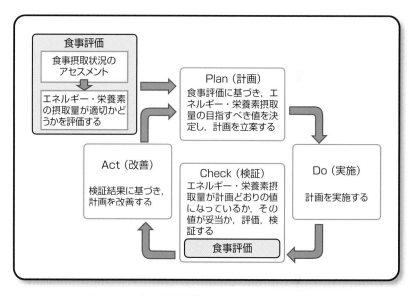

図 2 - 2　食事摂取基準の活用と PDCA サイクル

(厚生労働省：「日本人の食事摂取基準（2020年版）」策定検討会報告書，2019.)

＊食事調査
詳細は，第 1 章を参照
のこと。調査法の特徴
を理解するだけでな
く，測定誤差の種類や
特徴，程度を知ること
が重要である。

（2）食事摂取状況のアセスメントにおける留意事項

　食事摂取状況のアセスメントは，食事調査＊によって得られるエネルギーお
よび栄養素の摂取量を食事摂取基準の各指標と比較して行う。

　食事摂取基準を活用した食事摂取状況のアセスメントでは，食事摂取基準は
「習慣的な摂取量」の基準であることから，**習慣的な摂取量の推定が可能な食**事調査法を用いる。また，調査方法の標準化や精度管理に配慮するとともに，特に過小申告・過大申告と日間変動といった測定誤差に留意する。

　さらに，エネルギーや栄養素の摂取量を推定する際には，推定に用いる食品成分表に収載された栄養素量と実際の食品中に含まれる栄養素量の誤差を理解して対応する。さらに，生活環境や生活習慣の他，臨床症状や臨床検査値も含めて，

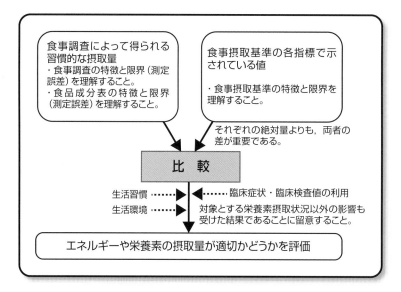

図 2 - 3　食事摂取基準を用いた食事摂取状況のアセスメントの概要

(厚生労働省：「日本人の食事摂取基準（2020年版）」策定検討会報告書，2019.)

エネルギーや栄養素の摂取量が適切か，**総合的に評価**する必要がある。食事摂取基準を用いた食事摂取状況のアセスメントの概要を，図2-3に示す。

（3）個人の食事改善を目的とした活用

　個人の食事調査から得られた摂取量から，食事摂取基準を活用して**摂取不足や過剰摂取の可能性**などを推定する。その結果に基づき，食事摂取基準を活用し，摂取不足や過剰摂取を回避し，生活習慣病の発症予防のために目標とするエネルギーや栄養素の摂取量の値を提案し，食事改善を計画，実施する。

　食事改善の例としては，料理・食物の量やバランス，身体活動量の増加に関する具体的な情報の提供，効果的なツールの開発や，栄養教育の企画や実施，検証をあわせて行う。本活用の基本的事項を表2-3に示す。

表2-3　個人の食事改善を目的として食事摂取基準を活用する場合の基本的事項

目　的	用いる指標	食事摂取状況のアセスメント	食事改善の計画と実施
エネルギー摂取の過不足の評価	体重変化量 BMI	○体重変化量を測定 ○測定されたBMIが，目標とするBMIの範囲を下回っていれば「不足」，上回っていれば「過剰」のおそれがないか，他の要因も含め，総合的に判断	○BMIが目標とする範囲内に留まること，又はその方向に体重が改善することを目的として立案 〈留意点〉おおむね4週間ごとに体重を計測記録し，16週間以上フォローを行う
栄養素の摂取不足の評価	推定平均必要量 推奨量 目安量	○測定された摂取量と推定平均必要量及び推奨量から不足の可能性とその確率を推定 ○目安量を用いる場合は，測定された摂取量と目安量を比較し，不足していないことを確認	○推奨量よりも摂取量が少ない場合は，推奨量を目指す計画を立案 ○摂取量が目安量付近かそれ以上であれば，その量を維持する計画を立案 （留意点）測定された摂取量が目安量を回っている場合は，不足の有無やその程度を判断できない
栄養素の過剰摂取の評価	耐容上限量	○測定された摂取量と耐容上限量から過剰摂取の可能性の有無を推定	○耐容上限量を超えて摂取している場合は耐容上限量未満になるための計画を立案 （留意点）耐容上限量を超えた摂取は避けるべきであり，それを超えて摂取していることが明らかになった場合は，問題を解決するために速やかに計画を修正，実施
生活習慣病の発症予防を目的とした評価	目標量	○測定された摂取量と目標量を比較。ただし，発症予防を目的としている生活習慣病が関連する他の栄養関連因子及び非栄養性の関連因子の存在とその程度も測定し，これらを総合的に考慮した上で評価	○摂取量が目標量の範囲に入ることを目的とした計画を立案 （留意点）発症予防を目的としている生活習慣病が関連する他の栄養関連因子及び非栄養性の関連因子の存在と程度を明らかにし，これらを総合的に考慮した上で，対象とする栄養素の摂取量の改善の程度を判断。また，生活習慣病の特徴から考えて，長い年月にわたって実施可能な改善計画の立案と実施が望ましい

（厚生労働省：「日本人の食事摂取基準（2020年版）」策定検討会報告書．2019.）

（4）集団の食事改善を目的とした活用

　　集団の摂取量の分布から，食事摂取基準を活用して摂取不足や過剰摂取の可能性がある者の割合などを推定する。その結果に基づき，食事摂取基準を活用し，摂取不足や過剰摂取の回避，生活習慣病の発症予防のために目標とするエネルギーや栄養素の摂取量の値を提案し，食事改善を計画，実施する。

　　例えば，食行動・食生活や身体活動を改善するための目標の設定やそのモニタリング，目標達成のための事業の企画・実施など，公衆栄養計画の企画や実施，検証をあわせて行う。本活用の基本的事項を表2-4に示す。

表2-4　集団の食事改善を目的として食事摂取基準を活用する場合の基本的事項

目　　的	用いる指標	食事摂取状況のアセスメント	食事改善の計画と実施
エネルギー摂取の過不足の評価	体重変化量 BMI	○体重変化量を測定 ○測定されたBMIの分布から，BMIが目標とするBMIの範囲を下回っている，あるいは上回っている者の割合を算出	○BMIが目標とする範囲内に留まっている者の割合を増やすことを目的として計画を立案 〈留意点〉一定期間をおいて2回以上の評価を行い，その結果に基づいて計画を変更し，実施
栄養素の摂取不足の評価	推定平均必要量 目安量	○測定された摂取量の分布と推定平均必要量から，推定平均必要量を下回る者の割合を算出 ○目安量を用いる場合は，摂取の中央値と目安量を比較し，不足していないことを確認	○推定平均必要量では，推定平均必要量を下回って摂取している者の集団内における割合をできるだけ少なくするための計画を立案 ○目安量では，摂取量の中央値が目安量付近かそれ以上であれば，その量を維持するための計画を立案 〈留意点〉摂取量の中央値が目安量を下回っている場合，不足状態にあるかどうかは判断できない
栄養素の過剰摂取の評価	耐容上限量	○測定された摂取量の分布と耐容上限量から，過剰摂取の可能性を有する者の割合を算出	○集団全員の摂取量が耐容上限量未満になるための計画を立案 〈留意点〉耐容上限量を超えた摂取は避けるべきであり，超えて摂取している者がいることが明らかになった場合は，問題を解決するために速やかに計画を修正，実施
生活習慣病の発症予防を目的とした評価	目標量	○測定された摂取量の分布と目標量から，目標量の範囲を逸脱する者の割合を算出する。ただし，発症予防を目的としている生活習慣病が関連する他の栄養関連因子及び非栄養性の関連因子の存在と程度も測定し，これらを総合的に考慮した上で評価	○摂取量が目標量の範囲に入る者又は近づく者の割合を増やすことを目的とした計画を立案 〈留意点〉発症予防を目的としている生活習慣病が関連する他の栄養関連因子及び非栄養性の関連因子の存在とその程度を明らかにし，これらを総合的に考慮した上で，対象とする栄養素の摂取量の改善の程度を判断。また，生活習慣病の特徴から考え，長い年月にわたって実施可能な改善計画の立案と実施が望ましい

（厚生労働省：「日本人の食事摂取基準（2020年版）」策定検討会報告書．2019.）

4．エネルギー・栄養素別食事摂取基準

（1）エネルギー

　エネルギー収支バランスは，「エネルギー摂取量－エネルギー消費量」として定義され，**摂取過不足を回避する**。成人では **BMI**，乳児・小児では，日本人の身長・体重の分布曲線（**成長曲線**）を指標に用いる。

　エネルギー摂取量がエネルギー消費量より多い状態（正のエネルギー収支バランス）が続けば体重は増加し，エネルギー摂取量がエネルギー消費量より少ない状態（負のエネルギー収支バランス）が続けば体重は減少する。したがって，短期的なエネルギー収支のアンバランスは体重の変化で評価できる。

　一方，長期的なエネルギー収支のアンバランスは，エネルギー摂取量，エネルギー消費量，体重，体組成が連動して変化することで調整される。例えば，多くの成人は，長期間にわたり体重や体組成が比較的一定であり，エネルギー収支バランスはほぼ0（ゼロ）に保たれている。したがって，健康の保持・増進，生活習慣病予防の観点から，望ましいエネルギー収支バランスの維持を示す指標として，BMI を用いる。

　なお，推定エネルギー必要量は，エネルギー必要量の基本的事項や測定方法，推定方法ともに参考資料として示されている。成人（妊婦・授乳婦を除く）の場合，「エネルギー必要量＝エネルギー消費量」であることから，

　推定エネルギー必要量＝

　　基礎代謝基準値（kcal/kg 体重/日）×参照体重（kg）×身体活動レベル

の式で算定される。ただし，エネルギー必要量は，無視できない個人間差が多数存在するため，性・年齢区分・身体活動レベル別に単一の値を示すことが困難であることに留意すべきである。

（2）たんぱく質

　たんぱく質の食事摂取基準は，**窒素出納法**により測定された良質のたんぱく質維持必要量をもとに算定される。たんぱく質維持必要量は，1歳以上すべての年齢区分に対して男女ともに，0.66g/kg 体重/日とした。これに参照体重を乗じ，1人1日当たりのたんぱく質維持必要量を算出した。この維持必要量を日常食混合たんぱく質の利用効率で除して，推定平均必要量を算定した。

　小児では，成長に伴い蓄積されるたんぱく質蓄積量を**要因加算法**（すなわち，たんぱく質蓄積量（g/日）＝体重増加量（kg）×体たんぱく質（%））により算出し，それを体内への蓄積効率で除して，推定平均必要量を算定した。

（3）脂　　質

　　脂質，飽和脂肪酸，必須脂肪酸について，基準が策定された。

　　脂質は，1歳以上に関しては目標量として**エネルギー比率**（％エネルギー）で示された。目標量の下限値は，必須脂肪酸の目安量の保証を目的とし，目標量の上限値は，飽和脂肪酸の目標量を考慮して設定された。0〜5か月児は，哺乳量と母乳のたんぱく質濃度から，6〜11か月児は，0〜5か月児の目安量と1〜2歳児の目安量の平均値から，目安量を算定した。

　　飽和脂肪酸は，動脈硬化性疾患，特に心筋梗塞の発症や重症化予防の観点から，日本人の摂取実態も踏まえ，3歳以上の男女について目標量を設定した。

　　必須脂肪酸のうち，n-6系脂肪酸*やn-3系脂肪酸*は生体内で合成できず，不足すると皮膚炎などが出現する。このことから，n-6系脂肪酸とn-3系脂肪酸は，総エネルギー摂取量の影響を受けない絶対量（g/日）で目安量を算定した。

（4）炭 水 化 物

　　グルコース（ブドウ糖）は，脳，神経組織，赤血球，腎尿細管，精巣，酸素不足の骨格筋などの特異的なエネルギー源となることから，炭水化物の必要量を確保する必要があるが，その量は明らかでない。また，炭水化物が直接的に特定の健康障害の原因となる報告は，糖尿病を除き理論的にも疫学的にも乏しい。したがって，炭水化物の推定平均必要量や耐容上限量は設定せず，エネルギー産生栄養素バランスの観点から，**総エネルギー摂取量からたんぱく質と脂質を引いた残りの％エネルギーとして，**1歳以上について**目標量**を設定した。アルコールは，炭水化物ではないがエネルギーを産生することから，炭水化物の合計量に含んだが，アルコールの摂取を勧めるものではない。食物繊維は，摂取不足が生活習慣病の発症に関連することから，3歳以上について目標量が示された。

（5）エネルギー産生栄養素バランス

　　エネルギーを産生する栄養素（たんぱく質，脂質，炭水化物）とそれらの構成成分が，**総エネルギー摂取量に占めるべき割合**（％エネルギー）として，各栄養素の構成比率を目標量として設定した。

　　エネルギー産生栄養素の中で，たんぱく質は必要量が存在し，推定平均必要量が算定されている。脂質は，飽和脂肪酸には目標量が設定され，n-6系脂肪酸とn-3系脂肪酸には目安量が示されている。炭水化物は，特殊な条件下を除いて，摂取量が必要量を下回ることは考えにくい。

---

*n-6系脂肪酸
リノール酸，γ-リノレン酸，アラキドン酸があげられる。日本人はその98％をリノール酸で摂取する。

*n-3系脂肪酸
α-リノレン酸，エイコサペンタエン酸（EPA），ドコサペンタエン酸（DPA），ドコサヘキサエン酸（DHA）があげられる。日本人はその多くを魚由来のEPA，DHAと食用調理油由来のα-リノレン酸から摂取する。

そこで，次の順序で算定された。まず，たんぱく質の目標量（範囲）を算定
し，次に，飽和脂肪酸の目標量（上限）を算定した。加えて，必須脂肪酸の目
安量を参照して脂質の目標量（下限）を算定した。そして，たんぱく質と脂質
の残余として炭水化物量（範囲）を算定した。

（６）ビタミン

ビタミンは，生理機能の補助的な働きをするが，必要量を生体内で合成でき
ない微量の有機化合物である。ビタミンは脂溶性ビタミン（ビタミンA，ビタ
ミンD，ビタミンE，ビタミンK）と水溶性ビタミン（ビタミンB_1，ビタミンB_2，
ナイアシン，ビタミンB_6，ビタミンB_{12}，葉酸，パントテン酸，ビオチン，ビタミ
ンC）の２つに分類される。

各ビタミンに設定された指標の種類は，巻末付表に示す。

（７）ミネラル

ミネラルは，生体を構成する主要な４元素（酸素，炭素，水素，窒素）以外の
ものの必須元素であり，生体内で合成できない無機質である。ミネラルは体内
に３〜５％存在し，１日の摂取量がおよそ100mg以上の多量ミネラルと100mg
未満の微量ミネラルに分類される。多量ミネラルではナトリウム，カリウム，
カルシウム，マグネシウム，リンの５種類，微量ミネラルでは鉄，亜鉛，銅，
マンガン，ヨウ素，セレン，クロム，モリブデンの８種類の計13種類が策定さ
れた。

各ミネラルに設定された指標の種類は，巻末付表に示す。

●参考文献●

・厚生労働省：「日本人の食事摂取基準（2020版）」策定検討会報告書，2019.

第3章

加齢，成長・発達，老化

1．加齢，成長・発達，老化の概念

（1）加　齢

ヒトは，受精により始まり，胎生期*，小児期，成人期，高齢期へと向かい，死に至る。

胎生期は，母胎内で成長・発達する時期であり，出生時までにほとんどの臓器の形態形成が終わる。小児期は，新生児期から思春期までをさす。身体的にも精神的にも大きく成長する時期であり，外部の環境への適応性，社会性を身につける時期でもある。

成人期は，成長を終えた青年期から壮年期，中年期までをさす。精神的にも成熟し，社会的にも自立した時期である一方，徐々に身体面での機能低下が顕在化してくる。高齢期では，様々な身体機能が低下する。また，精神的にも社会的にも老化の影響がみられるようになる。

加齢*とは，このような時の経過とともに起こる現象であり，形態学的，生理機能的変化をいう。

（2）成長・発達の定義

成長は，身体が量的に増大することをさす。身長や体の各部位の長さ，体重や臓器の重さなど，形態的あるいは量的に増加，増大する過程であり，量的に測定することができる。

発達は，身体の機能が向上することをさす。各組織が機能的に成熟するまでの過程であり，運動機能の発達，精神的機能の成熟なども起こる。

発育*は，成長，発達を合わせた広義の意味で用いられる。

（3）老化の定義

老化は，時間の経過（加齢）とともに起こる変化のうち，成人期以後に生じる変化をさす。細胞数が減退し，臓器萎縮がすすみ（形態学的変化），その結果機能が減退する（生理機能の変化）。生理的老化と病的老化に分類される。

生理的老化は，加齢に伴い生じる変化である。誰にでも起こり（普遍性），

*胎生期
prenatal period：受精から分娩までの出生前の期間であり，胎生期，胎児期，出生前期ともいう。

*加齢
加齢は，生まれてから死に至るまでの時間的経過を示すが，加齢（aging）と老化（senescence）が同義語として扱われることも多い。

*発育
発育は，広義では成長と発達を含むが，受精卵から生体へと変化する過程の中で，特に身体が増大することをさす場合もある。

あらかじめ**遺伝的にプログラミング**されており（内在性），**不可逆的**で（進行性），生体にとって不利益（有害性）な現象である。

病的老化*は，老化の過程で出現する様々な疾病や環境などの外部因子がストレスとして加わることにより，**生理機能の減退が加速**されて進む現象である。疾病や環境をコントロールすることで改善することができる（可逆的な変化）。ただし，生理的老化と病的老化は，明瞭な区別がつきにくい。

老化の機序を説明する説は多数ある。① 生体にあらかじめ仕組まれた一定のプログラム*に従って進行する，② 恒常性の維持に関与する器官系の機能低下による，③ 不要な変性生体物質の蓄積によって生じる，④ **生体内での酸化***によって進行するなどである。

*病的変化
糖尿病，動脈硬化症，高血圧症，心疾患，がんなどの生活習慣病や老年症候群によって病的変化が蓄積される。

*プログラム説
寿命はあらかじめ遺伝情報にプログラムされているというものである。染色体末端部にあるテロメアは細胞分裂のたびに短くなり，一定の長さになると細胞が分裂機能を失い，細胞の寿命をむかえると考えられている。

*酸化ストレス説
活性酸素やフリーラジカルによる酸化ストレスに対する抗酸化能の低下により，酸化ストレスが亢進し，機能障害による老化を加速させる。

２．加齢に伴う身体的・生理的変化

（1）身体的変化

1）身体の成長

身長は，新生児では平均50cmであったものが，1歳児では75cm，6歳児では115cm，18歳では男児170cm，女児158cmまで成長する。しかし，各組織によって伸びの速度は一定ではない。

身長と頭長との比の変化をみると，出生時は4：1であったものが，2歳では5：1，6歳では6：1，成人期では8：1になる（図3-1）。また，内臓諸器官の成長に次いで，四肢の成長が著しくなる。

体重は，新生児では平均3kgであったものが，1歳児では9kg，6歳児では20kg，18歳では，男児65kg，女児55kgまで成長する。

乳・幼児期は成長に伴い，運動機能も急速に発達する。幼児期は脳重量が成

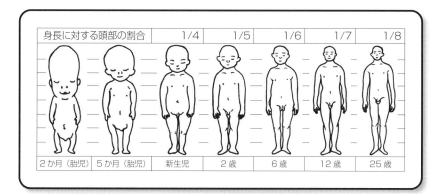

図3-1　加齢に伴う身長と頭長の比の変化

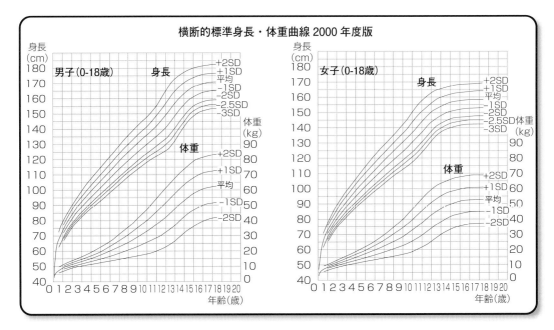

図3-2　成長曲線
（平成12年乳幼児身体発育調査報告書（厚生労働省），平成12年度学校保健統計調査報告書（文部科学省）より筆者作成）

人の80％程度まで増加し，記憶や知能などの認知機能，情緒などの精神機能が急速に発達する。

　身長・体重は，出生後は急速に伸びたものが，乳児期後半からは緩慢となる。学童期では年間に，身長は5cm，体重は3kg程度増加する。**第二発育急進期**（思春期スパート）にはいると，急速に成長し，その後，身長の増加はみられなくなる。思春期スパートは，女児のほうが男児より2，3年早く始まる。男児はこの間の成長が著しいため，思春期以前ではみられなかった**男女の体格差**が，思春期以降にみられるようになる（図3-2）。

2）身体の老化

　身長は，成人期には成長がとまり維持される。しかし，高齢期になると加齢に伴う水分の減少に伴い徐々に縮み，骨粗鬆症による背骨の圧迫骨折や変形，不良姿勢も加わり，80歳代以降になると顕著な低下がみられるようになる。

　体重は，脂肪量の増加により成人期には多くの人は体重が増える。しかし，骨格筋量は40歳代ごろより減少が始まり，80歳ごろまでには30～40％減少する。70歳代以降になると，除脂肪量だけでなく脂肪量も減り，体重が減少する（図3-3）。

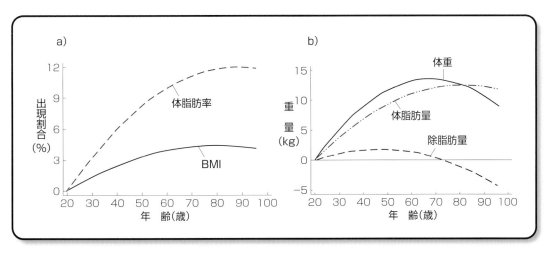

米国男性7,265名（20～96歳）を対象に，1975～2006年に実施された縦断調査の結果である。
20歳の時の値を0として，その後の変化を線形混合モデルの二次回帰線で示している。
20歳時の推定値は，a）のグラフでは，BMI 22.83 kg/m²，体脂肪率 13.20 % である。b）のグラフでは，体重 72.72 kg，体脂肪量 9.14 kg，除脂肪量 64.09 kg である。

図3-3　身体計測値の加齢に伴う変化

（Jackson AS, et al, Br J Nutr. 2012, 107(7): 1085-1091を一部改変）

（２）生理的変化

１）機能の発達

　主な各器官は，思春期を終える頃の時期にほぼ完成される。しかし，その発育の度合いは器官によって異なる。**スキャモンの発育曲線**（図3-4）は，この発育の度合いの違いを表したものである。器官を大きく4系に分類し，20歳時の発育を100として，出生から20歳までの各年齢の発育の度合いを百分率で表している。

ａ．一般型　　身長・体重および骨格，筋量，呼吸器，消化器，血液など。乳幼児期，次いで思春期に成長の加速があり，S字曲線を示す。

ｂ．神経型　　脳，脊髄，視覚器，末梢神経など。乳幼児期に著しく成長し，その後は緩やかに成長する。

ｃ．リンパ型　　胸腺，リンパ系組織など。生後急速に成長し，思春期頃に最大となる。その後低下し，青年期には成人値になる。

ｄ．生殖器型　　生殖器，前立腺，子宮など。思春期に著しく成長する。この生殖器の成長に伴い，第二次性徴が発現する。

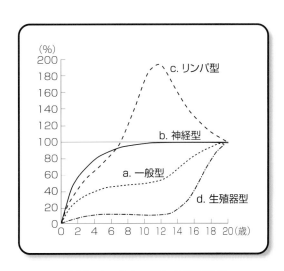

図3-4　スキャモンの発育曲線

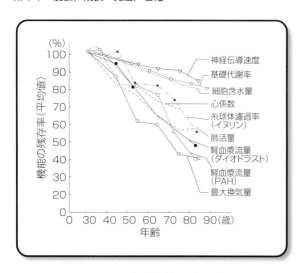

図3-5　ヒトの加齢に伴う種々の機能低下
(Shock NW, The Biology of Aging, 1960.)

２）機能の低下

　生理機能の低下は，高齢期になってから生じるのではなく，すでに成人期から始まっている（図3-5）。

　機能低下は臓器によって異なり，神経伝導速度のように比較的よく機能が保たれるものもあれば，肺のように30歳代から急激に低下を始めるものもある。また，一つの機能低下が他の機能にも影響し，複雑に関連しあっていく。

　例えば，加齢に伴う骨格筋量の減少は，筋力を低下させ，身体能力の低下につながるだけでなく，基礎代謝の低下ももたらし，食生活や生活の質（QOL）にも影響する。

３．加齢に伴う精神的・社会的変化

　小児期のうち，乳・幼児期は，運動機能，精神機能の発達に伴い，社会性も急速に増してくる時期である。食生活では，食習慣の基礎づくりとしての食事が大事な時期になる。学童期・思春期は，身体の成長・発達だけでなく，自我が目覚め，自主性や思考が発達する時期である。ライフスタイルは，家庭中心から学校中心の生活になり，さらには行動範囲が広がり，家族以外の者と過ごす時間が増える。一方，生活の乱れも生じるようになる。食生活では，食習慣の完成期にあたる。

　成人期は，社会的，経済的に自立する時期である。精神的にも充実期といえるが，就労，結婚，出産，親の介護など，様々なライフイベントを経験することから，精神的不調を訴えることも増えるようになる。加齢の影響だけでなく，生活習慣や社会環境の影響も受け，生活習慣病のリスクが高くなる。

　高齢期は，記憶力の低下や認知機能の低下など，精神的機能の低下が顕在化してくる時期であるが，個人差が極めて大きい。退職，配偶者の死，独居生活など，**社会的変化**も大きく低栄養，うつ，認知症，などが進行する。社会的には高齢期の**フレイル（虚弱）**＊の予防がきわめて重要な課題となる。

＊フレイル（虚弱）
第12章高齢期の栄養管理を参照。

4．人のライフコースと世代間サイクル

（1）ライフコースとライフステージ

　人のライフコース*に応じたライフスタイルや健康課題などの例を表3-1に示す。幼児期の健康状態が学童期に，成人期の健康状態が高齢期に影響をもたらすように，ライフステージ別に健康状態が分断されるのではなく，過去の健康状態の上に，今の健康状態が成り立っていることに留意する必要がある。

*ライフコースとライフサイクル
ライフコース，ライフステージ，ライフサイクル，ライフヒストリーなど，多種の用語と日本語訳があり，定義も様々で必ずしもコンセンサスを得ているわけではない。Life cycle は，米国農務省（USDA）の web サイトではライフステージであるが，WHO では近年，世代間サイクルを説明している（図3-6）。

表3-1　ライフスタイルと食生活ならびに健康問題（例）

	ライフスタイル	栄養・食生活の課題	健 康 課 題
胎 児 期 母親の妊娠期	○母親の就業状況や職場の環境などのライフスタイルが大きい ○保育状況（保育施設の利用状況），家族（父親やきょうだい）の状況，居住環境によっても左右される	○母親の妊娠期特有の配慮が必要 ○望ましい体重増加にみあった食事で，胎内での低栄養環境を避ける	○母親の適切な体重増加は胎児の健康的な発育を促す ○低出生体重児，将来の生活習慣病のリスク ○妊娠高血圧症候群，妊娠糖尿病など
新生児・乳児期 母親の授乳期		○母親の授乳期特有の配慮が必要 ○子どもは乳から離乳食，幼児食，普通食へと変化	○適切な成長，発達 ○母親の産後うつなど
幼 児 期		○豊かな食体験から，望ましい食習慣の基礎づくり	○適切な成長，発達 ○食物アレルギーなど
学 童 期	○家庭中心から，学校中心へ	○遅い食事，外食や中食の増加，夜型の生活，共食の機会の減少，生活リズムの乱れ	○肥満とやせ，便秘，貧血，不定愁訴，食物アレルギー，小児生活習慣病，摂食障害など
思 春 期	○行動範囲の広がり，友人との時間の増加		
成 人 期	○社会的，経済的に自立 ○多くのライフイベント（就職，転勤，結婚，出産，育児，親の介護や死去など）	青　年　期：居住環境や生活パターンの変化を契機に生活習慣が乱れる 壮・中年期：仕事や育児が中心となり，生活習慣全般が乱れる	○課題は多種多様 ○生活習慣病の発症や重症化 青　年　期：女性のやせ志向や低出生体重児リスク 壮・中年期：男性の肥満
高 齢 期	○身体的，心理的，社会的機能によって，個人の違いがきわめて大きい	○身体活動の減少，食欲減退，咀嚼・嚥下機能低下，食事量の減少，味覚や嗅覚の低下，嗜好の変化，食のアクセシビリティの制限など	○中年期からの生活習慣病に加え，高齢期特有の老年病や老年症候群が加わる筋の低下，骨粗鬆症，栄養障害，フレイル（虚弱），うつ，認知症など，特に，低栄養・フレイル予防が重要
傷 病 者， 障 が い 者	○治療中かリハビリテーション中か，在宅か入院か，日常生活や社会生活，余暇活動はどうか	○発症・受傷・障害に至ることになった課題/予防のための課題，治療やリハビリテーションを支えるための課題，元の健康状態や生活状態に戻るまでの期間を支えるための課題など	○ライフステージ特有の課題に加え，傷病や障害の要因，リハビリテーションとのかかわりなどによって異なる

（2）世代間サイクル

　人の一生は，受精から死に向かってコース（道）をたどっていく。しかし，その生や健康のあり方は，次の世代に循環していく。

　例えば，低栄養は，どの年代においても深刻な健康問題である。乳幼児では死亡リスクが高まり，子どもでは健全な発育・発達の妨げになる。成人期では健全な社会生活を脅かし，高齢期では肺炎など感染症による生命の危機につながる。それだけでなく，図3-6に示すように，**低栄養状態の女性の出産は，**その児の健康状態にも悪影響をもたらす。このような**負のスパイラル**を断つことは，個人のみならず世代間の課題であり，さらには社会的損失をもたらす世界規模での課題である。

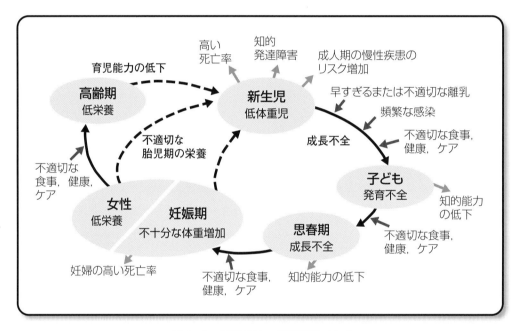

図3-6　栄養不良の世代間サイクル

（WHO, Integrating Poverty and Gender into Health Programmes, 2010）

第4章

妊娠期の栄養管理

1．妊娠期の身体的・生理的特徴

　妊娠とは，「受精卵の着床に始まり，胎芽または胎児及び付属物の排出を
もって終了するまでの状態」と，母体に起こる変化に重点をおいて定義されて
いるが，実際には，母体と児の両方に特別な変化をもたらす状態である。母体
では，胎児の成長に伴う妊娠子宮の肥大や胎児と母体間の物質交換，分娩に備
えて，循環器系および内分泌系に様々な変化が生じる。胎児においては，受精
卵から胎芽期，胎児初期の原始器官の分化時に，健やかな子宮内環境におかれ
ることにより，その後の正常な成長と発育が期待できる。胎児期の低体重・低
栄養は，遺伝子のエピジェネティクス*な変化をもたらし，児の成人期の様々
な病気へのリスクを高める。母体の適切な栄養摂取と体重増加は胎児の成長に
強い影響を与え，成長期の正常な発育と成人期以降の健康への基盤を形成する
のに重要である。

（1）女性の性周期（月経周期）

　初経（初潮）*を迎えた女性は，子宮内膜の離脱（月経）と卵巣からの排卵を
繰り返す約1か月（28日）の性周期をもつようになる（図4-1）。女性の性周
期は月経周期ともよばれ，卵巣からのエストロゲン（卵胞ホルモン）とプロゲ
ステロン（黄体ホルモン）の分泌変化と子宮内膜の増殖および剥離が周期的に
起こる。性周期は，卵巣と子宮内膜の変化により，月経期（1～5日），増殖期
（6～14日），分泌期（15～28日）に分けられる。

　月経期は，子宮内膜が離脱し出血をきたす（月経）。卵巣では，卵胞が成熟
し，エストロゲンの分泌が徐々に多くなる。

　増殖期は，卵胞の成熟に伴いエストロゲン分泌が顕著に上昇し，子宮内膜の
増殖が活発になる。エストロゲン分泌の上昇により，下垂体前葉から黄体化
（黄体形成）ホルモン（LH）*の分泌が急増し，成熟卵胞から卵子が排出される
（排卵，性周期の約14日目）。このような黄体形成ホルモンの分泌上昇を黄体
サージまたはLHサージという。月経期と増殖期は，卵胞が発育し成熟してい
く時期であることから卵胞期ともいう。

　分泌期は，排卵後の卵胞が黄体*になり，プロゲステロン分泌が急激に増加

*エピジェネティクス
epigenetics
遺伝子に影響すること
なく細胞や生物の表現
型を変化させるシステ
ム。DNAのメチル化
やヒストン修飾を表す
言葉でもある。

*初経（初潮）
第9章思春期の栄養管
理を参照。

*黄体化（黄体形成）
ホルモン
luteinizing hormone,
LH
下垂体前葉から分泌さ
れる性腺刺激ホルモン
の一つ。卵胞期にエス
トロゲン分泌がピーク
になると，その直後に
LHの一過性の多量分
泌が起こり（＝LHサー
ジ）排卵を起こす。

*黄体
排卵後，卵胞が変化し
て形成される，小さな
一時的な内分泌構造物
質である。エストロゲ
ンとプロゲステロンを
放出し，子宮内膜を肥
厚，発達，保持させる。

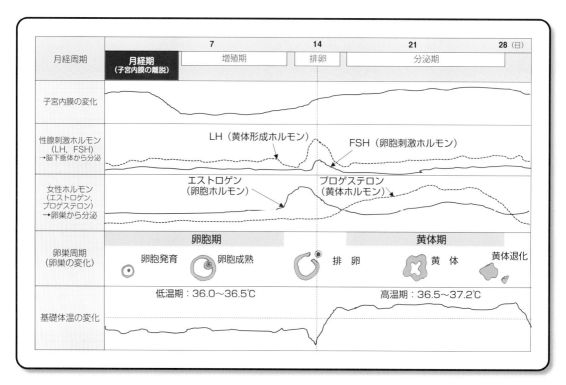

図4-1　女性の性周期とホルモン分泌変化

し，子宮内膜の増殖が維持され，受精卵の着床（妊娠）に適した状態になる。受精・着床が成立しなければ，黄体は退化してプロゲステロンの分泌は激減する。さらに，子宮内膜は壊死を起こし離脱され，出血を伴う（月経）。分泌期は，（排卵後の卵胞の）**黄体化**や**黄体退化**の変化が起こることから，**黄体期**ともいう。

（2）妊娠の成立・維持

　妊娠の成立は受精卵が子宮内に着床した時点を意味する（図4-2）。妊娠が成立した後は，月経周期（性周期）がなくなり妊娠期特有のホルモンバランスにより，その後37〜38週間妊娠が維持される。受精から着床までの日数を正確に特定することができないので，最終月経の初日を0日として280日間（約40週）を妊娠期間とし，分娩予定日を算出する。妊娠期間は，一般的に**妊娠初期**（妊娠13週6日まで），**妊娠中期**（妊娠14〜27週6日まで），**妊娠後期**（妊娠28週以降）の3つに分類するが，妊娠19週までを前半期，20週以降を後半期と分類することもある。また，妊娠維持期間により，**正期産**（37〜42週未満），**早産**（22〜37週未満），**流産**（22週未満），**過期産**（42週以上）に分類することもある。

　受精が成立し着床までの間，胚子（受精卵から8週末までの発育段階）は発育をつづけて，胞胚（絨毛囊）の状態になる。胞胚からは**ヒト絨毛性ゴナドト**

* ヒト絨毛性ゴナドトロピン

human chorionic gonadotropin, hCG
胞胚の絨毛から分泌されるホルモン。黄体からのプロゲステロン分泌を継続させ，着床や妊娠維持に作用する。

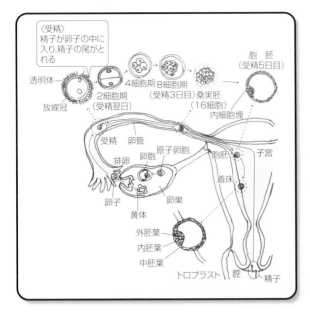

図4−2　受精から着床

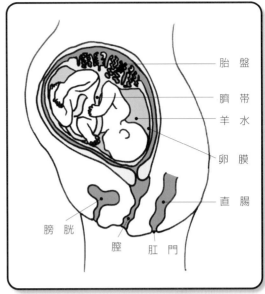

図4−3　胎児と胎児付属物

ロピン（hCG）＊が分泌され，黄体からのプロゲステロン分泌を継続させ，子宮内膜の増殖が維持されて受精卵の着床に適した状態になる。

（3）胎児の成長と発達

1）胎児付属物

　胎児付属物とは，**胎盤，臍帯**＊，**羊水，卵膜**のことである（図4−3）。胎盤は，妊娠初期から中期にかけて形成され，母体と胎児間の物質（栄養，老廃物）やガス交換の場としての役割と，エストロゲンやプロゲステロンなどのホルモンの産生・分泌により，妊娠を維持する働きがある。妊娠後期には，500～800gまで大きくなる。

　臍帯は，胎児と胎盤の間で胎児循環を担う管状の組織で，1本の臍帯静脈と2本の臍帯動脈でなる。臍帯静脈は栄養素や酸素を胎児へ運搬し，臍帯動脈は胎児からの二酸化炭素や老廃物を胎盤へ運搬する。出生時までに，太さ2cm，長さ50～60cm程度になる。

　羊水は，絨毛膜と羊膜から分泌され羊膜腔を満たす液体で，胎児尿なども加わる。外部からの衝撃を軽減して胎児を守り，分娩を円滑にする働きもある。妊娠後期には，約800mLになる。

　卵膜は，子宮内膜の脱落膜，絨毛膜，羊膜が重なっている膜で，胎児と羊水を包んでいる。

2）胎児の成長と発達

　妊娠初期には，胞胚の内部細胞塊から外胚葉と内胚葉，さらに，外胚葉から

＊臍帯
通称，"へその緒"とよばれる。

中胚葉が枝分かれして分化が進み，原始器官が形成される。胚胞の栄養芽細胞から分化した絨毛膜と子宮内膜から胎盤が形成される。妊娠8週未満は**胎芽**といい，その後は胎児とよぶ。

妊娠中期には，胎盤が完成する（妊娠16週ごろ）。胎児の原始器官が分化し，四肢の運動が活発になる。胎盤から分泌される細胞増殖因子の**アクチビン***は，中胚葉の誘導物質として組織や器官の分化にかかわっていることが知られている。また，アクチビンは卵胞刺激ホルモンの合成と分泌を促進し，月経周期を調節すると考えられている。

妊娠後期の妊娠32週ごろには，胎児の肺の機能が完成し，体重が著しく増加する。また，妊娠40週には，胎児の体重が約3,000g，身長が約50cmとなる。

*アクチビン
卵胞刺激ホルモン（FSH）の合成と分泌を促進し，月経周期を調節する役割を持ったペプチドである。

（4）母体の生理的・身体的変化

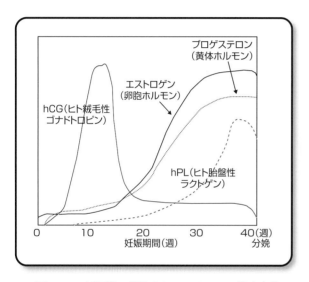

図4-4　妊娠期に分泌されるホルモンの濃度変化

1）ホルモンの変化

母体では，ステロイドホルモンであるエストロゲンとプロゲステロン，タンパク質ホルモンであるヒト絨毛性ゴナドトロピンとヒト胎盤性ラクトゲン（hPL）*の分泌がダイナミックに変化する（図4-4）。

ヒト絨毛性ゴナドトロピン値は，妊娠初期から大量に分泌され，妊娠10週前後でピークに達し，妊娠15週ごろまで分泌する。**非妊娠期は分泌されない**ことから，妊娠検査薬のマーカーとして使われる。

エストロゲンとプロゲステロンは，妊娠初期は妊娠黄体から分泌され，妊娠中期以降は胎盤から産生・分泌され，妊娠維持に作用する一方，乳汁分泌を抑制する。

*ヒト胎盤性ラクトゲン（hPL）
human placental lactogen, hPL

胎盤から分泌されるヒト胎盤性ラクトゲンは妊娠30週ごろからその分泌が急増し，**胎盤の機能維持**に作用する。胎盤性のエストロゲンやプロゲステロン，ヒト胎盤性ラクトゲンは，**抗インスリン作用**があり，妊娠期のインスリン抵抗性への関与が示唆されている。

2）循環器系の変化

母体の循環血液量は，胎児への栄養供給と分娩時の出血に備えて増加し，妊娠後期は非妊娠時に比べ**1.5倍**になる。しかし，血球成分の増加は血漿の増加に追いつかないため，血中のヘモグロビンやヘマトクリット値が低下し，**見かけ上の貧血状態**になることが多い。血液量の増大により心拍出量が増大し，血

圧や脈拍数が上昇する。また，大きくなった子宮が骨盤内の血管を圧迫し，下大静脈血への還流が抑制され，**下肢の浮腫と静脈瘤，仰臥位低血圧症候群**をきたしやすい。

分娩時の出血に備えて循環血液量が増加するとともに，血漿フィブリノーゲン値も上昇し，血液の凝固能が**増大**する（表4-1）。

3）身体的・生理的機能の変化

母体の体重増加は，子宮と胎児，胎児付属物，皮下脂肪，乳房，循環血液量と細胞外液量の増加によるもので，分娩までに7～12kgの体重増加が見込まれる。

胎児へのグルコース供給のため，インスリン抵抗性が高まる。空腹時の血中グルコースやアミノ酸，アルブミン濃度は低下し，遊離脂肪酸，中性脂肪，コレステロール濃度は上昇する。さらに，**腎機能が亢進**し，腎血漿流量や糸球体ろ過率が上昇することで，妊娠前より尿量が多く，**頻尿**となる。妊娠後期は，胎児と肥大した妊娠子宮が膀胱を圧迫し，排尿回数がさらに頻繁になる。妊娠子宮による消化管の圧迫，消化運動の低下で便秘になることが多い。

基礎代謝量が増加し，妊娠後期には非妊娠時に比べ**1.2倍**になる。たんぱく質代謝は，同化のほうが上昇するので窒素出納は**正**になる。また，母体の腸管における**カルシウム吸収率が上昇**する。

表4-1　妊娠中の血液成分の変化

項　　目	妊娠中の変化
赤血球（RBC）	減　少
白血球（WBC）	増　加
ヘモグロビン（Hb）	減　少
ヘマトクリット（Ht）	減　少
血漿フィブリノーゲン	増　加
総タンパク質（TP）	減　少
アルブミン（Alb）	減　少
尿素窒素（BUN）	減　少
総コレステロール（TC）	増　加
HDLコレステロール（HDL-C）	増　加
中性脂肪（TG）	増　加

2．妊娠期のライフスタイルの特徴と食生活

母親のライフスタイルには，自身の年齢や既往歴，妊娠・出産歴，子育て経験の有無，婚姻状況や世帯構成，居住形態や経済状況など，様々な要因がかかわってくる。母親は，妊娠がわかった時点で自治体に妊娠届を提出し，**母子健康手帳**＊を受けとる。その後，**妊婦健康診査（妊婦健診）**＊を受診し，定期的に母子の健康状態を確認する。

（1）妊娠初期

妊娠14週未満（妊娠13週6日まで）の時期であり，基礎体温の上昇や月経周期のずれなどにより妊娠に気づくことになる。この時期の胎児は，中枢神経，心臓，四肢などの様々な器官が形成される時期である一方，器官の異常が出現しやすい時期でもある（図4-5）。そのため，**葉酸を十分に摂取する，ビタミンAの過剰摂取を避ける**，などの食生活上の配慮が求められる。また，アルコールやタバコは胎児に悪影響を及ぼすため**禁酒・禁煙**が基本である。服薬

＊母子健康手帳
妊婦健診の記録の他，乳幼児の予防接種状況等，母子に関する様々な医療情報が一冊にまとめられており，どの医療機関においても一貫したケアが継続できる仕組みになっている。親子手帳，父子手帳などの名称のものもある。

＊妊婦健診
病院・診療所・助産所などで受けられる。基本的な健診項目（健康状態の把握，計測，保健指導）と，必要に応じて行う医学的検査（血液検査，超音波検査，子宮頸がん健診，性器クラミジア，B群溶血性連鎖球菌など）がある。

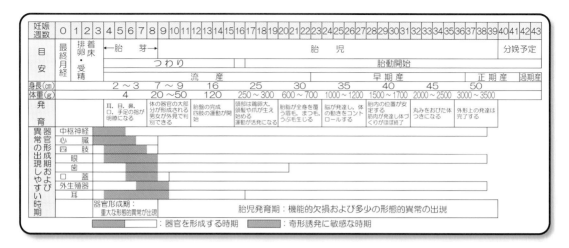

図4-5　妊娠各期の胎児の発育

は，医師や薬剤師の指導のもと用量・用法を守る。

　妊娠初期において，半分以上の妊婦がつわりを経験する。嗜好の変化やにおいに敏感になり，悪心や嘔吐も加わり食欲不振になることが多い。この時期は我慢して無理に食べるのではなく，食べられる物を少量ずつ，回数を分けて摂取する。つわりの多くは一過性で妊娠経過とともに回復するが，まれに**妊娠悪阻**に発展することがある。

（2）妊娠中期・後期

　妊娠14週から28週未満の中期と妊娠28週以降の妊娠後期は，胎児が成長し，母体の体重も大きく変化する時期である。十分なエネルギーやたんぱく質が摂取できるバランスのよい食事や，身体活動により非妊娠時の体格に応じて適正な体重増加を心がける。妊娠中期以降の健診は，流産や早産の予防，妊娠高血圧症候群発症やその他の内科合併症予防や早期発見，胎児異常の早期発見と管理のため，重要となる。妊娠後期は，分娩の準備，分娩後の新生児のケアや授乳などについて，医療施設や自治体の保健センターなどで開催される**母親学級**や**両親学級**などの保健指導を受ける。

3．妊娠期の健康課題（病態）・栄養課題

（1）つわり，妊娠悪阻

　つわりは，妊娠初期に出現する**一過性**の悪心・嘔吐，食欲不振，嗜好変化などの消化管症状で，妊娠12～16週ごろに消失する。全妊婦の50～80％が経験するが，その症状は個人差が大きい。

妊娠悪阻はつわりが**重症化**したもので，頻回の嘔吐による脱水と電解質異常，栄養障害，意識障害をもたらす。妊娠悪阻の発症頻度は，全妊婦の0.1％前後で，その原因は不明である。多胎，妊娠悪阻の既往，妊娠高血圧症候群の既往は，発症リスクを高める。経口摂取が長期間できない場合，ビタミン B_1 の急性欠乏による**ウェルニッケ・コルサコフ症候群***に注意が必要である。治療は，脱水と電解質異常の補正と栄養素の補給が基本であり，輸液により水分と電解質バランスを正常化させ，症状が改善したら徐々に経口摂取による栄養補給に移行する。

（2）低体重（やせ），肥満

1）母体の低体重（やせ）と低出生体重児

低体重女性（やせ，非妊娠時のBMIが18.5未満）の妊娠，または妊娠中の体重増加が極端に少ない場合，**切迫早産，早産，低出生体重児分娩**のリスクが高い傾向がある。日本における低出生体重児（2,500g 未満）の出生頻度*は，他の先進国に比べると高い水準である。

低出生体重児の原因は，母体の非妊娠時の**低体重**（やせ），妊娠期間の栄養不良による子宮内環境の悪化，胎盤機能不全，胎児および母体の疾患などがある。胎児期および新生児期の低体重・低栄養は，遺伝子のエピジェネティクスな変化をもたらすことから，低出生体重児は成人期になってから肥満，高血圧，２型糖尿病，虚血性心疾患などの生活習慣病*のリスクが高くなる。近年，思春期早発症，非アルコール性脂肪性肝疾患との関連も報告されている。

低体重女性が妊娠した時の体重増加量は，12～15kgを目安とし，胎児の健やかな発育のため，十分な栄養補給と食事を心がける。

2）肥　　満

肥満女性（非妊娠時のBMIが25以上）の妊娠，または妊娠中の体重増加が多すぎる場合，**妊娠高血圧症候群，妊娠糖尿病，帝王切開分娩，死産，巨大児***などのリスクが高い傾向がある。過剰な体重増加を抑えるため，摂取エネルギー量を制限（標準体重×30kcal）するが，児の発育に必要なエネルギーやたんぱく質などの栄養素を確保することにも十分な配慮が必要である。

（3）妊娠高血圧症候群

妊娠高血圧症候群*は，「妊娠時に高血圧を認めた場合，妊娠高血圧症候群とする」と定義される。診断基準は，**収縮期血圧が140mmHg 以上**（重症では160mmHg 以上），あるいは**拡張期血圧が90mmHg 以上**（重症では110mmHg 以上）である。妊娠高血圧腎症，妊娠高血圧，加重型妊娠高血圧腎症，高血圧合併妊娠の４つに分類されている（日本妊娠高血圧学会，2018）。原因は不明であ

***ウェルニッケ・コルサコフ症候群**
ウェルニッケ脳症とその後遺症であるコルサコフ症候群のこと。ビタミン B_1 欠乏により様々な障害などを発症する。原因に大量の日常的なアルコール摂取，摂食障害，妊娠悪阻などがある。後遺症として健忘症候群（コルサコフ症候群）が残る。

***低出生体重児の出生頻度**
戦後，国民全体の栄養不足を背景に７％を超えていたものが，栄養改善に伴い1970～1980年代に５％まで減少した。その後，年々増加を続け，2011年には９％を超えている。ここ数年は増加に歯止めがかかった状態が維持されている。

***生活習慣病胎児期発症説**
子宮内が低栄養環境にあることで，胎児に膵臓や腎臓などの解剖学的な構造変化や，低栄養に適応するような遺伝子発現の変化が生じ，胎内で生活習慣病の素因が形成されるという説。

＊ DOHaD
（Developmental
Origins of Health and
Disease）仮説
胎児期や生後直後（発
達過程）の健康・栄養
状態などにおける，
様々な環境が，その後
（成人）になってから
の疾病リスクに関与す
る，という考え方。

＊低出生体重児，巨大
児の基準
第6章新生児の栄養管
理を参照。

＊妊娠高血圧症候群
より専門的に知るには，
「妊娠高血圧症候群新定
義・分類運用上のポイ
ント」を参照。

るが，非妊娠時の肥満，高齢，多胎によりそのリスクが高くなる。また，遺伝因子（高血圧家系），低栄養や貧血なども発症のリスク因子となる。

　治療の基本は，**安静**と**食事療法**（表4-2）であるが，改善しない場合，降圧剤などの薬物療法，最終的に外科的療法（帝王切開）が行われる。体重増加を管理しながら，摂取エネルギーを適正に保つ。食塩は7～8g/日程度とする。食塩制限により循環血液量が減少する可能性が示唆されており，極端な食塩制限は行わない。また，妊娠高血圧症候群の妊婦では循環血漿量の減少が認められることから，水分についても極端な制限はしない。

（4）妊娠糖尿病

　妊娠糖尿病は，「妊娠中にはじめて発見または発症した糖尿病に至っていない糖代謝異常」と定義される。診断基準は，**75g 経口ブドウ糖負荷試験**（75gOGTT）＊により，空腹時血糖値が92mg/dL 以上，または1時間値が180mg/dL 以上，または2時間値が153mg/dL 以上のいずれか1つ以上を満たす場合である。妊娠前からの糖尿病や妊娠期に診断された"明らかな糖尿病"は含まない。

　妊娠初期の血糖コントロール不良により**先天性奇形児**や**流産**のリスクが高くなる。妊娠前に血糖管理を行い，計画的な妊娠をすることにより，先天性奇形

表4-2　妊娠高血圧症候群の生活指導および栄養指導

1．生活指導 　＊安静 　＊ストレスを避ける 　［予防には軽度の運動，規則正しい生活が勧められる］ 2．栄養指導（食事指導） a）エネルギー制限（総カロリー） 　非妊娠時 BMI 24未満の妊婦：30kcal ×理想体重（kg）＋200kcal 　非妊娠時 BMI 24以上の妊婦：30kcal ×理想体重（kg） 　［予防には妊娠中の適切な体重増加が勧められる：BMI＜18では10～12kg 増，BMI18～24では7～10kg 増，BMI＞24では5～7kg 増］ b）塩分摂取：7～8g/日に制限する（極端な塩分制限は勧められない） 　［予防には10g/日以下が勧められる］ c）水分摂取：1日尿量500mL 以下や肺水腫では前日尿量に500mL を加える程度に制限するが，それ以外では制限しない。口渇を感じない程度の摂取が望ましい。 d）たんぱく質摂取量：1.0g/日×理想体重（kg） 　［予防には1.2～1.4g/日×理想体重（kg）が望ましい］ e）動物性脂肪と糖質は制限し，高ビタミン食とすることが望ましい。 　［予防には食事摂取カルシウム（1日900mg）に加え，1～2g/日のカルシウム摂取が有効との報告がある。また，海藻中のカリウムや魚油，肝油（不飽和脂肪酸），マグネシウムを多く含む食品に高血圧予防効果があるとの報告もある］ 注）重症，軽症ともに基本的には同じ指導で差し支えない。混合型ではその基礎疾患の病態に応じた内容に変更することが勧められる。

（日本妊娠高血圧学会編：妊娠高血圧症候群　新定義・分類運用上のポイント，メディカルビュー社，2019.）

児や巨大児の分娩，妊娠合併症，流産を予防することができる。妊娠糖尿病は，産褥後に糖尿病を発症するリスクが高いので，出産後の食事管理や栄養ケアについても配慮が必要である。

妊娠時の血糖管理は，健常妊婦の血糖値（空腹時血糖値70〜100mg/dL，食後2時間値120mg/dL 未満）に近づけることを目標とする。食事療法では，母体の栄養摂取による胎児の健全な発育，母体の血糖コントロール維持や適正な体重管理を目指す。非肥満の妊娠糖尿病妊婦は，標準体重×30kcal のエネルギー摂取量に，必要なエネルギー付加量を加えるが，肥満の妊娠糖尿病妊婦ではエネルギーの付加は行わない。

食後の血糖コントロールとして，1回分の食事量を減らし食事回数を増やす頻回食（分割食）にするなど，摂取する総エネルギー量の配分と摂取時間を工夫する。食事療法で血糖コントロールが困難な場合，インスリン療法を行う。

（5）妊 娠 貧 血

妊娠貧血は，妊娠期に認められる貧血の総称である。診断基準は，血中ヘモグロビン値 11g/dL 未満，ヘマトクリット値 33％未満である。ヘモグロビン値が 8.0g/dL 未満になると重症貧血と判断する。

妊娠期は，循環血漿量が増加するが，赤血球の増加が血漿の増加に追いつかないため，ヘモグロビンやヘマトクリット値が低下し，みかけ上の貧血状態になりやすい。特に，妊娠後期は，胎児の発育や分娩時に備え造血機能が亢進し，鉄の需要が高くなるため，妊娠初期に比べて妊娠貧血の発症頻度が著しく増加する。貧血のほとんどは鉄欠乏性貧血だが，葉酸やビタミン B_{12} の欠乏による巨赤芽球性貧血*のケースもある。

食事では，ヘム鉄を多く含む動物性食品（肉類，レバー，魚介類など）の十分な摂取，非ヘム鉄を含む植物性食品（穀類，野菜）の摂取時にはたんぱく質，ビタミンＣや葉酸など非ヘム鉄の吸収率を高める食品を取り入れる。タンニン，フィチン酸，シュウ酸，食物繊維は，非ヘム鉄の吸収を阻害するので注意する。食事による改善がみられない場合は，医師や薬剤師・管理栄養士との相談のもと，鉄剤を利用する。

４．妊娠期の栄養アセスメント

（1）身 体 計 測

身長，体重，腹囲，子宮底長*の測定により，胎児の発育状況を把握する。母体の適切な体重増加は，胎児の発育にも影響することから重要である。児の

*75g 経口ブドウ糖負荷試験（75gOGTT）
糖尿病の診断に用いられる検査方法。早朝空腹時で採血し血糖値を測定したのち，ブドウ糖液（ブドウ糖75g を水に溶かしたもの）を飲み，その後，30分・1時間・2時間後の血糖値を測り，血糖の上昇と降下の程度を測定する。

*巨赤芽球性貧血
葉酸欠乏性貧血（巨赤芽球性貧血）は，DNA の合成に必要な葉酸の欠乏により細胞分裂に異常が生じて赤血球が巨大になった大球性貧血である。

*子宮底長の測定
胎児の成長の把握と予測，羊水量の変化の把握と予測のために，妊娠中期から行う。膝を曲げた仰臥位で，触診で子宮底と恥骨結合上縁の位置を確認したのち，膝を伸ばした状態で，恥骨結合上縁から子宮底の最高点までを計測する。

　　　適正な出生体重（妊娠37〜41週において出生体重2,500〜4,000g）を目標とした，妊娠全期間を通しての推奨体重増加量，妊娠中期から末期（後期）における1週間当たりの推奨体重増加量を表4-3，表4-4に示す。ただし，母体の体重増加と胎児の出生時体重との関係は人種による違いが存在するため，体重増加の推奨値は，国や地域によって見解が異なる。

表4-3　妊娠中の体重増加指導の目安[1]

妊娠前体格[2]	BMI kg/㎡	体重増加量指導の目安
低体重	＜18.5	12〜15kg
普通体重	18.5≦〜＜25	10〜13kg
肥満（1度）	25≦〜＜30	7〜10kg
肥満（2度以上）	30≦	個別対応（上限5kgまでが目安）

1　「増加量を厳格に指導する根拠は必ずしも十分でないと認識し，個人差を考慮した緩やかな指導を心がける」産婦人科診療ガイドライン編2020CQ010より
2　体格分類は日本肥満学会の肥満度分類に準じた
（日本産科婦人科学会，2021年3月）

表4-4　妊娠中期から末期における1週間当たりの推奨体重増加量

体格区分（BMI）	1週間当たりの推奨体重増加量
低体重（やせ）：18.5未満	0.3〜0.5kg／週
ふ　つ　う　：18.5以上25.0未満	0.3〜0.5kg／週
肥　　　満　：25.0以上	個別対応

注1　体格区分は，非妊娠時の体格による。
注2　妊娠初期については体重増加に利用可能なデータが乏しいことなどから，1週間当たりの推奨体重増加量の目安を示していないため，つわりなどの臨床的な状況を踏まえ，個別に対応していく。

（2）臨床検査

　　　妊婦健診は，通常，妊娠28週までは4週間に1回，妊娠29週目から36週までは2週間に1回，それ以降は**毎週**受ける。妊婦健診時に毎回，血圧測定，浮腫の有無，尿検査（尿糖，尿たんぱく質）を行う。妊婦健診時に毎回実施する項目の他，分娩までに2回一般血液検査（血糖，ヘモグロビン，ヘマトクリット，フェリチン，トランスフェリンなど）を実施する。糖尿病が疑われる場合は，医療機関で75g経口ブドウ糖負荷試験を行う。

（3）臨床診査

　　　母体の年齢，自他覚症状，既往歴，妊娠歴，分娩歴などを把握する。**高齢妊娠**＊は妊娠高血圧症候群のリスクや帝王切開分娩の頻度が高い。非妊娠時の糖尿病，高血圧症，腎疾患や心疾患，呼吸器疾患，感染症，薬物・食物アレルギーなどの既往歴を把握する。胎児の発育状況の把握のため，超音波検査を行う。

＊高齢妊娠
35歳以上の初産婦を高齢出産と定義する（日本産科婦人科学会）。WHOや多くの国が35歳を基準としている。

（4）食事調査・生活調査

　　　母体の嗜好品，服薬状況，身体活動，就労の有無と労働条件を把握する。**飲酒**は，胎児に悪影響を与え，胎児性アルコール症候群＊，胎児奇形，胎児の成

長障害を招く。母体に限らずその家族の**喫煙**により，低出生体重児，流産，早期新生児死亡のリスクが高くなる。**カフェイン**の過剰摂取による胎児への影響（低出生体重児，早産）も報告されているので，十分な注意が必要である。

5．妊娠期の栄養ケア

（1）食事摂取基準

「日本人の食事摂取基準（2020年版）」に基づいた妊婦の食事摂取基準は，推定平均必要量，推奨量を算定できた栄養素は付加量を示し，それ以外の栄養素で妊娠期の算定が必要なものについては目安量・目標量が示された（巻末付表）。

1）推定エネルギー必要量

妊婦の推定エネルギー必要量は，妊娠前の必要量に妊娠期別の付加量を加えて求められる。妊婦の最終体重増加量は，ふつう体格の妊婦の値をもとに11kgとした。妊娠による総消費エネルギーの変化量とエネルギー蓄積量との和により計算され，付加量は妊娠初期50kcal/日，中期250kcal/日，後期450kcal/日とした。

2）たんぱく質

たんぱく質付加量は，妊娠期の体たんぱく質蓄積量とたんぱく質蓄積効率により算出した。妊娠期の体たんぱく質蓄積量は，体カリウム増加量より推定できる。この場合の体たんぱく質蓄積量は，妊娠期間中の体重増加量による変化も考慮して算定した。付加量（推奨量）は，妊娠初期は0，中期5g/日，後期25g/日とした。なお，たんぱく質エネルギー比の目標量は，下限が推奨量以上になるように，妊娠中期13～20％，後期15～20％とした。

3）ビタミン

ビタミンAは，胎児の発達に必須の因子であり，胎盤を経由して胎児に供給される。胎児へのビタミンAの移行蓄積量のほとんどが妊娠後期の3か月間のものであることから，付加量（推奨量）は初期と中期は0（ゼロ），後期は80μgRAE/日とした。

ビタミンDは，策定のためのデータがないことから，ビタミンD不足にならないよう妊娠中も適量の日照を受けることをすすめるとし，目安量を非妊娠時と同じ8.5μg/日とした。

ビタミンEは，妊娠中は血中脂質の上昇に伴い，血中ビタミンE（α－トコフェロール）濃度が上昇する。平成28年の国民健康・栄養調査結果に基づき，妊婦のビタミンE摂取量の中央値を参考に，目安量を6.5mg/日とした。

＊胎児性アルコール症候群
妊娠中の母親の習慣的なアルコール摂取によって生じる先天性疾患であり，形態異常，中枢神経系の異常，発育不全などを示す。

ビタミンKは，妊娠期の必要量に関する資料は乏しく，また妊婦のビタミンK欠乏症状は現れないこと，（ビタミンKが胎盤を通過しにくいため）母体のビタミンK摂取量が胎児や新生児のビタミンK栄養状態に大きく影響することはないことから，目安量を非妊娠時と同じ150μg/日とした。

ビタミンB_1，B_2は，エネルギー要求量に応じて増大する代謝特性から，付加量（推奨量）をビタミンB_1は0.2mg/日，ビタミンB_2は0.3mg/日とした。

ナイアシンは，エネルギー要求量に応じて増大する代謝特性はあるものの，妊婦ではトリプトファン－ニコチンアミド転換率が増大し，エネルギー要求量の増大による必要量を満たしていると考えられ，付加量は設定しない。

ビタミンB_6は，胎盤や胎児に必要な体たんぱく質の蓄積，妊娠後期のたんぱく質要求量の増大や，妊娠期における代謝亢進を考慮して，付加量（推奨量）を0.2mg/日とした。

ビタミンB_{12}は，胎児の肝臓中のビタミンB_{12}量から胎児への蓄積量を求め，さらに吸収率を反映して，付加量（推奨量）を0.4μg/日とした。

葉酸は，妊娠中期と後期に葉酸の分解と排泄が促進されることと妊婦の赤血球の葉酸濃度を適正に維持することができるプテロイルモノグルタミン酸の補足量から，付加量（推奨量）を240μg/日とした。

パントテン酸は，日本人妊婦の報告から得られた中央値から，目安量を5mg/日とした。

ビオチンは，胎児の発育に問題ないとされる日本人妊婦の十分なデータがないため，非妊娠時の目安量50μg/日を適応した。

ビタミンCは，新生児の壊血病を防ぐことができる値を参考に，付加量（推奨量）を10mg/日とした。

4）ミネラル

カリウムは，胎児の組織構築に必要であるが，妊娠期の通常の食事により補えることから，非妊娠時と同じ目安量を2,000mg/日とした。

マグネシウムは出納実験の結果を使い，妊娠時の除脂肪体重増加量と除脂肪体重1kg当たりのマグネシウムの量およびマグネシウムの見かけの吸収率から算出し，付加量（推奨量）を40mg/日とした。

カルシウムは，妊娠時の腸管からのカルシウム吸収率が著しく増加することから，**付加量は必要ない**と判断された。

リンは，妊娠時の吸収率が非妊娠時と比べて高い傾向がみられる。また，平成28年国民健康・栄養調査で妊婦のリン摂取量の中央値は非妊娠時の目安量より高い。しかし，妊娠により必要量が異なることを示唆する報告が見当たらないことから，非妊娠時と同じ目安量を800mg/日とした。

鉄は，① 基本的な鉄損失，② 胎児の成長に伴う貯蔵，③ 臍帯・胎盤への鉄

貯蔵，④ 循環血液量の増加に伴う赤血球量の増加による鉄需要の増加（＝吸収率の増加）を考慮した結果，付加量（推奨量）は妊娠初期 2.5mg/日，中期・後期 9.5mg/日とした。

　亜鉛は，妊娠期間が進むにつれ血清の亜鉛濃度が低下する。妊娠期間中の亜鉛の平均蓄積量と非妊娠女性の吸収率から，付加量（推奨量）を 2mg/日とした。

　モリブデンは，付加量を推定できるデータが存在しないことから，設定を見合わせた。

　ヨウ素は，日本人のデータがないため，欧米のデータから新生児の甲状腺内ヨウ素量の中間値を妊婦の付加量（推奨量）110μg/日とした。一方，妊娠中はヨウ素の過剰への感受性が高いと考えられ，非妊娠時よりヨウ素の過剰摂取に注意が必要である。耐容上限量を18歳以上の女性 3,000μg/日に対し，妊婦は 2,000μg/日とした。

　セレンは，妊娠に伴って必要なセレンの量に吸収率 90％を考慮し求めた値に推奨量換算係数1.2を乗じ丸め処理をし，付加量（推奨量）を 5μg/日とした。

（２）妊娠期に注意が必要な栄養素および魚介類

１）葉酸摂取と神経管閉鎖障害

　葉酸は，細胞分化の初期段階に不可欠であり，DNA メチル化に関与する。受胎前後の十分な葉酸の摂取は，胎児の神経管閉鎖障害*のリスクを低減することから，妊娠前及び妊娠初期における十分な葉酸の摂取が推奨されている。非妊娠時の推奨量の 240μg/日に付加量を加えると 480μg/日となる。これとは別に，神経管閉鎖障害発症の予防のために摂取すべき葉酸の付加量はプテロイルモノグルタミン酸*として 400μg/日（食事性葉酸に換算すると 800μg/日）とされている。この量を通常の食品で摂取することは難しいため，サプリメントを上手に活用することが望ましい。

２）ビタミンA過剰摂取と催奇形性

　ビタミンAは胎盤を経由して胎児に供給される。ビタミンAの過剰摂取は，胎児の催奇形性をもたらすと危惧されている。通常の食生活では問題ないが，サプリメントなどを利用した過剰摂取には注意が必要である。一方，β－カロテンの過剰摂取によるプロビタミンAとしての過剰障害は報告されてない。

３）妊婦の魚介類摂取の留意点

　母体の魚介類を介した水銀摂取が胎児に及ぼす影響が懸念されている。日本における現状では深刻なレベルではないことや，魚介類が母体にとって妊娠や出産に重要な栄養源であることを考慮し，厚生労働省は妊婦への魚介類の摂取目安と水銀に対する注意事項を示している（表4-5）。

＊神経管閉鎖障害
脳や脊髄などの中枢神経系のもと（神経管）がつくられる妊娠４〜５週ごろに起こる先天性異常である。二分脊椎や無脳症などの胎児奇形が生じる。

＊プテロイルモノグルタミン酸
サプリメントなどの栄養補助食品，葉酸添加食品などに使用される合成型の葉酸である。通常の食品中の葉酸と比べ，加熱に対し安定で，生体利用率が高い。葉酸と神経管閉鎖障害のリスク低減に関する大規模疫学研究は，プテロイルモノグルタミン酸の成果である。

表４-５　妊婦が注意すべき魚介類の種類とその摂食量（筋肉）の目安

摂食量（筋肉）の目安	魚介類
１回約80gとして妊婦は２ヶ月に１回まで（１週間当たり10g程度）	バンドウイルカ
１回約80gとして妊婦は２週間に１回まで（１週間当たり40g程度）	コビレゴンドウ
１回約80gとして妊婦は週に１回まで（１週間当たり80g程度）	キンメダイ，メカジキ，クロマグロ，メバチ（メバチマグロ），エッチュウバイガイ，ツチクジラ，マッコウクジラ
１回約80gとして妊婦は週に２回まで（１週間当たり160g程度）	キダイ，マカジキ，ユメカサゴ，ミナミマグロ，ヨシキリザメ，イシイルカ，クロムツ

・参考１：マグロの中でも，キハダ，ビンナガ，メジマグロ（クロマグロの幼魚），ツナ缶は通常の摂食で差し支えありませんので，バランス良く摂食して下さい。
・参考２：魚介類の消費形態ごとの一般的な重量は次のとおりです。
　　　　　寿司，刺身　一貫又は一切れ当たり15g程度，刺身　一人前当たり80g程度，切り身　一切れ当たり80g程度
　　　　　　　　　　　（厚生労働省：妊婦への魚介類の摂食と水銀に関する注意事項，2010年6月改訂）

（３）妊娠前からはじめる妊産婦のための食生活指針

＊妊産婦のための食生活指針
「健やか親子21」推進検討会（食を通じた妊産婦の健康支援方策研究会）より，報告書が提出されている。食生活指針，フードガイドのほか，妊娠期の至適体重増加チャートも作成された。

　妊娠前からはじめる妊産婦のための食生活指針は，若い女性の食事の偏りや低体重（やせ）の増加，妊娠期においても必要な摂取量が確保されていないなどの状況を踏まえ，妊娠期および授乳期における望ましい食生活の実現に向けて発表された，「妊産婦のための食生活指針＊（厚生労働省，2006年）」の改定版である。この改定版は，妊娠前からの健康や適切な食習慣が重要であることに加え，妊産婦の生活全般，からだと心の健康に配慮した10項目から構成されている。（厚生労働省，2021年）（表４-６）。「何をどれだけどのように食べたらよいか」を分かりやすく伝えるとともに，科学的根拠に基づく解説が加えられている。あわせて，妊娠前からの食生活の重要性についても述べられている。妊娠期・授乳期の母体の適切な食習慣は胎児や乳児の健康にとって重要である。「妊産婦のための食事バランスガイド」とともに活用したい。

表４-６　妊娠前からはじめる妊産婦のための食生活指針
〜妊娠前から，健康な体づくりを〜

●妊娠前から，バランスのよい食事をしっかりとりましょう
●「主食」を中心に，エネルギーをしっかりと
●不足しがちなビタミン・ミネラルを，「副菜」でたっぷりと
●「主菜」を組み合わせてたんぱく質を十分に
●乳製品，緑黄色野菜，豆類，小魚などでカルシウムを十分に
●妊娠中の体重増加は，お母さんと赤ちゃんにとって望ましい量に
●母乳育児も，バランスのよい食生活のなかで
●無理なくからだを動かしましょう
●たばことお酒の害から赤ちゃんを守りましょう
●お母さんと赤ちゃんのからだと心のゆとりは，周囲のあたたかいサポートから

（４）連携による妊産婦・乳幼児への切れ目ない栄養ケア

　母子の健康水準の向上をめざした国民運動計画として「**健やか親子21**」(2001年)，「**健やか親子21（第2次）**」*（2015年）が厚生労働省より発表されている。少子化の進行，晩婚化・晩産化と未婚率の上昇，核家族化や育児の孤立化など，子どもの貧困，母子保健領域における健康格差など，母子を取り巻く状況は複雑で，深刻な課題もある。子どもの健やかな成長を見守り育む地域づくり，学童期や思春期からの保健教育，妊娠前も含め妊産婦・乳幼児への切れ目ない保健支援のための**関連諸機関との連携**づくりが重要である。

　一例として，**マタニティマーク***があげられる。妊産婦へのやさしい環境づくりの一環として，国民運動計画「健やか親子21」の推進検討会から発表された。妊産婦の安全性と快適さを確保するための，具体的な支援項目を提示している。

●**参考文献**●

・日本妊娠高血圧学会，編：妊娠高血圧症候群新定義・分類運用上のポイント p. 8-15，メディカルビュー社，2019.
・厚生労働省：妊娠前からはじめる妊産婦のための食生活指針，2021.

＊健やか親子21
（第2次）
「すべての子どもが健やかに育つ社会」の実現を目指し，関係するすべての人々，関連機関・団体が一体となって取り組む国民運動である（厚生労働省）。

＊マタニティマーク

厚生労働省が商標登録しているマーク。妊娠・出産に関する安全性と快適さの確保をめざして発表した。

第5章

授乳期の栄養管理

1. 授乳期の身体的・生理的特徴

授乳期は，新生児・乳児に母乳を与える期間である。授乳期の母体には，分娩後のエストロゲンとプロゲステロンの分泌減少，乳汁分泌にかかわるプロラクチン＊とオキシトシン＊の分泌亢進など，様々な変化がみられる。このような内分泌系の変化は，母乳分泌に強く影響を与えると同時に，母体の**子宮復古**＊（回復）を促す。

（1）分娩と産褥

1）分娩（出産）

分娩は，胎児と胎児付属物が母体外に娩出（べんしゅつ）される一連の現象である。陣痛と子宮筋の収縮により胎児が娩出され，その後胎盤などの胎児付属物が娩出される。分娩の所要時間には個人差があり，一般的には初産婦（11〜15時間）のほうが経産婦（6〜8時間）より長い。母体の体温と血圧は分娩時上昇するが，徐々に回復する。分娩により250〜300mLの出血があり，胎児と胎児付属物の娩出により，体重は5〜6kg減少する。

2）産褥期のケア

産褥期（さんじょく）は，妊娠や分娩を経て生じた母体の身体的・機能的変化が妊娠前の状態に戻るまでの期間であり，分娩後6〜8週間をさす。母体の子宮復古を含む全身の回復および授乳による母子関係の確立の時期でもある。

分娩時の胎盤の娩出により，エストロゲンとプロゲステロンの分泌は激減する。その一方，乳汁分泌にかかわる**プロラクチン**と**オキシトシン**の分泌は亢進する。オキシトシンは，子宮復古を促す働きもある。

分娩に伴う**悪露**（おろ）（胎盤のはく離などにより子宮や腔から排泄される分泌物の総称）の量は，個人差が大きいものの，徐々に減少し6週間程度で消失する。

（2）乳汁分泌の機序

妊娠中は，エストロゲンとプロゲステロンがプロラクチン受容体をブロックするため，乳汁分泌は生じない。また，エストロゲンは，乳汁分泌に作用するプロラクチンと拮抗作用をもつ。このことから，胎盤の排出により血中のエス

*プロラクチン
乳腺刺激ホルモンで，催乳ホルモンともよばれる。脳下垂体前葉から分泌され，乳腺細胞のプロラクチンレセプターに結合し乳汁タンパク質を合成する。

*オキシトシン
射乳ホルモンともよばれる。脳下垂体後葉から分泌され，乳腺の平滑筋を刺激して乳汁の射出に作用する。また，母体の子宮の収縮に働き，子宮復古を促す。

*子宮復古
子宮の回復ともいう。妊娠により大きくなった子宮が妊娠前の通常の状態に戻ること。一般的には出産後約6週間かかる。

トロゲンとプロゲステロン濃度が急激に減少すると，本格的な乳汁分泌が始まる。さらに，新生児・乳児の吸 嗽刺激（きゅうてつ）は，脳下垂体前葉からプロラクチンの分泌，視床下部と脳下垂体後葉からオキシトシンの分泌を増加させ，母乳の産生と分泌が促進される（図5-1）。プロラクチンは乳汁産生を促し，オキシトシンは射乳を促す。

（3）母乳と分泌量の変化

　母乳は，その成分と分泌量の違いで3つに分類される。分娩後2～5日に分泌される母乳を初乳，14日以降のものを成熟乳（成乳），その間のものを移行乳という。乳汁分泌量は分娩後3か月ごろまで増加し続けるが，その後一定になり，成分も安定する。成熟乳の食品成分を表5-1に示す。

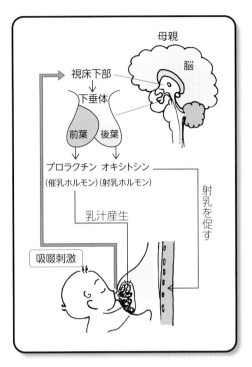

図5-1　母乳の産成と分泌にかかわるホルモン

表5-1　人乳（母乳），乳児用調製粉乳，牛乳の成分

エネルギーおよび栄養素		人乳（成熟乳）	乳児用調製粉乳＊	普通牛乳
エネルギー	kcal/100g	61	510	61
たんぱく質	g/100kcal	1.8	2.4	5.4
脂　　質	g/100kcal	5.7	5.3	6.2
炭水化物	g/100kcal	11.8	11.0	7.9
カルシウム	mg/100kcal	44	73	180
リ　　ン	mg/100kcal	23	43	153
鉄	mg/100kcal	0.1	1.3	0.0
亜　　鉛	mg/100kcal	0.5	0.6	0.7
ビタミンA	μg RAE/100kcal	74	110	62
ビタミンD	μg/100kcal	0.5	1.8	0.5
ビタミンK	μg/100kcal	2	5	3
ビタミンB$_1$	mg/100kcal	0.02	0.08	0.07
ビタミンB$_2$	mg/100kcal	0.05	0.14	0.25
ビタミンC	mg/100kcal	8	10	2

＊　別名：育児用粉ミルク，育児用栄養強化品。

（日本食品標準成分表2020年版（八訂）（文部科学省科学技術・学術審議会資源調査分科会）より筆者作成）

表 5-2　乳汁中の栄養素含有量に影響する因子

乳汁中の栄養素含有量に影響する因子	栄　養　素
授乳婦の摂取状況	脂質*，ビタミン A，ビタミン E，ビタミン K，ビタミン B$_1$，ビタミン B$_2$，ナイアシン，ビタミン B$_6$，パントテン酸，ビオチン，ビタミン C，マンガン，ヨウ素，セレン
授乳婦の体内貯蔵量	脂質，ビタミン D，葉酸
授乳婦の摂取状況および体内貯蔵量にかかわらず一定	たんぱく質，ビタミン B$_{12}$，ナトリウム，カリウム，カルシウム，マグネシウム，リン，鉄，亜鉛，銅，クロム
不　明	モリブデン

＊摂取状況により脂肪酸組成が変化

1）初　　乳

初乳は，黄色味がかった乳汁で分泌量は少ない。多少の粘りがあり，特有の脂肪球を含む。成熟乳に比べ濃度が濃く，たんぱく質やミネラルを多く含む。感染防御因子のラクトフェリン*や分泌型免疫グロブリンA（分泌型 IgA）を多く含み，免疫系の発達が未熟な新生児にとって重要な役割をもつ。また，中枢神経系の発達に重要なタウリンを多く含む。新生児，特に低出生体重児にとっては，初乳を飲ませることが大切である。

2）成 熟 乳（成乳）

成熟乳は，一般に母乳とよばれているもので，白色の乳汁で芳香と薄い甘味がある。約90％が水分で，初乳に比べ濃度が薄く，たんぱく質やミネラルの濃度は少なくなるが，分泌量（哺乳量）が多いので，乳児に必要な栄養素は十分確保できる。一方，脂質や炭水化物（乳糖）の濃度は初乳に比べ多い。また，腸内ビフィズス菌の繁殖を助けるビフィズス因子を多く含む他，様々な病原菌に対する抗体を多く含む。

3）母乳の特徴

母乳は乳児にとって最適な成分組成になっている。例えば，牛乳と比較するとたんぱく質は少ない。その内容をみると，α-ラクトアルブミンやラクトフェリン，免疫グロブリンが多く，カゼインが少ない。また，多価不飽和脂肪酸が多く，鉄も多いという特徴がある。牛乳と比べて，胃内での停滞時間が短く，便量が少ないのも特徴である。

母乳の栄養成分は，母親の食事摂取状況や栄養状態の影響を受けるものと，受けないものがある（表5-2）。脂肪酸組成や多くのビタミンは母親の食事の影響を受ける。

4）母乳の分泌量

母乳の 1 日あたりの分泌量（泌乳量）は，分娩後 1 日目，2 日目では約

＊ラクトフェリン
乳清タンパク質の一つ。母乳タンパク質の 10〜30％ を占め，特に，初乳に多く含まれる。細菌の生育に必要な鉄と結合することで抗菌活性を発揮し，乳児の感染防御に重要な働きをもつ。

10mL，50mL と少量であるが徐々に増加し，5日目で約300mL，1か月ごろには600 〜 700mL までに増加する。「日本人の食事摂取基準（2020年版）」では，哺乳量＝泌乳量とし，780mL/日をもとに付加量を算定している。

（4）授乳女性の生理的変化

1）身体的変化

妊娠期間中に増加した体重は，分娩時の胎児と胎児付属物の排出により5 〜 6kg 減少する。子宮は胎児と胎児付属物により重さが約1kg まで肥大するが，分娩後6 〜 8週間で妊娠前の状態に戻る。オキシトシンは妊娠子宮の収縮に作用し，子宮復古を促す。

乳房（図5-2）では，乳汁産生と分泌のため乳腺と乳管が発達し，その周りに脂肪組織が増える。乳腺の発達にはエストロゲンが，乳管の発達にはプロゲステロンが作用する。乳腺は思春期から大きくなり，妊娠や分娩を経て発達し，授乳期にその働きが最大となる。

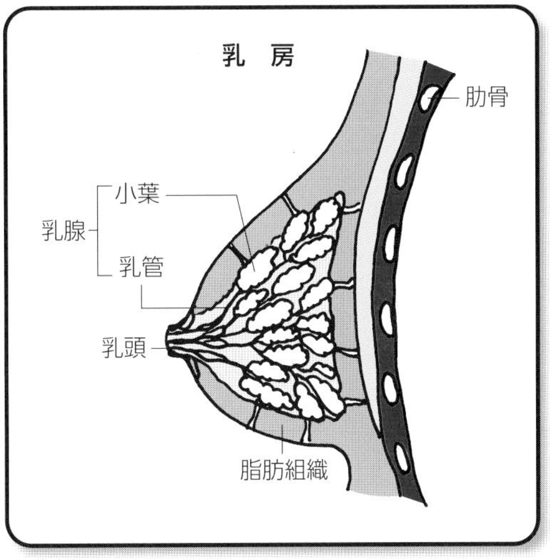

図5-2　乳房の構造

2）生理的変化

分娩時の出血（250 〜 300 mL）により，一時的に循環血液量が減少するが，1 〜 2か月間で妊娠前の状態になる。妊娠中の貧血や分娩時の多量出血により，鉄欠乏性貧血のリスクが高くなる。

子宮の肥大による消化管の圧迫や蠕動運動の低下は，分娩とともに回復する。妊娠後期に約20%まで亢進した基礎代謝量は，分娩時の体重減少とともに非妊娠時のエネルギー代謝に戻る。そのため，母体のエネルギー要求量は妊娠後期に比べ減少する。分娩により血中のエストロゲンとプロゲステロン濃度が減少し，本格的な乳汁分泌が開始される。また，乳汁分泌の機序により，母乳分泌が促進される。

2．授乳期のライフスタイルの特徴と食生活

母親のライフスタイルは，妊娠期と同様，母親の年齢や既往歴，妊娠・出産歴，子育て経験の有無，婚姻状況や世帯構成，居住形態や経済状況など，様々な要因によって左右される。それに加え，児への授乳のタイミングや夜泣き，外出がままならないなど，日常生活行動に制約が生じる。さらに，子どもの成長を予測しにくい第一子の場合，育児不安に陥りやすく，ホルモンバランスの

変化などもあいまって，精神的な健康に対するリスクが高まる。

　食生活では，母体の（分娩からの）回復にたんぱく質や鉄の十分な摂取と母乳産生に必要なエネルギーと栄養素の確保が必要である。

　アルコールやカフェインを含む嗜好飲料，一部の薬剤など，母親の摂取が母乳を通して児に移行するものは控える。特に，薬剤の服用については，医師や薬剤師に相談する。また，喫煙は母乳の分泌量に影響するため，禁煙が基本である。

3．授乳期の健康課題（病態）・栄養課題

（1）低体重，過体重

　体重は，産後6か月を目途に妊娠前の体重に戻すのが理想的だが，短期間での過度な減量は母体の健康を損うおそれがある。また，産後ストレスなどによる急激な体重減少にも注意が必要である。一方，妊娠中の体重増加が多かった場合や分娩後のエネルギーの過剰摂取は肥満につながることがある。さらに，授乳をしない場合は，エネルギー要求量が非妊娠時と同等であることに留意し，エネルギーの摂取過剰による体重増加に注意する。

（2）摂食障害

　出産後は，ホルモン分泌や生理機能の変化，育児への不安などの心理的・社会的ストレスから，摂食障害や低栄養に陥ることがある。家族だけでなく，医療機関や地域と連携した支援が重要となる。

（3）母乳分泌不全と母乳不足感

　母乳分泌不全は，① 産褥4日目以降も母乳分泌量が100mL以下，② 産褥4日目以降も乳房緊満感がない，③ 20分以上哺乳しても児が乳首を離さない，④ 母乳栄養で1週間以上経過しても，児の出生体重が戻らない，⑤ 児の眠りが浅く，機嫌が悪いなどで診断される。

　原因は，母親の乳腺の発育不全，乳管閉鎖，乳腺炎，乳首陥没，出産時の異常出血，ストレスなどがあげられる。また，乳児の吸啜力不足や口腔異常による哺乳障害も原因になる。

　母親は授乳について，「母乳が足りているのかが分からない」と，不安を感じることが多い。乳児にとって十分な量の母乳分泌が行われているにもかかわらず，分泌量が不足していると感じてしまう母乳不足感から乳汁分泌が順調に進まない場合もある。授乳回数を増やす，授乳後の採乳で乳房を空にするなど

により徐々に分泌量（泌乳量）は増加する。乳房のマッサージも母乳分泌に効果がある。母親の疲労やストレスは母乳分泌を妨げるため，バランスのよい食事やこまめに休息がとれるような周囲の支援が必須である。

（4）乳　腺　炎

　乳腺炎は授乳期の女性によくみられる乳腺トラブルで，非感染性と感染性がある（図5-2）。非感染性乳腺炎の場合は乳汁うっ滞や乳管閉塞，感染性乳腺炎の場合は黄色・白色ブドウ球菌による感染が主な原因としてあげられる。局所的な発熱が生じ，放っておくと全身の発熱，化膿，膿瘍^{のうよう}に悪化する。冷湿布や乳房マッサージ，抗炎症剤，抗生物質服用によりケアする。

（5）マタニティブルーズと産後うつ

　出産後は，内分泌環境や身体生理機能の変化，不眠や疲労などが原因となり，精神障害のリスクが高まる。マタニティブルーズ（マタニティーブルー）では，軽度の精神不安定により，涙もろさ，頭痛などの症状を示す。ほとんどは一過性で2週間以内に改善されるが，産後うつに移行することがある。

　産後うつは，出産後1，2週間から数か月以内に発症する精神障害で，育児への不安や重圧が原因とされている。気分の落ち込み，情緒不安定などの自律神経症状，食欲の不振または増加，不眠または睡眠過多，疲労感などの症状がみられる。日本での発症率は約10%で，多くの場合，数か月から1年程度で治るが，重症化することもある。産婦人科や精神科との連携による専門的な治療や地域の支援が必要である。

4．授乳期の栄養アセスメント

　母体の身体機能の回復や精神状態の把握のため，出産後間もない女性に対し，産婦健康診査*が実施されている。

（1）身 体 計 測

　分娩直後の体重減少（5～6kg）の他，その後の悪露や授乳（乳汁）による体重減少が生じる。定期的に体重測定を行い，産後の体重の変化をアセスメントする。妊娠により増加した体重は，急激に減らすのではなく，6か月程度で妊娠前に戻すことが望ましい。

（2）臨 床 検 査

　産婦健康診査では，体重，血圧，尿たんぱく，尿糖，子宮復古，悪露，乳房

*産婦健康診査（産婦健診）
出産後間もない時期の産婦を対象とする健康診査のこと。産後うつや新生児への虐待予防などを図る観点から実施されている。母体の身体機能の回復，授乳状況および精神状態が把握される。精神状態では，エジンバラ産後うつ病質問票が使用されている。

の状態をアセスメントし，母親の身体的産後回復の状況を把握する。

　出産直後はヘモグロビン濃度が一時的に減少するが，徐々に妊娠前の値に戻る。しかし，分娩時の出血やその後の悪露による鉄の損失，乳汁産生に伴う鉄の需要増加に伴い，貧血のリスクが高くなる。貧血の診断基準は，血中ヘモグロビン値11g/dL未満，ヘマトクリット値33％未満である。ほとんどは，鉄欠乏性貧血で一過性であり，食事からの鉄補給と母体の身体機能が整うことで改善される。

（3）臨 床 診 査

　母親の年齢や授乳歴，育児環境，精神状態や精神疾患の既往，父親の育児への参加状況，家族や職場などの周囲の支援体制など，多面的に評価する。

（4）食事調査・生活調査

　授乳婦の食事内容は母乳成分に影響を与える（表5-2）。エネルギーや栄養素の過不足はないか，主食・主菜・副菜のそろったバランスのよい食事になっているか，3食規則的に食事がとれているかなど，授乳という行為がもたらす食行動への影響なども含め，調査する。

　喫煙や飲酒など，母親の生活習慣の把握は重要である。母親の喫煙は，プロラクチンの分泌を低下させ母乳分泌を抑制したり，乳幼児突然死症候群のリスクを高めるため，禁煙が原則である。喫煙習慣があった場合，妊娠期の禁煙が継続できているかの確認も必要である。多量のアルコールもプロラクチンの分泌を低下させ母乳分泌を抑制する。また，飲酒後の母乳*からアルコールが検出されることから，注意が必要である。さらに，強い精神的ストレスも母乳の分泌量を減少させる。健康的な生活習慣への支援が必要な時期である。

　多くの薬剤は母乳中に移行する*ため，医師や薬剤師の指示に従う。特に，初乳には薬剤が移行しやすいため，必要に応じて育児用ミルクを利用する。

*飲酒と母乳
一般に，医療機関などでは，飲酒後2時間以内に母乳を飲ませることは控える必要があると指導することが多い。

*母乳への薬剤の移行
薬剤の分子量，脂溶性，pHなどが移行性に関与する。

（5）新生児・乳児の哺乳状況

　母乳分泌が良好な状態であれば，一般的に，生後1か月の間は3時間おき（6～8回/日）に，3か月ごろには4時間おき（5回/日）に授乳する。哺乳時間は15分程度が目安となる。児の体重増加が順調でない場合や授乳時に泣きだしたり不機嫌な場合は，乳汁分泌の不足が考えられる。十分な量の母乳がでない場合は，必要に応じて育児用ミルクを利用する。

5．授乳期の栄養ケア

（1）食事摂取基準

「日本人の食事摂取基準（2020年版）」に基づいた授乳婦の食事摂取基準を示した（巻末付表）。推定エネルギー必要量は，授乳期間の間に妊娠前と比べて余分に摂取すべきと考えられるエネルギー量を付加量として示した。栄養素の推定平均必要量ならびに推奨量は，ナトリウム（食塩相当量），カルシウム，マグネシウムを除き，母乳含有量をもとに付加量を示した。母乳の泌乳量は，離乳開始までの6か月間を母乳のみによって授乳した場合，0.78 L/日とした。

1）推定エネルギー必要量

推定エネルギー必要量は，妊娠前の推定エネルギー必要量と授乳婦のエネルギー付加量の和で求められる。エネルギー付加量は，授乳婦の総エネルギー消費量が妊娠前と同様であること，出産後の体重減少（体組織の分解）によるエネルギー量が得られることを考慮して算定され，350 kcal/日とした。この値は，母乳の泌乳量0.78 L/日ならびにエネルギー含有量663 kcal/L をもとに母乳のエネルギー量を約517 kcal/日とし，体重減少分のエネルギー量173 kcal/日を引いて丸め処理を行い求めた値である。

2）たんぱく質

たんぱく質付加量（推奨量）は，20 g/日とした。母乳の泌乳量0.78 L/日ならびにたんぱく質濃度12.6 g/L をもとに母乳のたんぱく質量を求め，食事性たんぱく質から母乳たんぱく質への変換率を70％とし，推奨量算定係数を1.25として算出した。目標量は，その下限が推奨量以上になるように，授乳期は15～20％エネルギーとした。

3）ビタミン

ビタミンAは，母乳含有量320μgRAE/日を丸めた量を推定平均必要量の付加量とし，この値に推奨量算定係数の1.4を乗じ丸め処理をした450 μgRAE/日を付加量（推奨量）とした。

ビタミンDは，母乳中濃度が測定法により大きく異なる値であったため，非妊娠時の18歳以上の目安量8.5 μg/日を適応した。

ビタミンEは，平成28年国民健康・栄養調査の結果から求めた授乳婦のビタミンE摂取量の中央値を参考に，目安量を7.0 mg/日とした。

ビタミンKは，授乳婦のビタミンK不足に関する報告が見当たらないことから，非妊娠時の目安量150 μg/日を適応した。

ビタミンB_1は，母乳含有量に相対生体利用率60％を考慮して算出した濃度

0.169mg/日に，推奨量換算係数1.2を乗じ，丸め処理をした 0.2mg/日を付加量（推奨量）とした。

　ビタミン B$_2$は，母乳含有量に相対生体利用率60%を考慮して算出した濃度 0.52 mg/日に，推奨量換算係数1.2を乗じ，丸め処理をした 0.6mg/日を付加量（推奨量）とした。

　ナイアシンは，妊婦で増大したトリプトファン－ニコチンアミド転換率が出産後すぐ元に戻ることから，泌乳量のナイアシンを補う付加が必要である。母乳含有量に相対生体利用率60%を考慮して算出した濃度2.6mg/日に，推奨量換算係数1.2を乗じ丸め処理をした3 mgNE/日を付加量（推奨量）とした。

　ビタミン B$_6$は，母乳含有量に相対生体利用率73%を考慮して算出した濃度 0.267 mg/日に，推奨量換算係数1.2を乗じ，丸め処理をした 0.3mg/日を付加量（推奨量）とした。

　ビタミン B$_{12}$は，母乳含有量に相対生体利用率50%を考慮して算出した濃度 0.702 mg/日に，推奨量換算係数1.2を乗じ，丸め処理をした 0.8μg/日を付加量（推奨量）とした。

　葉酸は，母乳含有量に相対生体利用率50%を考慮して算出した濃度84 μg/日に，推奨量換算係数1.2を乗じ，丸め処理をした 100μg/日を付加量（推奨量）とした。

　パントテン酸は，報告データの再計算による結果から得られた中央値を丸め処理をした6mg/日を目安量とした。

　ビオチンは，非授乳期と授乳期のビオチン摂取量の比較がないことから，非妊娠時の目安量50μg/日を適応した。

　ビタミンCは，母乳含有量に相対生体利用率100%を考慮して算出した濃度39mg/日に，推奨量換算係数1.2を乗じ丸め処理をした 45 mg/日を付加量（推奨量）とした。

４）ミネラル

　ナトリウムは，母乳に含まれるナトリウム量は通常の食事で補えることから，付加量の設定は必要ないとした。

　カリウムは，平成28年国民健康・栄養調査の結果から求めた摂取量の中央値がカリウム平衡を維持するのに十分であると考え，通常の食事により補えることから，丸め処理をして目安量を2,200mg/日とした。

　カルシウムは，授乳中は腸管からのカルシウム吸収率が軽度に増加すること，ならびに尿中のカルシウム排泄量が減少することから，付加量は必要ないと判断した。

　マグネシウムは，母乳中に必要なマグネシウムが移行しているが，授乳期と非授乳期との尿中マグネシウム濃度が同じであることから，付加量は必要ない

と判断した。

　リンは，母乳への損失があるにもかかわらず，血清濃度は授乳婦で高値であり，尿中排泄量も減少していることから，非妊娠時と比べて多く摂取する必要はないと考えられた。そのため，平成28年国民健康・栄養調査による授乳婦のリン摂取量の中央値は非妊娠時の目安量800mg/日より高いものの，非妊娠時の目安量を適応した。

　鉄は，母乳含有量に吸収率15％を考慮して算出した濃度1.82mg/日に，推奨量換算係数1.2を乗じ，丸め処理をした2.5mg/日を付加量（推奨量）とした。これは，（授乳中）月経のない場合の推奨量に付加する量である。

　亜鉛は，母乳中の亜鉛濃度が分娩後日数とともに低下することからそれらの代表値で計算した母乳中の濃度を吸収率53％で除し算出した濃度2.96mg/日に，推奨量換算係数1.2を乗じ，丸め処理をした4mg/日を付加量（推奨量）とした。

　銅は，母乳含有量に吸収率55％を考慮して算出した濃度0.496mg/日に，推奨量換算係数1.2を乗じ，丸め処理をした0.6mg/日を付加量（推奨量）とした。

　ヨウ素は，新生児の甲状腺内ヨウ素量の中間値を推定平均必要量の付加量とし，推奨量換算係数1.4を乗じ，丸め処理をした140μg/日を推奨量の付加量とした。

　セレンは，母乳含有量に吸収率90％を考慮して算出した濃度14.7μg/日に，推奨量換算係数1.2を乗じ，丸め処理をした20μg/日を付加量（推奨量）とした。

　モリブデンは，母乳含有量に吸収率93％を考慮して算出した濃度2.52μg/日に，推奨量換算係数1.3を乗じ，丸め処理をした3μg/日を付加量（推奨量）とした。

（2）多領域との連携による支援

　分娩や授乳による疲労が軽減でき，心身共に穏やかな環境で育児に専念できるよう周囲からのサポートが必要である。市町村保健センター，子育て世代包括支援センター，児童相談所，福祉事務所などの社会資源を利用し，母子の健康状態が維持できるよう積極的かつ包括的に支援する。

1）出産後のケア

　分娩後24時間は，母体の疲労が回復するまでの休息が必要で，安静にして十分な睡眠をとれるようサポートする。分娩後1週間は，発汗しやすく乳汁や悪露などで体が汚れやすいので，全身や局所を清潔に保つ。母乳で育児を行う場合は，乳房マッサージや乳頭の手入れを行う。出産後は，適正な食事や身体活動により過体重や肥満にならないようケアする。

　母体の回復に加え，乳児への母乳栄養または人工栄養の環境整備が重要な時

期でもあり，母子の健康状態や環境因子，社会的サポートなどを考慮した栄養ケアが必要となる。母親のQOL向上に活用できる社会資源として，保健施設や社会福祉施設などがあり，さらに保育制度（家庭的保育事業）ママや赤ちゃん110番などを設置している市町村もある。

２）授乳の支援

授乳期の児への栄養*方法には母乳栄養，育児用ミルク*を用いる人工栄養，母乳栄養や人工栄養を合わせた混合栄養がある。

平成27年度乳幼児栄養調査（厚生労働省）によると，児を母乳で育てたいと考える妊娠期の母親は9割を超える。母乳育児は年々増加し，3か月児の母乳栄養の割合は50％に達している。母乳栄養を無理せず自然に実践できるよう，妊娠中から家族や周囲の支援が必要である。1970年代，ダイオキシン*などの環境汚染と食物連鎖の問題が指摘され，母乳栄養の是非が論じられた時期があったが，その後，様々な方面からの情報公開や対策が講じられている。環境汚染への曝露は事前に避けることができ，母乳栄養を避ける決定的な理由にはならない。母乳のメリットは極めて大きく，正確な情報に基づく行動が望まれる。

一方，母乳栄養を望んでいても，人工栄養や混合栄養になるケースも多い。母乳保育への社会的な圧力も散見される。母乳が不足している母親や人工栄養を選択せざるを得ない母親が感じるストレスへの配慮が求められる。どのような哺乳方法であったとしても，周囲や社会の理解のもと，授乳を通じて健やかな親子関係づくりが築けるように支援を行う（図5-3）。

母乳栄養支援のため，WHO/UNICEFが共同勧告として「母乳育児成功のための10箇条」*（2018年改訂版）を発表している（表5-3）。時代の変化に伴う食環境の変化や様々な国や地域の状況を考慮したものである。日本の現状に合わせながら，母乳育児の推進に活用したい。

「授乳・離乳の支援ガイド（改定版）」（厚生労働省，2019年）では，母乳の場合や育児用ミルクを用いる場合について，妊娠期から離乳への移行の段階まで授乳等の支援の要点が示された（表5-4）。

*授乳期の児への栄養
母乳栄養，人工栄養，混合栄養の詳細は，第6章新生児期・乳児期の栄養管理を参照。

*育児用ミルク（育児用調製）
牛乳の成分を新生児・乳児の育児用に調製したもの。母乳の組成に近づけ，さらに栄養成分を強化，置換，除去を行っている。健康増進法では，特別用途食品の「乳児用調製粉乳」「乳児用調製液状乳」に分類されている。

*ダイオキシン
ものを焼却するときにでる副産物である。日本在住の母親を対象とした，1998～2015年間の母乳中のダイオキシン濃度は，1998年から年々減少し，2010年以降は低い水準で横ばい状態となっている。

*母乳育児成功のための10箇条
WHO/UNICEFは，1989年の発表後，時代の変化に伴う食環境の変化や様々な国や地域の状況を考慮して2018年に改訂版を発表した。

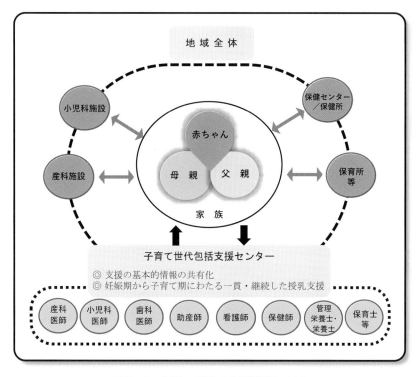

図 5-3　授乳・離乳の支援推進に向けて

表 5-3　母乳育児成功のための10のステップ

重要な管理方法
1a. 母乳代替品のマーケティングに関する国際規約及び関連する世界保健総会の決議を確実に遵守する。
1b. 定期的にスタッフや両親に伝達するため，乳児の授乳に関する方針を文書にする。
1c. 継続的なモニタリングとデータマネジメントのためのシステムを構築する。
2．スタッフが母乳育児を支援するための十分な知識，能力，技術を持っていることを担保する。
臨床における主要な実践
3．妊婦やその家族と母乳育児の重要性や実践方法について話し合う。
4．出産後できるだけすぐに，直接かつ妨げられない肌と肌の触れ合いができるようにし，母乳育児を始められるよう母親を支援する。
5．母乳育児の開始と継続，そしてよくある困難に対処できるように母親を支援する。
6．新生児に対して，医療目的の場合を除いて，母乳以外には食べ物や液体を与えてはいけない。
7．母親と乳児が一緒にいられ，24時間同室で過ごすことができるようにする。
8．母親が乳児の授乳に関する合図を認識し，応答出来るよう母親を支援する。
9．母親に哺乳瓶やその乳首，おしゃぶりの利用やリスクについて助言すること。
10．両親と乳児が，継続的な支援やケアをタイムリーに受けることができるよう，退院時に調整すること。

WHO/UNICEF「IMPEMENTATION GUIDANCE Protecting, promoting and supporting Breastfeeding in facilites providing maternity and newborn services : the revised BABY-FRIENDLY HOSPITAL INLTIATIVE」
（厚生労働省：授乳・離乳の支援ガイド，母乳育児成功のための10か条（2018年改訂版）2019.）

表5-4　授乳等の支援ポイント

※混合栄養の場合は母乳の場合と育児用ミルクの場合の両方を参考にする。

	母乳の場合	育児用ミルクを用いる場合
妊娠期	・母子にとって母乳は基本であり，母乳で育てたいと思っている人が無理せず自然に実現できるよう，妊娠中から支援を行う。 ・妊婦やその家族に対して，具体的な授乳方法や母乳（育児）の利点等について，両親学級や妊婦健康診査等の機会を通じて情報提供を行う。 ・母親の疾患や感染症，薬の使用，子どもの状態，母乳の分泌状況等の様々な理由から育児用ミルクを選択する母親に対しては，十分な情報提供の上，その決定を尊重するとともに，母親の心の状態に十分に配慮した支援を行う。 ・妊婦及び授乳中の母親の食生活は，母子の健康状態や乳汁分泌に関連があるため，食事のバランスや禁煙等の生活全般に関する配慮事項を示した「妊産婦のための食生活指針」を踏まえた支援を行う。	
授乳の開始から授乳のリズムの確立まで	・特に出産後から退院までの間は母親と子どもが終日，一緒にいられるように支援する。 ・子どもが欲しがるとき，母親が飲ませたいときには，いつでも授乳できるように支援する。 ・母親と子どもの状態を把握するとともに，母親の気持ちや感情を受けとめ，あせらず授乳のリズムを確立できるよう支援する。 ・子どもの発育は出生体重や出生週数，栄養方法，子どもの状態によって変わってくるため，乳幼児身体発育曲線を用い，これまでの発育経過を踏まえるとともに，授乳回数や授乳量，排尿排便の回数や機嫌等の子どもの状態に応じた支援を行う。 ・できるだけ静かな環境で，適切な子どもの抱き方で，目と目を合わせて，優しく声をかける等授乳時の関わりについて支援を行う。 ・父親や家族等による授乳への支援が，母親に過度の負担を与えることのないよう，父親や家族等への情報提供を行う。 ・体重増加不良等への専門的支援，子育て世代包括支援センター等をはじめとする困った時に相談できる場所の紹介や仲間づくり，産後ケア事業等の母子保健事業等を活用し，きめ細かな支援を行うことも考えられる。	
	・出産後はできるだけ早く，母子がふれあって母乳を飲めるように支援する。 ・子どもが欲しがるサインや，授乳時の抱き方，乳房の含ませ方等について伝え，適切に授乳できるよう支援する。 ・母乳が足りているか等の不安がある場合は，子どもの体重や授乳状況等を把握するとともに，母親の不安を受け止めながら，自信をもって母乳を与えることができるよう支援する。	・授乳を通して，母子・親子のスキンシップが図られるよう，しっかり抱いて，優しく声かけを行う等暖かいふれあいを重視した支援を行う。 ・子どもの欲しがるサインや，授乳時の抱き方，哺乳瓶の乳首の含ませ方等について伝え，適切に授乳できるよう支援する。 ・育児用ミルクの使用方法や飲み残しの取扱等について，安全に使用できるよう支援する。
授乳の進行	・母親等と子どもの状態を把握しながらあせらず授乳のリズムを確立できるよう支援する。 ・授乳のリズムの確立以降も，母親等がこれまで実践してきた授乳・育児が継続できるように支援する。	
	・母乳育児を継続するために，母乳不足感や体重増加不良などへの専門的支援，困った時に相談できる母子保健事業の紹介や仲間づくり等，社会全体で支援できるようにする。	・授乳量は，子どもによって授乳量は異なるので，回数よりも1日に飲む量を中心に考えるようにする。そのため，育児用ミルクの授乳では，1日の目安量に達しなくても子どもが元気で，体重が増えているならば心配はない。 ・授乳量や体重増加不良などへの専門的支援，困った時に相談できる母子保健事業の紹介や仲間づくり等，社会全体で支援できるようにする。
離乳への移行	・いつまで乳汁を継続することが適切かに関しては，母親等の考えを尊重して支援を進める。 ・母親等が子どもの状態や自らの状態から，授乳を継続するのか，終了するのかを判断できるように情報提供を心がける。	

（厚生労働省：授乳・離乳の支援ガイド，2019.）

┌─ コ ラ ム　インターネットなどで販売される母乳に関する注意喚起 ─┐

　厚生労働省は，「インターネットなどで販売される母乳に関する注意喚起の依頼について」（平成27年7月3日付）として，インターネットなどで販売される母乳のリスクについて，保健指導の機会や自治体の広報誌などで広く注意喚起を促す通知を発表した。既往歴や搾乳方法，保管方法等の衛生管理の状況が不明な第三者の母乳には，病原体や医薬品等の化学物質が含まれていたり，衛生面でのリスクがあるからである。さらに，平成28年9月30日「インターネット等で販売される母乳に関する注意喚起の再周知について」では，次の例文2つの活用と引き続きの注意喚起を示している。

　例文1：赤ちゃんには，母乳が基本です。しかし，子どもの健やかな発育・発達のためには，いたずらに母乳だけにこだわらず，必要に応じて，育児用ミルクを使うことも大切です。

　例文2：インターネット等で販売される母乳は，提供した母親がかかっている病気の状況や搾乳方法，保管方法等の衛生管理の状況が分かりません。そのため，乳幼児に飲ませると，病原体や医薬品等の化学物質等が母乳中に存在していた場合，乳幼児の健康を害するおそれがあります。

●参 考 文 献●

・厚生労働省：授乳・離乳の支援ガイド（2019年改定版），2019.
・五関正江，小林三智子編：三訂応用栄養学実習−ケーススタディで学ぶ栄養マネジメント−，建帛社，2017.
・木村修一，古野純典 訳監：最新栄養学　第10版，建帛社，2010.

第6章

新生児期・乳児期の栄養管理

1. 新生児期・乳児期の身体的・生理的特徴

表6-1　新生児分類

出生体重	2,500g 未満	低出生体重児
	2,500g 以上4,000g 未満	正出生体重児
	4,000g 以上	高出生体重児（巨大児）
在胎週数	37週未満	早産児
	37週以上42週未満	正期産児
	42週以上	過期産児

※この他，在胎週数に応じた身体の大きさによる分類もある

　出生から生後1歳未満を乳児期とよび，このうち，生後4週間未満を新生児期という。新生児は出生体重や在胎週数によって表6-1のように整理でき，栄養を考える際は，低出生体重児や早産児では別の配慮が必要となる。乳児期は心身の発育が最も著しい時期であり，食事形態からは，主に乳汁を栄養源とする乳汁期と，食物からも栄養を摂るようになる離乳期に分類される。

（1）呼吸器系・循環器系の適応

　出生後は，胎児として依存していた母体の胎内環境から独立し，胎外環境に適応すべく，劇的な生理的変化が生じる。

　胎児期には，胎盤や臍帯を介してガス交換を行うため，肺は呼吸機能を果たしていないが，出産時に産道を通過する際に加わる圧力や産声をあげる圧力によって，肺呼吸が開始する。肺が拡張することで肺血流量が増加し，胎児循環*から成人と同様の循環動態へと切り替わる。これらの変化に伴い，肺循環と体循環が完全に分離し，消化管への血流も増加する。

*胎児循環
胎盤や臍帯を通して母体の血液から酸素を取り込み，二酸化炭素を排出することをいう。

　新生児は，肺の容量が小さく，1回の換気量と心拍出量が少ないため，成人と比較して呼吸数と心拍数が多い。また，新生児期・乳児期を通して，鼻孔を介した腹式呼吸が主である。したがって，授乳時には，腹部の圧迫や，鼻をふさぐことがないよう注意が必要である。

（2）体水分量と生理的体重減少

　体水分量は，新生児では体重あたり約80％，乳児では約70％を占めており，成人（約60％）と比べて多い。特に，出生後間もない新生児ほど，組織間液や血漿などからなる細胞外液の占める割合が高い。新生児や乳児は，腎機能が未熟であることに加え，体重あたりの体表面積が成人の2～3倍と大きく，皮膚

の角質が薄いなどにより不感蒸泄が多くなることから，水分保持能力が低い。そのため，体水分量が減少しやすく，脱水を起こしやすい。

　生後3～4日間に出生時の5～10％の体重減少が認められることを**生理的体重減少**という。これは，**細胞外液の減少や不感蒸泄の増加，胎便**＊や尿の排泄によって，水分損失量が哺乳による水分摂取量を上回ることで生じる一時的な体重減少であり，哺乳量の増加に伴い，7～10日程度で出生時の体重に戻る。

（3）腎機能の未熟性

　月齢の低い乳児ほど腎機能は未熟であり，体表面積あたりの糸球体濾過率や尿濃縮能が低い。そのため，体重あたりの尿量が多く，水分や電解質，酸塩基平衡を維持する能力が未熟であることから，適切な水分補給を行わないと容易に**脱水や浮腫**をきたし，電解質バランスが崩れる。特に，発熱や下痢，高温環境下では，成人と比べて脱水をきたす危険性が高いため，注意が必要である。新生児，乳児ともに随意的な排尿ができないため，頻回に排尿する。

（4）体温調節の未熟性

　新生児や乳児は，**体温調節機構が未熟**なため，体温調節可能な温度域が狭い。また，環境温度との絶縁機能を果たす皮下脂肪が不十分であることから，周囲の環境温度の影響を受けやすい。そのため，養育者が体温調節のコントロールに留意する必要がある。

　体温調節の均衡は，**熱産生**＊と**熱損失**＊のバランスによって保たれる。新生児は，成人のように寒冷な環境でのふるえによる熱産生は行うことができない。一方，肩甲骨や腎臓周辺に多く分布している褐色脂肪組織の分解による熱産生を行うことができるが，その産生熱量は限られている。乳児期以降になると，ふるえによる熱産生が可能になる。新生児や乳児は，成人と比べて体重あたりの体表面積が大きく，皮下組織が薄いため，体温が低下しやすい。特に周囲の環境に対して熱が奪われる輻射による熱損失に注意が必要である。

（5）新生児期・乳児期の発育

1）体　　格

　乳児期は，発育が最も著しい時期である。出生時の身長は約50cmであり，生後1年で1.5倍の約75cmになる。また，体重は約3kgであり，生後3か月で2倍の約6kg，生後1年で3倍の約9kgになる。出生時の胸囲は約32cmと頭囲（約33cm）より小さいが，生後1年でほぼ同じ周囲長となり，その後は健康や栄養状態に問題がなければ，胸囲の成長が頭囲を上回る。頭囲の成長は頭蓋骨の成長や中枢神経系の発達を表しており，胸囲の成長は栄養状態との

＊胎便
生後2日間くらいにみられる黒緑色の便。胎内で飲み込んだ羊水や腸の上皮細胞，胆汁色素などが含まれる。乳汁を飲むことによって，普通便になる。

＊熱産生
①代謝過程で発生するもの，②随意的な筋肉運動に伴って発生するもの，③ふるえなど不随意な筋肉運動に伴って発生するもの，④褐色脂肪組織の分解に伴うものの4つの熱産生機構がある。

＊熱損失
①周囲の環境に熱が奪われる「輻射」，②空気に熱を奪われる「対流」，③接触しているものに熱を奪われる「伝熱」，④不感蒸泄などにより熱が奪われる「蒸散」の4つの熱損失機構がある。

関連が強く，頭囲と胸囲のバランスは正常な発育の目安として重要である。

２）骨　格　系

出生直後は頭蓋の**小泉門**と**大泉門***が開いているが，小泉門は生後6か月前後，大泉門は生後1歳〜1歳半前後に**閉鎖**する。これらは，乳児の健康問題における重要な観察点の一つであり，大泉門の閉鎖遅延時にはくる病，陥没が認められた場合には脱水症を疑う。

３）生　　歯

乳歯の萌出の順序や時期には個人差が大きいが，**生後7〜8か月ごろから生え始め**，3歳前後には上下20本の乳歯が生えそろう。おおよその乳歯数は，〔乳歯数（本）＝月齢－6〕で求められる。

４）免　疫　系

新生児の免疫機能は，**自然免疫**と，胎児期に胎盤から移行してきた母体由来の免疫グロブリン IgG の働きによる**獲得免疫**によって行われる。免疫グロブリンの本格的な産生は出生後に始まり，主たる免疫グロブリンである IgG 産生は生後3〜4か月ごろから盛んになる。しかし，母体由来の IgG の減少に乳児の IgG 産生能力が追いつけず，血中 IgG 値は生後3〜4か月で最低値になる。また，腸管の局所免疫の最前線で働く IgA を乳児自身が産生するのは生後3か月前後である。したがって，分娩後3〜5日に分泌され，分泌型 IgA を多く含む初乳の果たす役割は大きく，**生理的免疫不全状態**になる生後3か月ごろの感染には十分な注意が必要である。

出生直後の新生児の腸内は**無菌状態**であるが，その後，細菌が繁殖し，腸管免疫制御にかかわる腸内細菌叢*が形成される。乳児期は，腸内細菌叢がまだ不安定なため，細菌感染に対する抵抗力が弱い。例えば，土壌細菌である**ボツリヌス菌**の芽胞摂取により，腸管内で菌が増殖し，産生された毒素が吸収されると，便秘に引き続き，筋力低下に伴う脱力，哺乳力の低下，泣き声が小さくなるなどの神経症状が出現する。したがって，1歳未満の乳児には，ボツリヌス菌の芽胞による汚染の可能性がある食品（はちみつ等）を与えてはいけない。

５）神　経　系

スキャモンの発育曲線（図3-4）に示されるように，神経型の発育は乳幼児期に著しく，幼児期にはほとんど完成する。新生児の脳の神経細胞数はすでに成人と同数になっているが，神経回路網は未成熟であり，様々な刺激を受けることで神経細胞の突起が分岐し，脳神経細胞間のネットワーク形成や刺激伝達の制御機構が発達する。それに伴い，脳重量も増加する。大脳の機能が未熟な新生児期から乳児期のはじめは，脳の第一中枢である橋や延髄等の脳幹部の働きにより哺乳機能がコントロールされているが，第二中枢である大脳皮質が発達するにつれて，自らの意思で哺乳や摂食を行うことができるようになる。

***大泉門**
前頭部に存在する前頭骨と頭頂骨の継ぎ目の部分をさす。出生時は頭蓋の縫合が不完全で開いており，この隙間を利用して骨と骨が重なり合うことで，頭が小さくなり，狭い産道を通過する。

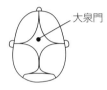
大泉門

***腸内細菌叢**
母乳栄養児ではビフィズス菌が優勢である。一方，人工栄養児では大腸菌が占める割合が高い。離乳期以降は，母乳栄養児でも大腸菌が優勢になる。

６）精神・運動機能

　乳児期には精神・運動機能がめざましく発達する。授乳場面で繰り返される母子間の良質なやりとりは，乳児の感情や自我などの精神機能の発達を促進するだけでなく，親子の信頼関係の構築にもつながる。また，離乳食の摂取によって五感が刺激されると，大脳の発達が促され，精神・運動機能の発達が助長される。特に，自身の欲求に基づいた手づかみ食べや，離乳の進行に従い，家族とともに食卓を囲むことで精神発達が促される。

　運動機能の発達の速度においては個人差が大きいが，発達の順序には方向性がある。運動機能の発達に伴い，**粗大運動***から**微細運動***ができるようになる。生後３〜４か月で首がすわり，自分の手を口へ持っていく動作がみられ，生後７〜８か月になると座ることができるようになる。

　大脳の成熟や筋肉の発達に伴い，味覚の発達，食べ物を噛む，飲み込む能力や食具を持つ動作を身につけることなどが可能になる。そのため，離乳食をすすめる際は精神・運動発達の評価が重要である。

*粗大運動と微細運動
粗大運動は全身を使った体の重心の移動にかかわる大きな運動をさし，微細運動は手元の細かい協調運動をさす。

（6）摂食・消化管機能の発達

１）哺乳機能・摂食機能

　ヒトの栄養摂取機能には**哺乳機能**と**摂食機能**の２つがあり，出生後，乳児期から幼児期にかけて発達し，獲得していく。摂食機能の獲得には臨界期があるため，適切な時期に適切な過程を経験させることが重要である。

　a．哺乳機能　　出生直後の新生児の口腔形態*は，口蓋にみられる吸啜窩（きゅうせつこう）や頬粘膜にあるビシャの脂肪床など，乳首を安定させるために特徴的な形をしている。新生児には，乳汁を摂取するための能力が備わっており，一連の哺乳行動は表6-2に示した**哺乳反射（原始反射）**によって不随意運動として行われる。また，生後３か月ごろまでは，固形物を入れると舌で押し出す**舌挺出（ぜっていしゅつ）反射**がみられる。これらは哺乳するのには好都合であるが，固形物の取り込みや咀嚼には不都合である。

　個人差はあるが，生後３〜４か月ごろまでは原始反射による哺乳を行うため，乳汁の飲み過ぎによる嘔吐（吐乳）や，胃から乳汁が流れ出る**溢乳（いつにゅう）**がみられるが，その後は**随意的な哺乳（自律授乳）**へと変化し，哺乳量が調節でき

*新生児の口腔形態
吸啜窩とよばれる口蓋中央部の深い窪み，ビシャの脂肪床とよばれる頬部内面の脂肪組織による膨らみがあり，乳首を固定して口腔内を閉鎖腔とし，効率のよい乳汁摂取を可能にしている。

表6-2　哺乳反射

探索反射	頬や口唇の付近に触れた物を口の中に取り込もうとする
口唇（捕捉）反射	頬や口唇の付近に触れた物の方を向いて唇と舌でくわえようとする
吸啜反射	口の中に乳首に似た棒状の物が入ると舌で巻き込んで吸う
嚥下反射	口の中に流れ込んだ液体（乳汁）を飲み込む

るようになる。この時期は，乳首をくわえたまま口唇・顎を閉じることなく，呼吸を止めずに乳汁を嚥下することが可能であり，これを**乳児型嚥下**とよぶ。生後5〜7か月ごろには探索反射や吸啜反射が徐々に消失していく。また，成長に伴い吸啜窩が小さくなり，副歯槽堤がなくなるため，口腔内が広くなる。これらの哺乳反射の減弱や口腔形態の変化は，固形物が食べられるようになるための発達であり，離乳開始の目安となる。

＊**成人型嚥下**
成熟型嚥下。上下顎の歯が咬合し，舌尖は口蓋に接触し，上顎切歯の上後方に位置する嚥下方法をさす。

b. 摂食機能　生後5〜6か月で離乳を開始した後は，まず，口唇を閉鎖した嚥下（**成人型嚥下**＊）と，スプーンにのった食物を上唇を下ろしながら下顎の1回の開閉運動によって口腔内に摂り込む**捕食機能**を獲得する。生後7〜8か月ごろには，舌前方部と口蓋で捕食した食物を押しつぶす動きができるようになる。生後9〜11か月ごろになると，舌と口蓋でつぶせない食物を歯槽堤の側方部ですりつぶしてから唾液と混ぜるようになり，咀嚼運動の基礎となる動きを獲得する。この時期はまだ乳臼歯（奥歯）が萌出していないため，すりつぶしの運動が認められたとしても，繊維質のものや薄い葉物は処理できないことから，食物の物性には注意を要する。切歯（前歯）が生えそろってくると，自食への準備として玩具などの食物以外のものを噛む遊びが多くなる。生後9か月ごろから手づかみ食べが開始し，徐々に前歯でかじりとることを覚え，ひと口量を学習する。なお，**咀嚼機能**は，乳臼歯の萌出が開始する生後1歳半前後から乳歯列の完成する3歳ごろまでに獲得される。

2）消化管機能

成人の腸管の長さは身長の約4.5倍なのに対し，乳児では約10倍と比率が大きい。新生児や乳児の食道ならびに胃の噴門部の括約筋は未発達であり，胃の容量は新生児で50mL，生後3か月児で170mL，1歳児で460mL程度と成人（1,300mL程度）に比べて少ない。したがって，1回の哺乳量は低月齢の乳児ほど少ない。また，胃の形＊は円柱状（とっくり型）であるため，特に月齢の低い乳児では**胃食道逆流現象**が起こりやすく，溢乳や嘔吐を起こしやすい。そのため，授乳後は乳汁と一緒に飲んだ空気を排気させることが必要である。

一般的に，新生児や乳児では，消化液の分泌量や消化酵素の含有量は少ないが，生後1年の間に急速に成人に近づくといわれている。

＊**胃の形**
〈成人の胃〉
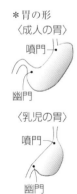
噴門
幽門
〈乳児の胃〉
噴門
幽門

a. 炭水化物　出生直後は，乳汁による栄養摂取となるため，乳糖分解酵素であるラクターゼ活性が最大となり，離乳の完了後に低下する。また，新生児は唾液腺が未熟なため，唾液分泌量が少なく，アミラーゼ（プチアリン）含有量もわずかであるが，離乳の開始に伴い，でんぷん摂取量が増加すると，アミラーゼ活性が著しく増え，同時に唾液分泌量が急速に増す。膵アミラーゼも離乳期以降に分泌量が急増する。

b. 脂質　新生児や乳児では，膵リパーゼの作用が弱く，胆汁酸の分泌な

ども未熟であるため，脂質の消化・吸収は不十分である。これを補うべく，乳児の胃液中のリパーゼ活性は，成人と比較し高くなっている。また，母乳栄養児では，母乳に含まれているリパーゼによって，わずかな胆汁酸の存在下においても脂質の分解が行われる。

　c．たんぱく質　　胃に流入した乳汁は，凝固してから分解される。出生直後は膵液に含まれるトリプシン活性が低い。また，胃液の分泌量も少ないが，レンニンとよばれる凝乳酵素によって母乳や人工乳のカゼインが凝固することでカード（curd：凝塊）が形成されるため，ペプシンによる分解を受けやすくなる。母乳では細かくやわらかなソフトカードが形成されるが，牛乳で形成されるのは粗くて大きく固いハードカードであり，消化性が悪い。乳汁の胃内滞留時間は母乳で２〜３時間，牛乳で３〜４時間であり，人工乳はその中間くらいである。

２．新生児期・乳児期のライフスタイルの特徴と食生活

栄養補給法

１）乳汁期の栄養

　乳汁が主体となる栄養補給方法を**乳汁栄養**という。乳汁栄養法は，母乳での栄養補給を**母乳栄養**，母乳以外の乳汁（主に母乳代替品である乳児用調製乳）の栄養補給を人工栄養，両者を併用する**混合栄養**の３つに分類される。

　a．**母乳栄養**　　乳児にとって最も自然で理想的な栄養法であることから，UNICEF/WHO は，母乳栄養推進のため，出産後できるだけすぐの授乳開始をすすめている。母乳栄養の利点を表６-３に示す。母乳はビタミン K やビタミン D，鉄などの含有量が少ないことから，これらの栄養素の不足には注意する。乳児が乳汁を欲する時に欲するだけ与えるという自律授乳が基本である。授乳リズムが確立*するのは，生後６〜８週以降である。１回の**哺乳時間**は15分程度であり，最初の５分で全体の約60％，次の５分で30％，最後の５分

*授乳リズムの確立
子どもが成長するにつれて，授乳の間隔や回数，量が安定してくることをいう。

表６-３　母乳栄養の利点

乳児にとっての利点 👶	母親にとっての利点 👩
・最適な栄養素の組成で代謝負担が少ない ・感染防御因子を含む（特に初乳） ・母子相互作用が高まる ・乳幼児突然死症候群のリスクが低下する ・生活習慣病の発症リスクが低下する	・産後の母体の回復が促進される ・経済的である ・調乳の手間がかからない ・一部の疾患（乳がんや2型糖尿病など）の発症リスクが低下する

*乳児用調製粉乳
牛乳を原料とし，母乳の成分に近づけるとともに母乳では不足しがちな栄養素を強化した粉乳である。「特別用途食品」の乳児用食品に指定されており，20の含有成分について許可基準が設定されている。

*乳児用調製液状乳
(乳児用液体ミルク)
液状の人工乳を容器に密封したものである。平成30年8月より製造・販売が可能になり，「特別用途食品」における乳児用液体ミルクの許可基準等が設定されている。常温保存が可能で，調乳の手間を省くことができるため，災害時の備えや育児負担軽減のための活用が期待される。

*冷凍母乳
搾乳した母乳をフリーザーパックなどに入れて冷凍したもの。適切な温度や期間で保管した場合，栄養成分や免疫物質の変化はほとんどみられない。家庭用の冷凍庫では2週間程度の保存が可能である。免疫物質の破壊を防ぐため，解凍時に熱湯や電子レンジは使用せず，自然解凍か流水解凍を行い，体温程度に温めてから授乳する。

で残りの10%を哺乳するという目安である。哺乳量は着衣のまま授乳前後に体重測定を行い，その差によって求められるが，1回あたりの授乳量は，〔(120〜130)＋月齢×10〕mLと概算できる。母乳は日数経過とともに色や質が変化することが知られている。分娩後数日間は初乳が分泌される。その後，移行乳を経て，分娩後約10日以降に成乳（成熟乳）となり，成分が安定する。

b．人工栄養　乳児の吸啜力不足や代謝性疾患，母親の病気や服薬による授乳禁忌の場合など，母乳栄養を行えない際に人工栄養が適用される。母乳代替品である育児用ミルク（乳児用調製粉乳*や乳児用調製液状乳*）を与える場合と，治療を目的とした特殊ミルクを与える場合がある。授乳量と授乳回数（間隔）の目安は，新生児で80〜120mL×7〜8回（2時間〜2時間半），生後1〜3か月児で120〜200mL×6回（3時間），生後4〜5か月児では200mL×5回（4時間）である。乳児の月齢や吸啜力に応じて，乳首や哺乳瓶を選択する。調乳の3原則，① 単品調乳（粉乳以外に何も添加しない），② 単一処方（月齢に関係なく同一濃度で調乳する），③ 自律授乳（乳児の食欲に合わせた授乳量にする）にそって調乳を行う。また，乳児用調製粉乳は，製造過程で*Enterobacter sakazakii*などの菌に汚染されている可能性があるため，「乳児用調製粉乳の安全な調乳，保存および取扱いに関するガイドライン」に従って衛生的に調乳を行う。すなわち，乳児に対する無菌操作法を用いた調乳を行う場合，70℃以上の湯を用い，調乳後2時間以内に使用しなかったものは廃棄する。授乳時は必ず乳児を抱き，ミルクがぽたぽた落ちる程度に哺乳瓶を傾け，乳首に空気が入らないようにミルクで満たしてから，哺乳瓶の乳首を十分に含ませる。授乳時間は15分程度が望ましいとされている。

c．混合栄養　母乳の不足を補うために行われる方法である。毎回授乳の際に母乳を与え，不足分を育児用ミルクで補う方法と，1日の哺乳のうち何回かを母乳で行い，残りの回数は育児用ミルクを与える方法などがある。母乳分泌を維持するため，できるだけ頻繁に乳児に吸啜させるようにする。最近は，出産後の母親の就労復帰に伴う混合栄養も増えてきている。そのような場合でも，可能であれば，朝と夜に十分な母乳を与え，日中はあらかじめ搾乳し冷凍保存した冷凍母乳*を保育者が温めて与えるようにする。

2）離乳期の栄養

離乳とは，成長に伴い，母乳または育児用ミルクなどの乳汁だけでは不足してくるエネルギーや栄養素を補完するために，乳汁から幼児食に移行する過程である。その時に与えられる食事を離乳食という。乳児の発達過程に合わせた離乳食によって，摂食機能を獲得することができ，摂食行動は次第に自立へと向かっていく。

a．離乳の必要性　栄養補給法にかかわらず，乳汁のみで順調な発育を示

すのは生後 5 ～ 6 か月ごろまでである。また，この時期になると，胎児期に蓄えられた貯蔵鉄などが使い果たされ，母親の母乳分泌量は減少する。したがって，栄養補給のために適切な時期に離乳食を開始することが重要である。その他，離乳の必要性と役割を表 6 - 4 に示す。

表 6 - 4　離乳の必要性と役割

栄 養 補 給	離乳食によって乳汁では不足するエネルギー，たんぱく質，鉄などを補う
消化機能の発達	離乳食摂取により，消化液の分泌量が増加し，消化酵素が活性化する
摂食機能の発達	離乳食摂取により，捕食機能と咀嚼運動の基礎となる動きを獲得する
精神発達の助長	乳汁とは異なる離乳食の味，におい，触感などが五感を刺激する
食習慣の確立	離乳食を摂取することで味覚が育つだけでなく，生活リズムも整う

　　b．離乳の開始　　なめらかにすりつぶした状態の食物を初めて与えた時を離乳の開始*という。乳児の発達状況の目安として，首のすわりがしっかりして寝返りができる，5 秒以上座れる，スプーンなどを口に入れても舌で押し出すことが少なくなる（哺乳反射の減弱），食べ物に興味を示すなどがあげられる。時期の目安は，生後 5 ～ 6 か月ごろである。授乳の時刻に合わせて離乳食を与える。

　　c．離乳の進行　　離乳のすすめ方の目安を表 6 - 5 に示した。乳児の食欲，摂食行動，成長・発達パターンあるいは地域の食文化，家庭の食文化などを考慮した無理のないすすめ方とし，個々の発育の状況に応じて食品の量や種類，献立や調理の形態を調整する。離乳の目標は，① 規則的に食事を摂ることで生活リズムを整えること，② 食べる意欲を育むこと，③ 食べる楽しさを体験していくことであり，食育の観点も含めて離乳食をすすめていく。

　　離乳初期は，離乳食を飲み込むことや，離乳食の舌ざわりや味に慣れることが主な目的である。開始当初は上半身を起こした状態で少し後ろに傾けるように抱き，1 人で座れるようになったら，足底が床か椅子の補助版につく安定した姿勢をとらせてから離乳食を与える。食べさせる時は，離乳食用のスプーン*を下唇にのせ，上唇が閉じるのを待つようにする。スプーンを口の奥に入れる，食物を上あごにこすりつけるような食べさせ方をすると，丸飲みや口呼吸の原因になるため注意する。

　　d．離乳の完了　　形のある食物を噛みつぶすことができるようになり，エネルギーや栄養素の大部分を母乳または育児用ミルク以外の食物から摂取できるようになった状態を離乳の完了という。時期の目安は，生後 12 ～ 18 か月ごろである。母乳は，離乳完了期以降でも無理にやめる必要はない。現在は大人の都合で母乳をやめる断乳ではなく，母子のスキンシップなどの観点から，子どもが自発的に母乳を飲むことをやめる卒乳が推奨されている。

*離乳の開始
離乳開始前に果汁を与えることについて栄養学的な意義は認められていない。離乳食を開始する前の離乳準備食は不要であり，スプーンなどの使用は，離乳の開始以降でよい。

*離乳食用のスプーン
食事介助者が乳児に離乳食を与える際に用いるフィーディングスプーンとして，まずは食物を取り込みやすいよう平らなものを用い，口唇での食物の取り込みが上手になってからボウル部が深く丸み（くぼみ）のあるものを用いる。スプーンの幅は，乳児の口角距離の 2/3 程度のものがよい。

表6-5　離乳のすすめ方の目安

	離乳の開始 -- ▶ 離乳の完了			
	以下に示す事項は，あくまでも目安であり，子どもの食欲や成長・発達の状況に応じて調整する			
	離乳初期 生後5～6か月ごろ	離乳中期 生後7～8か月ごろ	離乳後期 生後9～11か月ごろ	離乳完了期 生後12～18か月ごろ
食べ方の目安	○子どもの様子をみながら，1日1回1さじずつ始める。 ○母乳や育児用ミルクは飲みたいだけ与える。	○1日2回食で，食事のリズムをつけていく。 ○いろいろな味や舌ざわりを楽しめるように食品の種類を増やしていく。	○食事のリズムを大切に，1日3回食に進めていく。 ○共食を通じて食の楽しい体験を積み重ねる。	○1日3回の食事リズムを大切に生活リズムを整える。 ○手づかみ食べにより，自分で食べる楽しみを増やす。
調理形態	なめらかにすりつぶした状態	舌でつぶせるかたさ	歯ぐきでつぶせるかたさ	歯ぐきでかめるかたさ
食品の1回あたりの目安量				
Ⅰ 穀類	つぶしがゆから始める。 すりつぶした野菜等も試してみる。 慣れてきたら，つぶした豆腐・白身魚・卵黄等を試してみる。	全がゆ 50～80g	全がゆ 90g ～軟飯 80g	軟飯 90g ～ご飯 80g
Ⅱ 野菜・果物		20～30g	30～40g	40～50g
Ⅲ 魚 肉 豆腐 卵 乳製品 （いずれか）		10～15g 10～15g 30～40g 卵黄1～全卵1/3個 50～70g	15g 15g 45g 全卵1/2個 80g	15～20g 15～20g 50～55g 全卵1/2～2/3個 100g
歯の萌出の目安		乳歯が生え始める。		1歳前後で前歯が8本生えそろう。 離乳完了期の後半頃に奥歯（第一乳臼歯）が生え始める。
摂食機能の目安	口を閉じて取り込みや飲み込みができるようになる。 ・上唇の形は変わらず下唇が内側に入る ・口角はあまり動かない ・口唇を閉じて飲み込む	舌と上あごで潰していくことができるようになる。 ・上下唇がしっかり閉じてうすくみえる ・左右の口角が同時に伸縮する	歯ぐきで潰すことができるようになる。 ・上下唇がねじれながら協調する ・咀しゃく側の口角が縮む （偏側に交互に伸縮）	歯を使うようになる。

※衛生面に十分配慮して食べやすく調理したものを与える

（厚生労働省：授乳・離乳の支援ガイド．2019．を一部改変）

e. 食品の種類と調理　　離乳の開始は，アレルギーの心配の少ないおかゆ（米）から始め，慣れてきたら野菜・果物，たんぱく質を多く含む食品*と種

類を増やしていく。新しい食品を始める時には離乳食用のスプーンで1さじずつ与え，子どもの様子をみながら量を増やしていく。離乳食に慣れ，1日2回食にすすむころには，穀類（主食），野菜（副菜）・果物，たんぱく質を多く含む食品（主菜）を組み合わせる。また，家族の食事から調味する前のものを取り分けたり，薄味のものを適宜取り入れたりして，食品の種類や調理方法が多様になるような食事内容とする。食品は，衛生面に十分配慮し，子どもが口の中で押しつぶすのに十分なかたさになるように加熱調理をする。

　穀類は，はじめは「つぶしがゆ」とし，慣れてきたら粗つぶし，つぶさないままへとすすめ，軟飯へと移行する。野菜類やたんぱく質を多く含む食品などは，はじめはなめらかな形状に調理し，次第に粗くしていく。離乳の開始時期の調味は不要であり，離乳の進行に応じて，食塩や砂糖等の調味料を使用する場合は，それぞれの食品がもつ味を生かしながら，薄味で調理する。油脂類の使用も少量にとどめる。この他，離乳の進行に応じて適切にベビーフードを利用する。

3．新生児期・乳児期の健康課題（病態）・栄養課題

（1）低出生体重児

　出生体重が2,500g未満の児を総称して低出生体重児という。このうち，出生体重が1,500g未満の児は極低出生体重児，1,000g未満の児は超低出生体重児とよばれる。体重が少ないほど生活能力が弱く，吸啜や嚥下機能が未発達であり，成人期の生活習慣病の発症リスクが高い。早産低出生体重児や在胎期間別出生体格基準値よりも出生体重が少ないSGA（small for gestational age）児は，筋量や骨塩量が少なく，子宮外発育不全をきたしやすいが，栄養摂取量をむやみに増やすとこれらの組織が増える以上に脂肪蓄積（内臓脂肪）が増加するため，注意が必要である。

　栄養補給の目的は，無理のない範囲で子宮内の胎児発達に近づけることにあるが，児の状態がよければ，できるだけ早期に授乳を行い母乳栄養を優先する。極低出生体重児や超低出生体重児には，不足しがちなたんぱく質やカルシウムなどの栄養素を補いつつ，母乳の利点を生かすことを目的として，母乳に強化パウダーを添加する強化母乳栄養が行われる。人工栄養の場合には，低出生体重児用ミルクを用いる。低出生体重児の発育の評価は修正月齢*で行い，離乳食の開始や完了の時期は，修正月齢を参考に決定する。

＊離乳食をすすめる際は，魚は仮性アレルゲンとなりうる物質の含有量の少ない順（白身魚→赤身魚→青皮魚）に与え，卵はアレルギーを起こしにくい卵黄から全卵へと進めていく。肉は脂肪の少ないものから与え，脂肪の多い肉類は少し遅らせる。

＊修正月齢
実際に生まれた日からの月齢ではなく，出産予定日を基準にした月齢。例えば，出産予定日より2か月早くまれた場合，生後7か月の時点で，修正月齢5か月となる。

（2）低体重と過体重

　月齢に適応した栄養摂取ができず，栄養過少あるいは栄養過多の状態が続くと，乳児の身体発育の評価指標であるパーセンタイル曲線の範囲内から逸脱する。人工栄養児の場合，調乳希釈濃度が原因となることもある。低栄養の状態が続くと，低体重をきたすだけでなく，免疫力の低下によって感染症にもかかりやすくなり，その後の発育にも悪影響を及ぼす。

　一方，過栄養の状態が続くと，過体重や肥満（原発性肥満）につながる。この時期の肥満は，脂肪細胞数の増加によるもので注意が必要である。一般に乳児肥満は，エネルギー制限は行わずに対処する。

（3）哺乳量と母乳性黄疸

　出生時，新生児は多血症の状態であり，肺呼吸の開始後に過剰な赤血球は崩壊する。赤血球中のヘモグロビンは，脾臓や肝臓で**直接ビリルビン***となり，大部分が胆汁内に排泄されるが，新生児ではその機能が未熟である。そのため，処理しきれない**間接ビリルビン***が体内に溜まり，生後2，3日ごろから新生児黄疸が出現するが，2週間前後で自然に消失するため，特別な治療は要さない。一方，母乳栄養児では，黄疸が増強し，2か月以上黄疸症状が続くことがある。これを，**母乳性黄疸**という。母乳中には，ビリルビンの排泄を抑制するプロゲステロン代謝産物（プレグナンジオール）が含まれるために起こる症状で，原則として母乳栄養を中止する必要はない。なお，症状が重い場合や黄疸が遷延する場合には，胆道閉鎖症や代謝疾患が疑われるため，検査が必要となる。

（4）乳児ビタミンK欠乏性出血症

　新生児や乳児はビタミンK不足に陥りやすく，まれにビタミンK依存性凝固因子の欠乏による出血症を起こすことがある。ビタミンKは胎盤を通過しにくいこと，母乳中のビタミンK含有量が少ないこと，新生児や乳児では腸内細菌によるビタミンK産生が期待できず供給量が少ないこと，腸管からのビタミンK吸収が悪いことが原因である。出生後数日で起こる新生児メレナ（消化管出血）や，約1か月後に起こる特発性乳児ビタミンK欠乏症（頭蓋内出血）は，いずれもビタミンK欠乏によって発症することが知られており，特に母乳栄養児ではリスクが高い。近年では，臨床領域において，出生当日，生後1週間前後，1か月健康診査時にビタミンK_2シロップの経口投与が予防的に行われるようになり，その発症頻度は激減している。なお，人工栄養児でも，消化管におけるビタミンKの吸収不良や肝障害，抗菌薬の投与後に二次

＊直接ビリルビン・間接ビリルビン
赤血球が崩壊するとヘモグロビンが放出され，間接ビリルビンが産生する。脂溶性の間接ビリルビンは，血中のアルブミンと結合して肝臓に運ばれ，グルクロン酸抱合を受け，水溶性の直接（抱合型）ビリルビンとなり，胆汁色素の主成分として排出される。

性乳児ビタミンＫ欠乏性出血症をきたすことがある。

（5）貧　　血

　　乳児期は，急激な身体の成長に伴い，**鉄欠乏症**に陥りやすい。母体から胎児への胎盤を介した鉄移行は，妊娠後期に急速に増加するため，満期産*で正常な子宮内発育を遂げた出生時体重 3kg 以上の乳児では，生後４か月ごろまでは体内に貯蔵されている鉄を利用して正常な鉄代謝を営むことができる。しかし，それ以降になると，鉄の需要が供給を上回るため，離乳期に**鉄欠乏性貧血**が好発する。母乳中の鉄の利用効率は高いが，含有量は少ないことから，特に母乳栄養児では，生後６か月の時点でヘモグロビン濃度が低く，鉄欠乏を生じやすくなる（図6-1）。乳児期の早期には，摂取した鉄は赤血球の産生に優先的に利用され，脳を含むその他の臓器への供給は後回しにされるため，鉄不足や鉄欠乏は脳・神経発達や精神・運動発達の予後に影響を及ぼす。その影響は一部不可逆的であることも指摘されている。

　　予防策は，適切な時期に離乳食を開始することである。特に母乳栄養児では鉄の供給源となる食品を積極的に摂取する必要がある。離乳が順調にすすまず，鉄欠乏のリスクが高い場合には，医師に相談した上で，必要に応じてフォローアップミルク*を活用する。早産児や低出生体重児では，鉄の備蓄や造血機能の発達が不十分であり，成熟児*以上に早期から鉄欠乏性貧血をきたす可能性が高い。そのため，栄養補給法にかかわらず，重症貧血予防と神経発達と成長の向上を目的に，新生児期に経口鉄剤投与を行うことが望ましい。

＊満期産
妊娠37週～42週での分娩をさす。

＊フォローアップミルク
生後９か月以降の栄養補給を目的に調整された離乳期幼児期用調製粉乳のこと。牛乳代替品であり，母乳や乳児用調製粉乳と比較し，たんぱく質を多く含み，鉄やカルシウムの含有量が高い。銅や亜鉛が添加されていないため，栄養補給の主体が乳汁の時に使用すると栄養バランスが崩れる。

＊成熟児
正期産で出生した，出生体重が2,500g 以上の児をさす。

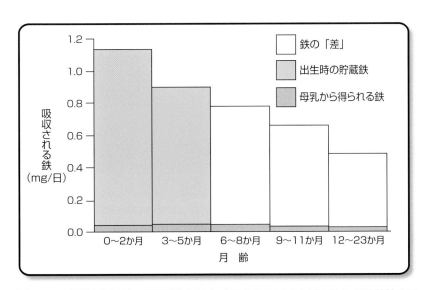

図6-1　吸収される鉄の必要量と母乳から得られる量および出生児の貯蔵鉄の量
（WHO：補完食「母乳で育っている子どもの家庭の食事」日本ラクテーション・コンサルタント協会，p.5，2006.）

（6）乳児下痢症と脱水

＊ウイルス性胃腸炎
感染性胃腸炎のうち，ウイルスが原因となって発症する胃腸炎のこと。冬期の乳児下痢症の80〜90%はロタウイルスによるもので，主症状は白色下痢便と嘔吐である。

　乳児期にみられる下痢を主症状とした疾患を**乳児下痢症**という。発熱や嘔吐，食欲不振を伴う場合もある。原因は様々であるが，腸管感染によるものが多く，ウイルス性胃腸炎＊が大部分を占める。症状の程度が軽く，経口摂取が可能であれば，脱水症状が引き起こされないよう，乳汁，経口補水液（ORS）＊や乳児イオン飲料などによる水分補給をこまめに行う。離乳食は症状が治まってから再開する。その際，量は控え，脂肪の少ない穀類から始め，次に豆腐，白身魚，卵などを加えていく。食物繊維の多い食品や油脂類の使用は避ける。症状の改善に合わせ，数日かけて食事を戻していく。

（7）二次性乳糖不耐症

＊経口補水液
（oral rehydration solution）
食塩とブドウ糖を含むドリンク。いわゆるスポーツドリンクなどと比較して，電解質が高くブドウ糖は低い濃度に調整されている。脱水症状の改善目的に飲む。

　乳糖不耐症は，乳汁や牛乳などに含まれる乳糖をラクターゼによって分解できず，未分解の乳糖により高浸透圧性下痢症をきたした状態である。先天的にラクターゼが欠損している場合もあるが，急性胃腸炎などによって小腸粘膜が萎縮し，ラクターゼ活性が低下している際に発症する**二次性乳糖不耐症**が大部分を占める。乳糖は，乳児期の最も重要なエネルギー源であることから，重篤な場合，体重増加不良をきたす。乳汁期は乳糖除去乳や無乳糖乳を与え，離乳期はそれに加えて牛乳・乳製品の除去を行うことで対応する。

（8）食物アレルギー

＊耐性獲得
年齢とともに原因食物が症状なく摂取できるようになること。乳児期に発症する鶏卵，牛乳，小麦は耐性を獲得しやすい。原因食物にもよるが，一般的に3歳までに約50%，6歳までに60〜70%が食べられるようになる。

　食物アレルギーは，「食物によって引き起こされる抗原特異的な免疫学的機序を介して生体にとって不利益な症状が惹起される現象」であり，皮膚・粘膜症状が誘発されることが多い。中にはアナフィラキシーショックをきたし，生命の危険を伴う場合もある。乳児期は，IgE 抗体が関与する即時型食物アレルギーや，食物アレルギーが関与しているアトピー性皮膚炎の他に，主に牛乳（乳児用調製乳）が原因となる IgE 非依存性の新生児・乳児消化管アレルギーが発症することもある。新生児や乳児は，腸管の IgA 抗体が少なく腸管バリア機能が未熟であるため，食物アレルゲンの腸管からの透過性が高く，消化能力が未熟で特にたんぱく質は完全に消化されずに吸収されるため，食物アレルギーを発症しやすい。乳児期の即時型食物アレルギーのアレルゲンとして，鶏卵，牛乳，小麦の順に頻度が高いが，多くは耐性を獲得＊する。ライフステージごとにみられる主な原因食物を表6-6に示す。

　乳汁のみを摂取する低月齢の乳児の場合，乳児用調製乳による牛乳アレルギーの頻度が高く，アレルギー用の粉乳（乳たんぱく質分解乳，精製アミノ酸乳，粉末大豆調整乳）を代替品として用いる。摂取しているのが母乳のみであ

表6-6　食物アレルギーの臨床型分類

臨床型		発症年齢	頻度の高い食物	耐性獲得※（寛解）	アナフィラキシーショックの可能性	食物アレルギーの機序
新生児・乳児消化管アレルギー		新生児期乳児期	牛乳（乳児用調製粉乳）	多くは寛解	（±）	主に非IgE依存性
食物アレルギーの関与する乳児アトピー性皮膚炎		乳児期	鶏卵，牛乳，小麦，大豆など	多くは寛解	（＋）	主にIgE依存性
即時型症状（じんましん，アナフィラキシーなど）		乳児期〜成人期	乳児〜幼児：鶏卵，牛乳，小麦，そば，魚類，ピーナッツなど　学童〜成人：甲殻類，魚類，小麦，果物類，そば，ピーナッツなど	鶏卵，牛乳，小麦，大豆などは寛解しやすいその他は寛解しにくい	（＋＋）	IgE依存性
特殊型	食物依存性運動誘発アナフィラキシー（FDEIA）	学童期〜成人期	小麦，エビ，カニなど	寛解しにくい	（＋＋＋）	IgE依存性
	口腔アレルギー症候群（OAS）	幼児期〜成人期	果物・野菜など	寛解しにくい	（±）	IgE依存性

※成長に伴う消化管機能と免疫学的の機能の成熟により，食物アレルギー症状を呈さなくなること。

（日本アレルギー学会：アレルギー総合ガイドライン2016，協和企画，2016.）

る場合，母乳中に分泌されるその他のアレルゲンも原因となることがあり，授乳中の母親の食事でアレルゲンとなる食品を除去するなどの対応を行う。月齢がすすみ，離乳食が始まると，成長とともに摂取できる食品数が増えていくが，新しい食品を与える時は，昼間の乳児の機嫌がよいときに一口から与え，全身状態を観察しながら注意深く離乳食をすすめていく。アレルギー症状が現れた場合には，医師の診断のもとアレルゲンを特定し，原因食物の必要最小限の除去を行うことが重要である。なお，離乳の開始や特定の食物の摂取開始を遅らせても，食物アレルギーの予防効果があるという科学的根拠はなく，むしろ一部食品については，摂取開始時期を遅らせると食物アレルギー発症リスクが高まるという報告もある。

（9）便　　秘

　便が腸管内に長時間停滞し，排便に困難をきたす状態を**便秘**という。器質的障害によるものもあるが，食事に起因するものが多く，離乳の開始や完了のころに慢性便秘症が始まりやすい。離乳前では母乳や人工乳の不足，濃厚調乳が原因となり，離乳後では離乳遅延や食物繊維不足による食物残渣量の減少が原因となる。これらの解消が便秘治療の基本となる。その他，便秘改善効果のあるりんごやかんきつ類の果汁やマルツエキス＊などを与え，水分補給を十分に行うことも対策となる。運動不足の解消や，肛門部への綿棒による刺激，腹部をさすることも効果的である。

＊マルツエキス
乳児の便秘治療薬として広く用いられている。でんぷんを麦芽で糖化したもので，麦芽糖を60％以上含む。副作用はほとんどないが，医師や薬剤師の指示に従う。

＊新生児マススクリーニング
新生児マススクリーニングは，生後数日の全ての新生児を対象に行われるもので，新生児のかかとから採取した血液を用いて先天性代謝異常症や内分泌疾患の検査を行う。対象となる先天性代謝異常症は，フェニルケトン尿症，ホモシスチン尿症，メープルシロップ尿症，ガラクトース血症などである。

（10）先天性代謝異常症

　先天的な遺伝子変異に伴う，物質代謝にかかわる酵素の異常または欠損により，代謝産物の異常蓄積や，欠乏をきたす疾患を**先天性代謝異常症**という。わが国では，**新生児マススクリーニング**＊を実施しており，先天性代謝異常症の早期発見と早期の治療の開始によって，発育障害などの発症と重症化を未然に防ぐことができる。対症療法が基本となり，食事療法の原則は，有害になる物質の摂取制限と不足する物質の補充である。乳汁期には医師から処方される特殊ミルクを用いて対応する。

4．新生児期・乳児期の栄養アセスメント

（1）身 体 計 測

　新生児や乳児の発育は，出生体重や在胎週数，栄養補給法などによって変化する。基準値として，厚生労働省が10年ごとに調査報告する**乳幼児身体発育値**が広く用いられる。母子（親子）健康手帳には，**乳幼児身体発育曲線**（パーセンタイル曲線）が掲載されている。一般的には，生後半年の発育が急で，その後緩やかになる。低栄養の影響は，体重，身長，胸囲，頭囲の順に現れるため，乳汁摂取量や離乳食の摂取量が適切であるかどうかを判断する指標として，栄養状態を最も反映しやすい体重が広く用いられている。

1）体重増加量による評価

　乳児期に期待される1日あたりの体重増加量は，0～3か月児では25～30g，3～6か月児は15～20g，6～12か月児は10～15gと時期によって異なる。人工栄養児と比較し，体重増加が緩やかであ

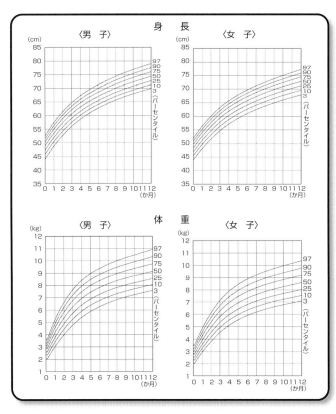

図6-2　乳児身体発育曲線
（厚生労働省：乳幼児身体発育調査結果，2010.）

る母乳栄養児では，WHO/UNICEF の「生後 6 か月までは 1 週間に100〜200g」，国際ラクテーション・コンサルタント協会の「生後 3 か月までは 1 日 20〜35g」などが参考になる。体重増加抑制のために安易に授乳量を減らすと，栄養素の必要量を維持できなくなる可能性もあるため，児の状態に応じた授乳方法を指導する。

2）乳児身体発育曲線（パーセンタイル曲線）を用いた評価

身長と体重の計測値を曲線に当てはめ，パーセンタイル*から判定する（図 6-2）。3 パーセンタイル以上 97 パーセンタイル未満が正常範囲である。乳児の体格は経時的に変化するため，エネルギー摂取量の過不足のアセスメントは，乳児身体発育曲線を用いて成長の経過を縦断的に観察することで行う。

比較的短期間でパーセンタイル曲線を下向きに 2 つ以上横切る体重増加不良の主な原因は，栄養摂取不良である。その他，低出生体重児，基礎疾患，不適切な授乳，ネグレクトなども原因となりうる。適切な栄養摂取によって体重が増加に転じることも多いため，授乳方法や離乳食の状況の確認が重要である。

3）体格指数を用いた評価

身長や体重の計測値に加え，両者のバランス（体格）もみて評価する。生後 3 か月以降の乳児の場合は，カウプ指数を用いる。カウプ指数は，〔体重(g)÷身長(cm)²〕×10の計算式によって求められる。乳児では，16未満が「やせ傾向」，16〜18が「ふつう」，18以上が「肥満」と判定される。

（2）臨 床 診 査

問診（両親の年齢，妊娠歴，妊娠中の異常など）や，身体観察（表情，顔色，口腔・口蓋の異常，鼻閉の有無など）を行う。血中指標は，血清総タンパク質，血清脂質，赤血球数，ヘモグロビン濃度，ヘマトクリット値，尿タンパクや尿糖などを確認する。

（3）食 事 調 査

月齢に応じ，哺乳に関連する内容（栄養法，哺乳量，哺乳時間，哺乳回数等）や離乳食の状況を確認する。

5．乳児期の栄養ケア

（1）食事摂取基準

乳児は，「出生後 6 か月未満（0〜5 か月）」と「6 か月以上 1 歳未満（6〜11か月）」の 2 つに区分されている。エネルギーおよびたんぱく質について

*パーセンタイル
計測値を小さい順に並べ，統計上の分布で全体を100％としたとき，小さい方から数えて何パーセント目の値かを示すものである。50パーセンタイルは中央値に相当する。

*年齢区分設定
乳児期は，それぞれ一つの月齢区分の中でも，区分内での成長は著しいため，各月齢区分に与えられた値はあくまでもその月齢区分を代表する一点に過ぎないことに留意し，対象とする乳児の成長に合わせて柔軟に活用する。

は，成長にあわせてより詳細な年齢区分設定*が必要と考えられるため，「出生後6か月未満（0～5 か月）」，「6か月以上9か月未満（6～8か月）」，「9か月以上1歳未満（9～11か月）」の3つに区分されている。

「日本人の食事摂取基準（2020年版）」では，健康な乳児が摂取する母乳の質と量は，乳児の栄養状態にとって望ましいものであるという考えに基づき，原則として「目安量」を算定している。出生後6か月未満の乳児では，母乳中の栄養素濃度に哺乳量を乗じて求めている。乳汁と離乳食の両方からエネルギーや栄養素を得ている6か月以上1歳未満の乳児では，主要な栄養素と一部のミネラルは，母乳および離乳食からの摂取量によって検討を行い，データが十分に得られない栄養素については，生後6か月未満の乳児と1～2歳の小児の値から外挿して目安量を算出している。

1）エネルギー

乳児期は，身体活動に必要なエネルギーに加えて，**組織合成に要するエネルギーとエネルギー蓄積量**相当分を摂取する必要がある。そのうち，組織の合成に消費されたエネルギー は総エネルギー消費量に含まれるため，推定エネルギー必要量*は，推定エネルギー必要量（kcal/日）＝総エネルギー消費量（kcal/日）＋エネルギー蓄積量（kcal/日）として求められる。0～5か月は体重増加が最も著しい時期であるため，体重1kgあたりの必要量が最も多くなっている。乳児期は身体活動レベルがⅡと設定されている。

*推定エネルギー必要量
体重変化が大きい出生後6か月未満では，前半と後半で推定エネルギー必要量に大きな差があること，また，一般的に人工栄養児は，母乳栄養児よりも総エネルギー消費量が多いことに留意する。

2）エネルギー産生栄養素バランス

乳児においては，母乳におけるたんぱく質，脂質，炭水化物の構成比をもって，好ましいエネルギー産生栄養素バランスと考えるものとしているため，エネルギー産生栄養素バランスを設定していない。たんぱく質の目安量は，男女ともに同じ値であり，母乳のたんぱく質利用効率と乳児用調製粉乳として用いられる牛乳たんぱく質の利用効率は，いずれも70％程度であるとされているため，栄養補給法による区別は設けられていない。脂質の目安量についても，男女ともに同じ値であり，エネルギー比率として示されている。炭水化物の目安量は，乳児期には設けられていない。

3）ビタミン

出生後6か月未満の乳児では，ビタミンDを除く全てのビタミンにおいて，母乳中の濃度と哺乳量の積として目安量が算定されている。全てのビタミンの指標は男女ともに同じ値である。ビタミンAについては，過剰摂取による頭蓋内圧亢進の症例報告をもとに，耐容上限量も設定されている。母乳中のビタミンD濃度は授乳婦のビタミンD栄養状態や季節などによって変動することから，母乳中の濃度に基づいた目安量の算出は困難と考えられたため，ビタミンDの目安量は，適度な日照を受ける環境にあるという想定のもと，くる

病*防止の観点から設定された。また，多量のビタミンD摂取によって成長
遅延が生じる危険性があるため，耐容上限量も設けられている。**ビタミンK**
については，臨床領域におけるビタミンK_2シロップの経口投与が行われてい
ることを前提として，目安量が算定されている。

4）ミネラル

　出生後6か月未満の乳児では，ヨウ素を除く全てのミネラルにおいて，母乳
中の濃度と哺乳量の積として目安量が算定されている。鉄以外の全てのミネラ
ル指標が男女ともに同じ値である。鉄欠乏性貧血は乳児期の後半（離乳期）に
好発することから，鉄については小児と同様に推定平均必要量と推奨量を算出
している。ヨウ素については，耐容上限量も設けられている。

（2）授乳・離乳の支援ガイド

　「授乳・離乳の支援ガイド」*は，妊産婦や子どもにかかわる保健医療従事
者が基本的事項を共有し，支援をすすめられるように作成されたものである。

1）授乳の支援

　授乳は乳児が「飲みたいと要求」し，母親などがその「要求に応じて与え
る」という両者のかかわりが促進されることによって，安定して進行してい
く。そのため，その過程で生じる不安などに対して適切に対応し，母親などが
安心して授乳ができるように支援を行う。母乳や育児用ミルクといった乳汁の
種類にかかわらず，母子の健康の維持とともに，健やかな母子・親子関係の形
成を促し，育児に自信をもたせることを基本とする。

2）離乳の支援

　子どもの健康を維持し，成長・発達を促すよう支援するとともに，健やかな
母子・親子関係の形成を促し，育児に自信がもてるような支援を基本とする。
特に，子どもの成長や発達状況，日々の子どもの様子をみながらすすめるこ
と，無理させないことに配慮する。また，離乳期は食事や生活リズムが形づく
られる時期でもあることから，生涯を通じた望ましい生活習慣の形成や生活習
慣病予防の観点も踏まえて支援することが大切である。

*くる病
骨の石灰化障害をきた
し，骨変形や成長障害
をきたす疾患で，ビタ
ミンD欠乏によって
発症することが多い。
近年，我が国において
も発症数が増えてお
り，日照を受ける機会
が少なく，完全母乳栄
養の乳児でくる病のリ
スクが高い。歩き始め
る1歳ごろに発覚する
ことが多い。

*授乳・離乳の支援ガ
イド
2007（平成19）年3月
に作成された。現在用
いられているのは，
「授乳・離乳の支援ガ
イド（2019年改定版）」
である。

第7章

幼児期の栄養管理

1．幼児期の身体的・生理的特徴

　満1歳から5歳ごろまでの約5年間（小学校就学に至るまで）を**幼児期**という。成長発達過程の違いにより，1〜2歳を幼児期前半，3〜5歳を幼児期後半と分類して栄養管理を行う。心身ともに発育がめざましい時期であり，望ましい食習慣・生活習慣の基礎を形成する上で最も重要な時期である。発育速度には個人差があるため，発達過程にそった食物のかたさや形状，分量，調理法，与え方になるよう配慮する必要がある。

（1）身体的変化（成長）

1）体　　格
　身体発育は，乳児期の勢いからするとやや緩慢になるが，発達は著しい。

a．身長・体重　　身長は1歳からの1年間で約10cm伸びる。2〜3歳では約7cm，4〜5歳では約6cmと，年齢が上がるにつれて増加量は減少する。4歳で身長は出生時の2倍（約100cm）になる。体重は1〜2歳で約2.5kg，3歳以降は1年間で約2kgとほぼ一定の増加量で推移し，年齢とともに増加率が緩やかになる。1歳児の体重は出生時の3倍（約9kg）であり，2歳児では4倍（約12kg），4歳児では5倍（約15kg），5歳児では6倍（約18kg）になる。乳児期は皮下脂肪が多く，丸みを帯びた体型であったが，幼児期になると骨や筋肉組織の成長と運動量の増加によって皮下脂肪が減少し，体重の増加を身長の伸びが上回るため，子どもらしい細長い体型になる。

b．頭囲・胸囲　　1歳ごろの頭囲は，成人の80％に相当する45cm程度であり，4歳前後で50cm程度と成人の約90％に達する。頭囲は中枢神経系の発達を反映するが，脳重量は6歳までに成人の90％程度（約1,300g）に達する。胸囲と頭囲の差は年齢が高くなるにつれて大きくなり，胸囲と頭囲の比は1歳で1.25，6歳では1.35になる（成人は1.45）。

2）骨　格　系
　骨の標準的な成熟度に対応した年齢を**骨年齢**という。骨年齢は，左手根部から指先の正面X線画像を用い，手根骨の化骨核の数や大きさ，骨端部の形状変化を数値化したものである。手根骨の化骨数は暦年齢とほぼ一致するため，骨

年齢と暦年齢の比較が，全体の発育や成熟の程度の目安となる。大泉門は通常，1歳〜1歳6か月前後に閉鎖する。

3）生　歯

乳歯の萌出の順序や時期には個人差が大きいが，図7-1のように生えることが多い。

a．幼児期前半（乳歯萌出期）　1歳ごろには切歯（前歯）が上下4本ずつ生えそろい，第一乳臼歯（奥歯）が生え始める。1歳6か月ごろには，第一乳臼歯が上下で噛み合うようになり，「前歯で噛みとり，奥歯で噛みつぶす」という歯を使った咀嚼ができるようになる。第二乳臼歯が生え始めるのは，2歳過ぎである。この時期に与える食事の形態が機能発達と合っていないと，「丸飲みしてしまう」，「口にためて飲み込まない」，「噛んだだけで口から出してしまう」などの食べ方がみられやすい。

b．幼児期後半（乳歯列完成期）　3歳ごろになると合計**20本**の乳歯が生えそろい，奥歯での噛み合わせが安定するため，こすり合わせてすりつぶすことができるようになる。**咀嚼能力**が向上することで，処理できる食べ物の幅も広がる。また，様々な種類の食べ物を体験させることで，食品の大きさやかたさ，形状（粘弾性など）に応じた噛み方（噛む力や噛む回数）を覚えていく。3歳過ぎになると，**咀嚼機能が獲得**され，大人の食事に近いものが摂取可能になる。さらに，歯の高さができた分，口腔内が広く大きくなるため，短時間にたくさん食べることができるようになる。

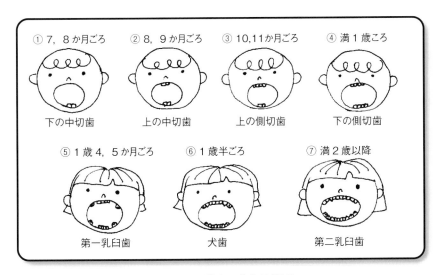

図7-1　乳歯の生える順番

（2）生理機能の発達

1）呼 吸 機 能

　2～3歳ごろまでは，肋骨の走行が水平に近く，横隔膜による**腹式呼吸**が主となる。肋骨の走行が斜めになるにつれ，肋間筋による胸式呼吸が加わる。酸素必要量の多い幼児では，1回換気量が少ないため呼吸数が多くなる。

2）循 環 機 能

　脈拍数は低年齢児ほど多く，1歳で120回/分，2歳で110回/分，4歳で100回/分程度である。血圧は年齢とともに上昇し，1回拍出量も増加する。体温上昇時は，幼児では成人に比べて脈拍数の増加が大きく，脈拍リズムが乱れやすい。

3）腎 　 機 　 能

　腎血漿流量や糸球体濾過率は2歳ごろ，最大腎濃縮力は幼児期後半に成人と同程度になる。幼児期の尿量は500～800mL/日であり，排尿回数は10回程度である。

4）免 疫 機 能

　スキャモンの発育曲線（図3-4）に示されているように，幼児期は**リンパ型の発達**が著しい。主たる免疫グロブリンであるIgGのレベルは4歳以降，気道や腸管の局所免疫で働く分泌型IgAは幼児期後半以降に成人と同程度になる。

5）摂 食 機 能

　咀嚼は訓練により獲得される動作であるが，咀嚼能力の**臨界期***は1歳6か月～2歳未満とされているため，離乳の完了後も，幼児の口腔機能の発達に合わせて適度なかたさの食事を与えることが重要である。やわらかいものに偏らず，ある程度噛み応えのあるものも取り入れよく噛めるようにすると，顎の発達が促進され，永久歯の歯並びがよくなる。また，**唾液分泌が促進**されるためう歯予防につながり，胃液の分泌促進によって消化機能が高まる。

6）消 化 機 能

　消化液の分泌量や消化酵素の活性は，年齢が上がるにつれて高まるが，幼児期にはまだ十分に完成していない。離乳食の食事形態や炭水化物摂取量の変化により，唾液腺の大きさと機能が急速に発達し，唾液の分泌量は，1歳で50～150mL/日，5歳では400～500mL/日程度と，成人（1,000～1,500mL/日）の1/3～1/2まで増加する。成人の腸管の長さは身長の約4.5倍なのに対し，幼児では身長の約6倍となっており，小腸と大腸の比率は4：1で大部分を小腸が占める。胃の形は幼児期になると徐々に変化し，特有の弯曲がみられる成人の形に近づき，3歳ごろには正常水平位になる。胃の容量は，1歳で500mL，

3歳で650mL，4～5歳では700～800mL程度になり，1回の摂食量が増加する。胃液の分泌量も増加し，それに伴い胃液のpHは成人（pH1.0～2.0）に近づくが，成人と比較すると細菌感染に対する抵抗力や鉄のイオン化は未熟であることから，食事の衛生面には十分配慮し，鉄の補給にも注意を払う必要がある。肝臓重量は1歳で300g，2～3歳で450g，5歳では600g程度であり，体重に対する割合は低年齢児ほど高くなっているが，**解毒機能は未熟**で，消化不良や下痢を起こしやすいため，消化のよいものを与えるようにする。

（3）運動機能の発達

年齢を重ねるにつれ，中枢神経系，筋肉，骨格等が発達することにより，運動機能が向上する。頭部から下肢，体の中心から末梢という方向性をもって発達し，**粗大運動から微細運動**も次第にできるようになり，様々な動作が可能になる。道具を使う機能も発達するため，1歳6か月で積み木を積む動作，2歳ごろになると本のページをめくる動作がみられるようになる。幼児期は，遊び場面の観察をすることで手指の機能の発達をみきわめ，個々にあった食具の持ち方を支援することが重要である。

（4）精神機能の発達

幼児期は生涯の中で最も**脳の発達**がめざましく，精神機能の中でも特に知能・情緒面の発達が旺盛な時期である。言語は，1歳6か月ごろから語彙が急速に増え，2歳ごろにかけて2語文が出現し，3歳ごろになると単語のつながりができるようになる。4歳になると会話形式が大人に近づく。情緒面の発達も顕著であり，2歳ごろまでに基本的情緒が現れ，5歳ごろにはすべての感情が分化する。精神発達の過程では，1歳ごろに自立心が芽生え，自分で食べようとする。2～3歳ごろになると言語を使ったコミュニケーションの発達に伴い，自我が芽生え，自己主張が盛んになり（第一反抗期），自分でやろうとする自主的行動も増加する。嗜好性の出現により，**偏食**がみられるようになるのもこの時期である。

（5）社会性の発達

幼児期になると，周囲のことにも関心をもちはじめ，人に対する働きかけが活発になり，友達遊びや集団行動が本格化する。遊びを通して社会性が発達し，家族とのコミュニケーション，手伝いや片付けなどを通して，徐々に生活能力も身につけていく。この時期に三度の食事と間食を決まった時間に規則正しく食べるなどの**習慣を身に**つけることが望ましい。

２．幼児期のライフスタイルの特徴と食生活

（１）幼　児　食

　幼児食は幼児期の健全な発育を促す上で欠かすことのできないものである。幼児期前半は，乳歯の萌出状況や咀嚼機能の発達，手指の動きに合わせた幼児食を与え，離乳食からのスムーズな移行や食事の自立を支援する。食べ物を嚙み砕いてすりつぶす機能は臼歯の役割であるため，乳歯の生え方，特に第一乳臼歯の萌出に幼児食のかたさを合わせ，使用する食材を選ぶことが大切である。切歯以外の歯が生えていない時期にかたい食べ物を与えると「嚙まない」，「丸飲み」，「かたいものを嫌う」，「偏食」といった問題が生じるため，上下の第一乳臼歯が生えそろうまでは，形はあるがやわらかい食品を与えるようにする。なお，上下の第一乳臼歯は，生えそろっても嚙む面が小さく，嚙む力も弱いため，嚙みつぶせてもうまくすりつぶせず，成人と同じように食べ物を処理することはできない。そのため，**食べにくい食品が多いことに留意する**（表7－1）。嚙みつぶしてからすりつぶす必要のある食べ物については，臼歯の萌出状況に応じて与える。幼児期後半は，ある程度嚙み応えのあるものも取り入れた幼児食を与え，乳歯をしっかり使って咀嚼し，食物の大小，硬軟，粘度などに応じた嚙み方や食べ方を習得できるよう支援する。

表7－1　1〜2歳児の食べにくい（処理しにくい）食品例

食品の特徴	主な食品	調理の留意点
弾力性の強いもの	かまぼこ，こんにゃく，いか，たこ	この時期には与えない
皮が口に残るもの	豆，トマト	皮をむく
口中でまとまりにくいもの	ひき肉，ブロッコリー	とろみをつける
ペラペラしたもの	わかめ，レタス	加熱して刻む
唾液を吸うもの	パン，ゆで卵，さつまいも	水分を加える
誤嚥しやすいもの	餅，こんにゃくゼリー	この時期には与えない
嚙み潰せないで，口にいつまでも残るもの	薄切り（スライス）肉	たたいたり切ったりする

（日本栄養システム学会　監：子どもの「食べる楽しみ」を支援する，建帛社，p. 2，2018.）

（２）間食（おやつ）

　幼児の体重あたりのエネルギーや各栄養素，水分の必要量は，成人よりも多い。3歳以降になると，活動量が増加するため，さらにエネルギー必要量が増加する。しかし，幼児の胃の容量は小さく，食事量が限られているため，1日3回の食事だけでは必要なエネルギーや栄養素を満たすことができない。また，肝臓におけるグリコーゲン蓄積量が少ないため，空腹時に肝臓から放出さ

れるグリコーゲン量が少ない。そのため，三度の食事で不足するエネルギーや栄養素，水分補給ができるよう，**間食を与える**（表7-2）。

間食の時間は，家族や友達とのコミュニケーションの場になる。また，間食には食を楽しみ，食に対する関心を高める

表7-2　間食の量と回数の目安

	1～2歳児	3～5歳児
量	1日のエネルギーの10～15% （100～160kcal）	1日のエネルギーの15～20% （200～250kcal）
回数	1～2回 （午前10時と午後3時）	1回 （午後3時）

という意味合いもあるため，栄養学的には「**食事の一部**」，精神的には「**心理的な満足感を与えるもの**」として，幼児期に不可欠である。次の食事までの間隔を2～3時間程度あけ，**決まった時間**に間食を与えるようにし，空腹の状態で朝，昼，夕と三度の食事ができるようにする。食事内容としては，穀類やいも類（エネルギーの補給），野菜や果物（ビタミンやミネラル，食物繊維の補給），牛乳・乳製品や小魚（カルシウムやたんぱく質の補給）などを選択し，間食が"甘食"とならないように留意する。

（3）摂食行動

1歳ごろはしきりに手づかみ食べを試みる時期であるが，上手に口の中に運べず，こぼすことも多い。上肢と手指の機能と摂食機能の発達があいまって食事行動が上達し，次第に食具の使用も広がっていく。1歳半ごろにはスプーンを使って食べようとするが，一食分を一人で食べ終えるのは難しく，介助が必要である。2～3歳になるとスプーンやフォークなどの食具を上手に使えるようになり，練習をすれば箸も操作できるようになる。4歳ごろには完全に一人で食事ができるようになる。5歳になると落ち着いて家族と一緒に食事ができ，食事前後の挨拶，手洗い，うがい，食具の使い方など，基本的なしつけの基礎がほぼ完成する。

① **手づかみ食べ**　手づかみ食べは，食べ物を目で確かめ，手指でつかんで食物のかたさや温度を確かめるとともに，どの程度の力で握れば適当であるかを認知し，最後に口まで運び入れるという目と手と口の**協調運動**であり，摂食機能の発達の観点で重要な役割を担う。手づかみ食べの発達について，表7-3に示した。手づかみ食べが上達すると，① 大きな食物を前歯でかじりとり一口量を調整することができ，② 小さな食物を口に入れるときには指を口腔内に入れ込まず，③ 頭を動かさずに手を口の前に持ってくることができ，④ 口の中央部から食物を取り込むことができるようになる。手づかみ食べを十分にさせることで，食器・食具が上手に使えるようになる。「自分でやりたい」という欲求に応じ，「自分で食べる」機能の発達を促す観点からも，手づかみ食べは重要である。

表 7 - 3　手づかみ食べの発達

前歯でのかじりとり	かじりとれずに押し込む ·········> かじりとれるようになる
一度に口に入る食物の量	入るだけ入れる ·····················> 一口量の調整ができる
食物のつかみ方	手のひらを使って握る ·····················> 指でつまむ
食べる時に口に入る指	第 2 関節まで入る ································> 入らない
首を回す動作	頻繁に回し食物の方に頸部を回旋する ··········> 回さない
食物を口に入れる位置	口角から入れる ·················> 中央（正面）から入れる

② **食具食べ**　手づかみ食べが上達したら**食具食べ**に移行する。食具はスプーン→フォーク→箸の順に用いる。スプーン食べの発達について，表 7 - 4 に示した。手のひら握りから始め，手首を回す機能が発達したら指握り，指先の力が強くなったら鉛筆握りへと持ち方を切り替える（図 7 - 2）。発達に伴い，上肢が体幹から離れ，肘が体の前に出るようになると，① スプーンを口の中央から入れられるようになり，② 自分の一口量を調整して口唇を使った食物の取り込みができるようになる。食具として最初にフォークを使用してしまうと，口唇を閉じて食べる練習が十分できず，口の奥に食物を詰め込んでし

表 7 - 4　スプーン食べの発達

上肢の動作	肘を基点とした動き ·····························> 手首を返す動き
スプーンの握り方	手のひら握り ·············> 指握り ·············> 鉛筆握り
スプーンのすくい動作	直線的な動きですくえない ·····················> すくえる
スプーンは口に入る方向	口角 ·········> 口の中央から45度くらい ·········> 口の中央
スプーンの口への入り方	口の奥まで入れすぎる ······> スプーンの先の方のみ入れる
スプーンのボールの方向	裏返ってしまう ································> 裏返らない
食物の口唇での取り込み	口唇を使わない ·····> 歯でそぎとる ·····> 口唇で取り込む（口の中に放り込む）

（田村文誉，千木良あき子他：スプーン食べにおける「手と口の協調運動」の発達 その 1　捕食時の動作観察と評価法の検討．障害者歯科，19（3），pp. 265-273，1998．）

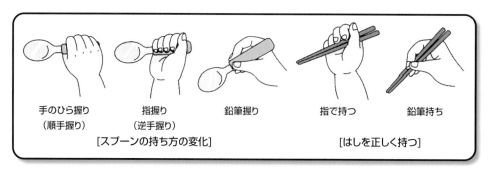

図 7 - 2　食具の持ち方の変化
（文部科学省：食に関する指導の手引き，2007．）

まうため，スプーン食べが上達してからフォークを使わせるようにする。また，箸を使わせる時期が早すぎると，手指機能が十分に発達していないため，正しい使い方ができず，握り箸や交差箸などの誤った癖がついてしまう。箸は高度な指の巧緻性，目と口と手の協調運動が必要になるため，スプーンやフォークで食具の持ち方，動かし方，口への入れ方を十分に学習し，指先に力が入れられるようになってから使うようにする。

③ **コップ飲み**　哺乳を行っているときにストローを使用すると，舌で巻き込む飲み方になり，哺乳反射の残存を生じる可能性があるため，水分摂取時はスプーンやコップを用いる。口唇を閉じた嚥下や，下顎の動きのコントロールができるようになると，**コップ飲み**が上達する。1歳6か月児健康診査では，チェック項目の一つに「自分でコップを持って水を飲めますか」とあり，この時期になるとコップから上手に飲めるようになる。

3．幼児期の健康課題（病態）・栄養課題

（1）やせ・低体重と過体重・肥満

1）やせ・低体重

　やせや低体重は，消化吸収障害や代謝性疾患などによるものと，食事摂取量が不足することで起こる場合がある。食事摂取量が不足する背景として，**食物アレルギー**やう歯などの幼児の身体的要因があげられ，家族の食習慣や親の養育態度がかかわっていることもある。成長に必要なエネルギーが不足した状態が長期間続くと身体発育に影響を及ぼすため，注意を要する。食欲不振，偏食，小食などによって食事摂取量が少ない場合には，活発な戸外遊びや運動を取り入れ，間食の与え方に留意し，空腹状態で食事ができるようにする。エネルギーが高く，良質なたんぱく質を含む食事を基本とし，無理に食べさせることはしない。

2）栄養障害

　現在の我が国では，基礎疾患がなく適切な養育を受けている場合には，栄養障害をきたすことはないが，食料不足の発展途上国においては，十分な栄養が摂れない幼児も少なくない。栄養障害では，まずは体重増加不良をきたし，長期にわたる場合には身長増加不良が起こる。著しいやせをきたすものとして，**たんぱく質・エネルギー栄養障害**（PEM: protein-energy-malnutrition）があり，次の2病型に分けられるが，両者が合併することも多い。いずれも，消化吸収障害や食物摂取不足によるものが大部分を占める。まずは非経口的に栄養状態を改善し，その後は流動食から与える。

　　a．マラスムス（Marasmus）　　　長期にわたるエネルギーならびにたんぱく質の量的・質的不足によって起こる栄養障害であり，1歳未満に多い。皮下脂肪の消失，筋肉の消耗，下痢などが認められ，徐脈や血圧の低下，貧血，免疫機能の低下をきたす。

　　b．クワシオルコル（Kwashiorkor）　　　必須アミノ酸の不足により起こる栄養障害であり，離乳中および離乳後の1〜3歳に多い。エネルギーはほぼ充足しているため，皮下脂肪は比較的保たれているが，筋肉の萎縮，全身の浮腫，下痢，皮膚炎，食欲不振が認められ，発育障害や高度な貧血，低アルブミン血症，脂肪肝，免疫機能の低下をきたす。

3）過体重・肥満

　　肥満は原発性肥満と二次性肥満に分けられる。原発性肥満では食事の量と質，身体活動量，生活習慣などの環境的要因や遺伝的要因がかかわっており，二次性肥満では内分泌異常などが原因となる。幼児期の肥満の大部分は原発性肥満であり，過食や運動不足などの生活習慣の乱れによって，長期にわたり摂取エネルギーが消費エネルギーを上回ることで生じる。

　　幼児期の肥満は，脂肪細胞数が増加する場合が多いため，学童肥満，思春期肥満，さらには成人肥満へ移行するリスクが高く，生活習慣病につながる可能性もある。そのため，正常な発育を妨げないように配慮しつつ，適正なエネルギー摂取と運動を組み合わせて標準体重に近づけるようにする。具体的には，体重の減少を目標にするのではなく，体重の増加をおさえ，身長の伸びを利用して肥満の解消をはかる。

（2）脱　　　水

　　成人の体水分量は，体重の60〜65％であるのに対し，幼児では約70％と多く，細胞外液が占める割合が高い。また，腎臓の尿濃縮能が未熟であることから尿量が多く，体表面積が大きく不感蒸泄量も多いため，体重あたりの水分必要量は成人の約2倍である（体重1kgあたり100〜120mL）。そのため，幼児期は水分摂取の不足や水分喪失の増加によって，容易に脱水症を起こす。脱水症は，血中ナトリウム濃度によって高張性（水欠乏性）脱水，低張（ナトリウム欠乏性）性脱水，等張性（混合性）脱水に分類されるが，幼児期は等張性脱水をきたすことが多い。原因としては，下痢や嘔吐が大部分を占める。脱水の重症度は体液の喪失の割合によって判断され，重症になるにつれて皮膚の緊張度の低下，四肢の温度低下，口唇などの粘膜の乾燥，尿量の減少といった症状が認められるようになる。こまめな水分補給で予防し，脱水を補正する時はイオン飲料＊よりも経口補水液（ORS）を用いるようにし，水分のみならずミネラルの補給にも留意する。

＊イオン飲料
ビタミンB₁を含まず，pHが低く糖分を多く含む。脱水予防のためにイオン飲料を飲ませる場合は，下痢や嘔吐などの症状が改善したら飲ませるのをやめる。日常的な多飲は，ビタミンB₁欠乏症やう歯の原因になるため注意する。

（3）う歯（むし歯）

　歯の表面に付着したプラーク（歯垢）の中でミュータンス菌が有機酸を産生し，プラークの中が酸性になると，歯のエナメル質などが脱灰*しう歯になる。石灰化度の低い乳歯のう歯は急速に進行しやすく，永久歯の形成や咀嚼機能に影響を及ぼす。う歯に伴う咀嚼力の低下は，顎の発達にも影響し，その結果，永久歯の歯列が悪くなる。また，う歯によって食欲不振や偏食が誘発されることもあるため，栄養管理上，歯の健康を保つことは重要である。

　う歯は，細菌（プラーク），食物，歯質が相互に作用して発症するため，これらの因子をコントロールし，う歯の予防に努める。細菌を取り除くためには，歯磨きによる歯垢の除去が効果的であり，食後に水を飲む習慣をつけるのもよい。食物による影響を少なくするためには，糖分（砂糖）の摂取を控え，だらだら食べをなくし，食事や間食の間隔をあけることで唾液による再石灰化*のための時間を十分に確保する。歯質を強化するためには，フッ化物を塗布するのが効果的である。永久歯の歯胚の大部分は，乳幼児期に形成されるため，カルシウムや良質なたんぱく質などを摂取することも重要である。

*脱灰
口の中の酸性度が高まり，歯の表面のエナメル質からカルシウムなどのミネラルが溶け出す現象をさす。

*再石灰化
脱灰で溶かされたエナメル質を修復する作用である。唾液中のカルシウムイオンやリン酸イオンによって，エナメル質を構成するハイドロキシアパタイトの結晶が新しく形成されることによる。

（4）偏食，食欲不振

　平成27年度乳幼児栄養調査（厚生労働省）によると，2～6歳児の保護者が子どもの食事で困っていることとして，「食べるのに時間がかかる」，「偏食する」，「むら食い」が上位を占めている。

1）偏　　食

　特定の食品に対して極端に好き嫌いを示し，食べられる食品の幅が狭くなり，それが定着した状態が偏食である。う歯や食物アレルギーなどの疾患が原因となることもあり，う歯の場合はかたいものや冷たいもの，食物アレルギーの場合はある特定の食品を嫌うことがある。疾患が原因となっている場合，まずは疾患の治療と疾患に合わせた食事管理の実施を優先する。また，自閉症や発達障害の幼児では，感覚過敏のため偏食をきたすことも少なくない。その場合は，刺激を少なくする工夫や，刺激を取り除く工夫を施す。

　疾患が原因となっていない幼児期の偏食は，離乳期の不適切な食事，保護者の偏食，食品に対する不快な経験などが原因となることが多く，食物新奇性恐怖*や自己主張の現れによる場合もある。この時期の偏食は一過性の場合が多いので，極度の偏食ではなく，数品だけ食べられないようであれば，その栄養的な代替品にするなど，無理に食べさせることはせず，長い目で幼児の嗜好をみるようにする。しかし，「嫌いな食品を食べることができた」という達成感は褒められることで強められ，自信・やる気が生まれ，もの（食品など），こ

*食物新奇性恐怖
初めて見る食品に対し，まず恐怖心をもち，警戒することをいう。乳児期にはあまりみられないが，子どもが動き回るようになると急速に強くなり，2～6歳児でピークに到達する。

と（活動など），ひと（人間関係）に対して前向きに取り組むことにつながる。そのため，幼児自身が様々な食品を受容できるような対策を講じるとよい。

　対策例として，離乳期から多種類の食品を献立に取り入れバラエティーに富んだ調理法にする，保護者の偏食を改善する，発達過程に合わせた調理法にする，嫌がっている食品の調理（切り方や味つけなど）や盛り付けを工夫する，楽しい雰囲気で食べられる機会をもつ，周りの人がおいしそうに食べているところを見せる，無理に食べさせることはせず運動によって空腹にさせて，食べたときには褒め自信をもたせる，集団での食事（幼稚園や保育所などの給食）を通して仲間意識や模倣心理を利用して矯正するなどがあげられる。

2）食欲不振

　2歳前後の反抗期になると，食欲にムラがみられるようになる。運動不足，不適切な間食の量や時間が原因となることが多いが，心因性の場合もある。運動を十分に行う，間食は摂りすぎないようにする，空腹感を感じられるよう生活リズムを整える，食事を家族と楽しむことで食欲を増進させるなどの対策を行う。その他に，少量でも栄養価が高い食材を選ぶなどの工夫をし，強制的に食べさせることはしないようにする。心因性の場合には，原因を取り除いてから食事や食事環境に工夫を凝らし，食事に興味をもたせるようにする。

（5）貧　　血

1）鉄欠乏性貧血

身体発育が著しい幼児期は，血液や筋量の増加に伴い，鉄の需要が増大するが，食事からの鉄摂取が不足しがちだと**鉄欠乏性貧血**を発症しやすい。特に離乳が順調に進んでいない幼児に多く認められ，食物アレルギーなどによる鉄吸収障害なども原因となる。鉄欠乏性貧血では，**精神・運動機能の障害や食欲低下**をきたし，匙状爪*や異食症*を呈することもある。高度な貧血の場合には，医療機関と連携し対応する。食事面では，腸管からの吸収のよいヘム鉄を多く含む食品を積極的に摂取するようにする。母乳中心で食事が十分に摂取できていない場合は，母乳を中止して離乳を積極的に進め，1歳を過ぎていても牛乳ではなく育児用ミルクを与えるようにする。

2）牛乳貧血

3歳以下で1日600mL以上の牛乳摂取を3か月以上続けた場合，**牛乳貧血**を呈することがある。牛乳貧血では，鉄欠乏性貧血に伴う症状に加え，浮腫などの**低タンパク血症**による症状も認められる。牛乳貧血をきたす家庭環境の特徴として，卒乳の遅れ，牛乳の栄養価に対する過信，偏食に対する甘やかし，子どもの発育と栄養状態の評価能力の不足が指摘されている。牛乳貧血が疑われる場合は，牛乳の中止や減量を行い，高度な貧血の場合は，医療機関と連携して鉄剤の投与も含め対応する。

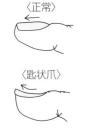

*匙状爪
爪がもろく菲薄化し，爪の陥凹が著しくなって変形した状態である。

〈正常〉

〈匙状爪〉

*異食症
土や鉄鍋をかじる，氷を多量に摂取するといった異常な食行動を認める状態である。ポテトチップスや果実の種など音の出る食べ物を好む傾向が認められ，中でも，氷を好む例が最も多い。

４．幼児期の栄養アセスメント

　幼児期は，時期相応の発育を得られていることが，良好な栄養状態の維持を示す指標となる。母子保健法に基づき，異常の早期発見と適切な指導を目的とし，１歳６か月児健康診査と３歳児健康診査が実施される。その際，母子（親子）健康手帳の活用が推奨されている。

（１）身体計測

　幼児期の身体発育は，離乳時期，食生活リズムや栄養バランス，運動，生活リズム，精神的ストレス，親の養育状況などの影響を受ける。これらの要因や成長障害をきたす疾患などを念頭におき，幼児の身体発育を総合的に評価する必要がある。幼児の体格は絶えず変化するため，身体発育は一時点のみで評価せずに，期間に幅をもたせ，経時的な変化を観察するようにする。

１）幼児身体発育曲線＊（パーセンタイル曲線）を用いた評価

　身体発育曲線は，一時点における成長の程度（やせ・標準・肥満）の判別ではなく，一定期間における成長の方向（曲線に並行して成長しているか，曲線から遠ざかっているか，曲線に向かって近づいているか）の確認や判断に適する。計測した身長，体重，頭囲，胸囲の値を曲線にプロットし，照らし合わせることで発育の良否を判定する（図７−３）。経時的な実測値の変化が３パーセンタイル〜97パーセンタイルの基準曲線に沿っていれば正常であるが，10パーセンタイル未満と90パーセンタイルを超える場合は，成長に偏りがある可能性があるため，経過観察を要する。また，範囲内であっても急な上昇や下降が認められる場合は，なんらかの疾患がかかわっている可能性が考えられるため，慎重な経過観察と適切な時期での精査が必要になる。

＊幼児身体発育曲線
幼児期の身長・体重測定は，２歳未満では仰臥位，２歳以上では立位により実施するため，２歳時点で身体発育曲線が分かれている。

２）体格指数を用いた評価

　幼児期は乳児期に引き続き，カウプ指数を用いて体格を判定する。計算式はBMIと同じであるが，幼児期は年齢によって身体バランスが大きく変動するため，年齢ごとに基準値が設定されており，図７−４に基づき判定する。経時的な発育の評価には不適であるが，経時的な評価の際にはBMIパーセンタイル曲線を手元に置き，参照する。

（２）臨床診査・臨床検査

　問診（周産期の経過，在胎週数，出生時の身体計測値，出生後の既往歴，家族歴など）や，身体所見の確認（顔色，皮膚の緊張度，筋肉や皮下脂肪の状態など）を行う。下痢や便秘の有無，皮膚の発疹の有無なども栄養状態の判断材料として

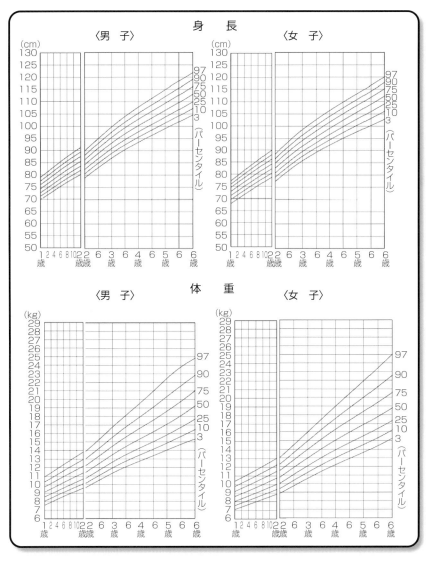

図 7 - 3　幼児身体発育曲線（身長，体重）

（厚生労働省：乳幼児身体発育調査結果，2010.）

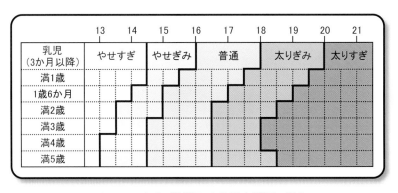

図 7 - 4　カウプ指数による発育状況の判定

重要である。必要な場合のみ採尿や採血をし，臨床検査を行う。尿タンパクは急性糸球体腎炎，尿糖は1型糖尿病の早期発見の指標となる。血中指標としては，短期間の栄養状態を反映するレチノール結合タンパク質やトランスサイレチン，エネルギーや脂質の摂取量の過不足の判定指標となる血清総コレステロールやトリグリセリド濃度，たんぱく質摂取量を反映する血清タンパク質やアルブミン濃度などを確認する。ヘモグロビン濃度は栄養状態の影響を受けやすいため，ヘマトクリット値とともに貧血の判定指標として用いる。

（3）食事調査・生活調査

咀嚼の様子や食行動，食事パターンやリズム，食事内容，食事環境，偏食の有無，嗜好の偏り，間食の与え方などについて聞き取りを行う。食事量が曖昧である場合や，食事量にムラがある場合には，一定期間，目安量で食事記録を行うことで，摂食量と生活習慣との関連を把握するとよい。離乳のすすめ方が不適切であると，食べ方に問題をきたし，偏食や食欲不振につながることもあるため，幼児期以前の離乳の過程の確認も行う。養育環境についても検討することが望ましい。

5．幼児期の栄養ケア

（1）食事摂取基準

幼児は，「1～2歳」と「3～5歳」の2つに区分されている。幼児期を対象とした食事摂取基準の策定に有用な研究は少ないため，十分な資料が存在しない場合には，成人の値から推定した値が外挿されている。耐容上限量が設定されていない栄養素が多いが，多量に摂取しても健康障害が生じないことを保証するものではないため，過剰摂取には留意する。

1）エネルギー

幼児期は発育が著しく，身体の大きさの割に基礎代謝量が多い。基礎代謝基準値は，1～2歳が最も高く，次いで3～5歳であり，18～29歳の成人の2倍以上である。これは，身体活動に必要なエネルギーの他に，組織合成や組織増加分（エネルギー蓄積量）として余分にエネルギーを摂取する必要があるためである。

推定エネルギー必要量は，推定エネルギー必要量（kcal/日）＝基礎代謝量（kcal/日）×身体活動レベル＋エネルギー蓄積量（kcal/日）で算出される。なお，幼児期は個人差が比較的小さい時期であるため，身体活動レベルはⅡと設定されており，1～2歳では1.35，3～5歳では1.45である。

第 7 章　幼児期の栄養管理

２）たんぱく質とエネルギー産生栄養素バランス

　体重維持のためのたんぱく質維持必要量については成人との差はないが，成長期にあたる幼児期は成長に伴う新生組織蓄積分のたんぱく質蓄積量を考慮する必要があるため，幼児の体重1kg あたりのたんぱく質の推定平均必要量は，成人と比較して多くなっている。

　たんぱく質，脂質，炭水化物の目標量については，幼児期においても49歳以下の成人と同様の比率で算定されている。すなわち，総エネルギー量に対し，たんぱく質 13 ～ 20％エネルギー，脂質 20 ～ 30％エネルギー，炭水化物 50 ～ 65％エネルギーである。

３）ビタミン

　ビタミンの必要量は，成人で得られた値を基に**成長因子**を考慮し，体表面積比を用いた推定法により算出した値を外挿したものが大部分を占める。水溶性ビタミンの中で，ナイアシン，ビタミンB_6，葉酸については耐容上限量が設定されており，これらはビタミン強化食品あるいはサプリメントとして摂取する時に適応される数値である。

４）ミネラル

　食塩相当量の目標量は１～２歳では男女ともに 3.0g/日未満，３～５歳では男女ともに3.5g/日未満である。カルシウムは，体内蓄積量，尿中排泄量，経皮的損失量，見かけの吸収率を用いた要因加算法によって推定平均必要量と推奨量が算定されているが，カルシウムの体内蓄積量は，幼児では骨や歯の発育のため，18 ～ 29歳の成人と比べ約３倍量となっている。

（２）適切な栄養状態の維持と疾病予防

１）望ましい食習慣の形成

　幼児期は食習慣の基礎が形成される時期であり，**生活習慣病の予防**は幼児期から始まるといっても過言ではない。幼児期は養育者の生活習慣の影響を受けやすいことに留意し，**早寝早起きや規則正しい生活**を心がけ，朝食を欠かさずに摂る習慣を身につけさせる。味覚形成のために，様々な食品を使用し，調理法が偏らない献立を心がけることも大切である。生活習慣病予防のために，この時期から薄味に慣れさせることも重要である。衛生面からは，食事の前の手洗いを習慣づけ，一緒に食べる人たちが楽しく食べられるようにするため，食事前後の挨拶，食べる姿勢，食器や箸の持ち方などの食事のマナーも教える。

２）適切な食事の与え方

　幼児期は身体の消化・吸収能力，咀嚼力などの機能が発達の途上であることを考慮し，食材の選択や調理法に注意する。乳歯が生えそろっても，成人と比べて噛む力は弱いことにも留意する。だしなどを用いて素材の風味を生かして

薄味に調理し，味覚の発達を促す。また，細菌に対する抵抗力が弱いため，食品衛生上，安全な食品を提供する。食品による窒息事故を予防するため，特に年齢の低い幼児に食事を与える時は食べやすい大きさにし，誤って気管支に入りやすい食品＊は与えないようにする。食べることに集中できる環境を整え，正しい姿勢でゆっくりよく噛んで食べるように促すことも大切である。

３）間食の与え方

平成27年度乳幼児栄養調査によると，幼児への**間食の与え方**として，「時間を決めてあげることが多い」と回答した保護者は56.3％にとどまり，「欲しがるときにあげることが多い」と回答した保護者が20.7％であった。また，17.2％の保護者が「甘い飲み物やお菓子に偏ってしまう」，15.8％の保護者が「スナック菓子を与えることが多い」と回答している。間食の不適切な与え方や内容は，肥満やう歯，食欲不振などの原因となりうるため，時間と量を決め，与え方や内容に注意する。

４）食物アレルギー

食物アレルギーの場合，アレルギーを引き起こす物質（アレルゲン）を摂取すると，じんましん，湿疹，下痢，咳などの症状が現れる。食物アレルギー管理の基本は，「医師による正しい診断に基づき，必要最小限の原因食物の除去を行うこと」であり，**除去食**や**代替食**＊にて対応を行う。原因食物であっても症状が誘発されない食べられる範囲までは食べるという考え方を基本とし，食品によって含まれるアレルゲンの量が異なること，加工や調理によってたんぱく質が変性すると同じたんぱく質量でも症状の出やすさが異なる場合があることを考慮し，食べられる範囲を広げていく。

幼児期の食物アレルギーの主要原因食品である鶏卵，牛乳，小麦ならびに大豆は，年齢が上るにつれて耐性を獲得し，経過観察中に原因食物除去の解除が進むという特徴がある。そのため，定期的に食物経口負荷試験＊を受け，原因食物の完全除去から部分除去へと解除していく。不必要な食品除去による栄養面の偏りによって，発育への悪影響が出ないようにすることが重要であり，原因食物を除去することで不足が心配な栄養素については，他の食品から補うようにする（表6-6参照）。

食物アレルゲンの大部分は，食物に含まれるたんぱく質であるため，原因食物の除去により良質なたんぱく質が不足しないように留意する。牛乳アレルギーの場合には，特にカルシウムが不足しないよう配慮する必要がある。なお，アレルゲンに触れる，吸い込むなどによって食物アレルギーの症状が誘発されることもあるため，食事場面だけでなく，小麦粘土や牛乳パックなどの食品の容器を使用した工作，食育関連の体験の際は十分に気をつける。

＊誤って気管支に入りやすい食品
ピーナッツなどのかたい豆やナッツ類は，誤って気管支に入りやすく，症状が重くなりやすい食品であるため，3歳ごろまでは食べさせないようにする。ぶどうやミニトマトなどの丸くすべるものは，4分割するなど形態を変えてから与える。

＊除去食と代替食
いずれも食物アレルギーに対応した食事である。「除去食」は原因食物を調理過程で除去して仕上げるものや，調理過程で別鍋に取り分けて作るもの。「代替食」は原因食物を除き，代わりの食材を使用したものや，調理法を変更したものである。

＊食物経口負荷試験
アレルギーであることが確定している，あるいは疑われている食品を単回または複数回に分割して摂取させ，症状の有無を確認する検査をいう。①原因食物の確定診断，②安全に摂取できる量の決定または耐性獲得の診断のために行う。

5）食事環境

　幼児期の食事は，栄養補給だけでなく，食習慣・生活習慣の基礎づくりの場としての役割も担う。幼児期においても，**朝食欠食や一人で食事をする孤食が**増加している現状であるが，規則正しい生活リズムを身につけること，社会生活の基本となる人間関係をつくることも視野に入れ，家庭において**適切な食事環境**を整備する必要がある。家族で食卓を囲むことは幼児の心理面において重要な役割を果たすことから，家族で食事を共にする機会をできるだけ多く設けることが望ましい。

（3）保育所給食・幼稚園給食

1）保育所給食

　保育所は児童福祉法に基づき，保護者の委託を受けて，保育に欠ける乳幼児（0～5歳）を保育することを目的とする施設であり，家庭と同様に幼児の生活の場となる。望ましい食習慣の確立や豊かな人間関係の形成など，幼児の健全な心身の育成の観点を踏まえ，**食育の一環**として，原則，昼食と間食を保育所給食として提供する。

　幼児の食べ方，摂食量，健康・栄養状態を観察しながら食事提供・改善を行うことが重要であり，「児童福祉施設における食事摂取基準を活用した食事計画について」（厚生労働省），「保育所における食事の提供ガイドライン」（厚生労働省），「保育所保育指針」（厚生労働省）などを参考に一定期間ごとに対象者特性を再評価し，食事計画の見直しを行い，家庭と保育所で連携した食事になるよう努める。保育所における給与栄養目標量の設定例を表7-5に示す。

　保育所給食における食物アレルギー対応は，医師が記入した生活管理指導表に基づき，「保育所におけるアレルギー対応ガイドライン」（厚生労働省）を参考にしながら行う。基本は完全除去食である。保育所給食は，食数は少ないが食種や提供回数が多いという特徴があるため，除去や調理室における調理作業を意識した献立作成を行い，アレルギー食対応を単純化する必要がある。また，経過中に耐性の獲得がすすむため，年に1回は生活管理指導表の見直しを行い，除去食の対応も変化させる。さらに，経過中に食物アレルギーの新規発症が生じる時期でもあることから，新規に症状を誘発するリスクの高い食物の少ない献立とし，家庭と連携し，保育所で"初めて食べる"ことを避けることも重要である。

2）幼稚園給食

　幼稚園は，学校教育法に基づき，幼児（満3歳以上）を保育し，適当な環境を与えて，その心身の発達を助長することを目的とする施設である。給食を実施する際は，「学校給食実施基準」（文部科学省）および「特別支援学校の幼稚

表7-5　保育所における給与栄養目標量の設定例

a．1〜2歳児における給与栄養目標量（男子）

	エネルギー （kcal）	たんぱく質 （g）	脂質 （g）	炭水化物 （g）	食物繊維 （g）	ビタミンA （μgRAE）	ビタミンB₁ （mg）	ビタミンB₂ （mg）	ビタミンC （mg）	カルシウム （mg）	鉄 （mg）	食塩相当量 （g）
(A) 1〜2歳児の食事摂取基準（1日あたり）												
	950	31〜48	22〜32	119〜155	7	400	0.5	0.6	40	450	4.5	3.0
(B) 昼食＋おやつの比率＊												
	50%	50%	50%	50%	50%	50%	50%	50%	50%	50%	50%	50%
(C) 一日（昼食＋おやつ）の給与栄養目標量（A×B／100）												
	475	16〜24	11〜16	60〜78	3.5	200	0.25	0.30	20	225	2.3	1.5
保育所における給与栄養目標量（Cを丸めた値）												
	480	20	14	70	4	200	0.25	0.30	20	225	2.3	1.5

＊昼食および午前・午後のおやつで1日の給与栄養量の50%を給与することを前提とした。

b．3〜5歳児における給与栄養目標量（男子）

	エネルギー （kcal）	たんぱく質 （g）	脂質 （g）	炭水化物 （g）	食物繊維 （g）	ビタミンA （μgRAE）	ビタミンB₁ （mg）	ビタミンB₂ （mg）	ビタミンC （mg）	カルシウム （mg）	鉄 （mg）	食塩相当量 （g）
(A) 3〜5歳児の食事摂取基準（1日あたり）												
	1,300	43〜65	29〜44	163〜212	8	500	0.7	0.8	50	600	5.5	3.5
(B) 昼食＋おやつの比率＊												
	45%	45%	45%	45%	45%	45%	45%	45%	45%	45%	45%	45%
(C) 一日（昼食＋おやつ）の給与栄養目標量（A×B／100）												
	585	20〜29	13〜19	74〜96	3.6	225	0.32	0.36	23	270	2.5	1.5
(D) 家庭から持参する米飯110gの栄養量＊＊												
	185	4	0	40	0.3	0	0.02	0.01	0	3	0.1	0
(E) 副食とおやつの給与栄養目標量（C-D）												
	400	16〜25	13〜20	34〜56	3.3	225	0.30	0.35	23	267	2.4	1.5
保育所における給与栄養目標量（Eを丸めた値）												
	400	22	17	45	4	225	0.30	0.35	23	267	2.4	1.5

＊昼食および午前・午後のおやつで1日の給与栄養量の45%を給与することを前提とした。
＊＊家庭から持参する主食量は，主食調査結果（過去5年間の平均105g）から110gとした。
（食事摂取基準の実践・運用を考える会：日本人の食事摂取基準（2020年版）の実践・運用，第一出版，2020．を一部改変）

部及び高等部における学校給食実施基準」（文部科学省）に準じる。多様な食品を適切に組み合わせて，各栄養素をバランスよく摂取しつつ，様々な食に触れることができるようにし各地域の実情や家庭における食生活の実態把握の上，日本型食生活の実践，我が国の伝統的な食文化の継承について十分配慮する。

第8章

学童期の栄養管理

　6歳から11歳までの小学校に通う6年間を**学童期**という。小学校1・2年生を低学年，3・4年生を中学年，5・6年生を高学年とよぶことが多い。中・高学年ごろから**第二発育急進期**（思春期スパート）と性成熟が始まる。理解力が増し，自己管理能力を養い，基礎的な生活習慣を確立する時期である。

　学童期は成長の個人差が大きい時期であるが，学校という制度によって生じる学年内の差も極めて大きい。一つの学年には，4月2日生まれから翌年の4月1日生まれまでの児童が属し，同じ時間割やカリキュラムで学校生活を過ごす。つまり，同じ学年でも生まれてからの成育年齢の差は最大1年間になる。生理的な個人差と，学校制度によって生じる差の両方に目を配る必要がある。

1. 学童期の身体的・生理的特徴

（1）身体的・生理的発育

　成長は，幼児期に比べると緩やかではあるが，中・高学年ごろから，身長や体重が急激に増加する第二発育急進期（思春期スパート）や第二次性徴が始まる。性差，個人差が大きい。

1）身長と体重

　6～8歳ごろまでは，身長は1年間で約6cm，体重は約2.5～3.5kgずつ増える。このころまでは性差はみられない。その後，成長が急速にすすむ第二発育急進期（思春期スパート）が始まり，性差がみられるようになる。女子は，8歳ごろから身長が1年間で6～7cmずつ，体重が4～5kgずつ増加し，10歳ごろには体格が男子を上回る。男子は女子より遅れて10歳ごろから身長が1年間に6.5～7.5cmずつ，体重は4.5～5.5kgずつ増加する。学童期を終えるころには，男子が女子の体格を追い越す。

2）骨格系

　骨は成長とともに，長さ，太さが増す。また，化骨現象により，軟骨にカルシウムやリンが沈着することで硬さを増し，骨密度が高くなる。身長と頭長との比率も成長に伴い変化し，6歳では6：1，12歳では7：1となる。

3）歯

　20本の乳歯が永久歯に生え変わるとともに，8本の永久歯が萌出する時期であり，12歳前後に第三大臼歯を除く永久歯28本が生えそろう（図8-1）。

　5歳ごろより，最初の永久歯として，下顎の中切歯（前歯）か下顎の第一大臼歯が生え始める。第一大臼歯は，多くの児童が6歳ごろには生え始めるが，上・下顎の第一大臼歯が生えそろい，噛み合うようになるまでには期間を要する。噛み合うようになると，咀

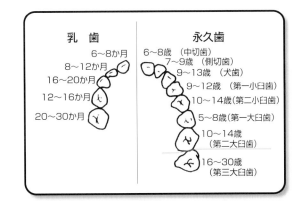

図8-1　乳歯・永久歯の形成と萌出

嚼力や食べ物をすりつぶす能力が高まる。同じころに中切歯や側切歯の乳歯が抜け，永久歯に生え変わる。この時，一時的に噛み切る機能が低下する。したがって，この時期に大きい塊のまま食物を与えると噛み切れないため，口の中にそのまま詰め込む，丸飲みする等の食べ方がみられる。8歳ごろになると小臼歯が生え変わる。この間噛み合う臼歯が減るため，咀嚼能力が一時的に低下し，食事に時間がかかるようになる。10〜11歳ごろになると第二大臼歯が生え始める。上・下顎の第二大臼歯が噛み合うようになると，咀嚼力が増大する。ただし，図8-2に示すように，萌出や交換の時期は個人差が大きい。

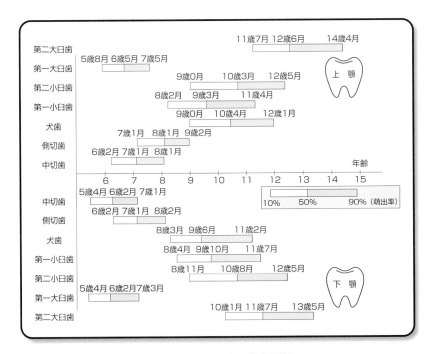

図8-2　永久歯の萌出時期

（文部科学省：学校歯科保健参考資料「生きる力」をはぐくむ学校での歯・口の健康づくり，2013．を一部改変）

4）臓　　器

肝臓や腎臓，消化管などの胸腹部(きょうふくぶ)の臓器は，8歳ごろまでは緩やかに，その後は著しく成長する。呼吸器，循環器系は発育が進み，呼吸数（回/分）は幼児期が25 〜 31程度から学童期では20 〜 23程度に，脈拍数（回/分）は，幼児期が100 〜 120程度から学童期では80 〜 100程度に減少していく。

5）脳・神経系の機能の発達

脳・神経系の発育は，10 〜 12歳ごろまでに完了する。精神機能はめざましい発達を示す。知覚，記憶，言語などが発達する他，小学校低学年ごろより，自己中心的かつ知覚に結びついた認知から論理的思考ができるようになる。中学年以降は，抽象的思考ができるようになる。年齢とともに記憶力や理解力，読解力が増し，周囲の状況や自分を客観視できるようになる。

6）免　疫　機　能

幼児期に引き続き，免疫系にかかわる胸腺やリンパ管などは著しい発育を示す。小学校高学年ごろにかけて成人の2倍程度に達する。

（2）運動機能の発達

幼児期に引き続き，中枢神経系や筋が発達し，神経系と骨格筋の連携がスムーズになることで，運動機能が発達する。遊びや運動を通して瞬発力，持久力，敏捷性，平衡性などの機能が向上する。微細運動は，小学校中学年ごろから顕著な発達を示し，精巧さ，速さが増す。

（3）社会性の発達

学校生活が始まり，家庭以外の決まりやルールに則った行動や生活，家族以外の大人や友人との関係を通じて社会性を獲得していく。自分と他者の比較や集団行動を通じて社会的技能を学び，判断力が増す。高学年になると自己概念が形成され，親への依存が少なくなり，主体的な行動が可能になる。

2．学童期のライフスタイルの特徴と食生活

親子が中心の家族関係から，仲間関係，家族以外の大人へと人間関係が広がる。家庭以外で過ごす時間が増えるとはいえ，まだ，家族とのかかわりは強い。したがって，保護者の就業状況*や勤務状況などのライフスタイルにより，子どもの生活も影響を受ける。その他，家族構成やきょうだいの年齢などによっても，子どもの生活様式は異なる。

学校生活により，活動リズムは整う。一方，放課後，学校がない週末，長期休暇の期間は，家族や友人との過ごし方，クラブ活動，塾や稽古事，地域のス

＊保護者の就業状況
1980年代までは，男性が主な働き手となる片働き世帯が主流だったが，その後共働き世帯数が増え，1997年には片働き世帯を超え，今も増加を続けている。女性の就業率は上昇し，20歳代では約80％，30歳代では約70％である。（労働力調査，総務省）

ポーツクラブや学童保育＊などとのかかわり方によってもライフスタイルが大きく左右される。さらに，学年が進むにつれ，夕食や就寝の時間がずれ，夜型の生活スタイルに傾く。また，外遊びが減少し，不活動な時間が増加する。

　ライフスタイルの変化に伴い，食生活も変化する。遅い夕食や夜食の摂取，それに伴う翌朝の食欲低下や欠食，児童だけの購買行動による偏った食事などが増える。学校給食は食事の量や質だけでなく，食事のリズムを整える役割がある。貧困の環境にいる児童の食物摂取状況は，学校給食がある日に比べ，ない日で悪くなることが報告されている＊。

3．学童期の健康課題（病態）・栄養課題

（1）肥　　満

　児童の肥満の大多数は，エネルギー摂取量がエネルギー消費量を上回る原発性肥満である。二次性肥満は，クッシング症候群や後天性甲状腺機能低下症などの基礎疾患が原因で起こる。

　児童の肥満の出現率は男女ともに学年が上がるにつれ割合が多くなり，9歳以降になると，男子は9％，女子は8％を超える（図8-3）。肥満傾向児＊の出現率は，年齢層によりばらつきはあるが，2003（平成15）年度あたりからは，おおむね減少傾向にある。

　肥満の要因は，朝食の欠食，間食，夜食，早食い，運動不足，生活リズムの乱れ，長時間のスクリーンタイム＊などである。家族が肥満であることも多

＊学童保育
「放課後児童健全育成事業」（所管は厚生労働省）に基づく，実施施設は，学童クラブ，放課後児童クラブ，学童保育所などとよばれる。遊びの場と生活の場と位置づけられている。

＊学校がない日の小学生の食物摂取状況
Murayama, et al.: Public health nutrition, 20（16）2946-2958, 2017. より。

＊肥満・痩身傾向児
性別・年齢別・身長別の標準体重から求めた肥満度がプラス20％以上の児童を肥満傾向児という。同様に，マイナス20％以下の児童を痩身傾向児という。

＊スクリーンタイム
テレビ，ゲーム，パソコン，タブレット型の薄型コンピューター，スマートフォンなどを使用している時間。

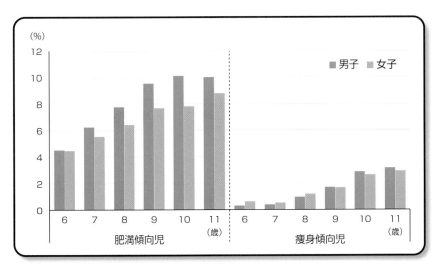

図8-3　肥満傾向児および痩身傾向児の出現率

（文部科学省：学校保健統計調査，2018．より筆者作成）

く，子の肥満に対して保護者の問題意識が乏しい場合もある。肥満児の健康的な生活習慣の獲得が可能な家庭環境となるよう，家族全体を巻き込む取り組みが求められる。

高度肥満は，小児期の高血圧，脂質異常症，耐糖能異常の出現につながりやすい。また，成人期の肥満や生活習慣病のリスクにもなり，生活習慣が確立する学童期での対応が重要である。

（2）や　　せ

＊学校保健統計調査
学校における幼児，児童および生徒の発育および健康の状態を明らかにすることを目的に，毎年，実施されている。文部科学省のホームページで公表されている。

児童のやせは，学校保健統計調査＊（文部科学省）で痩身傾向児＊として報告される。性別・年齢別の出現率は，男女児ともに低学年で0.5％前後だが年々高くなり，高学年は3％前後になる（図8-3）。

やせの要因は，エネルギー摂取量の不足，エネルギー消費量の過多，高身長など，原因疾患がないものが多いが，吸収障害，消耗性疾患，内分泌疾患などに起因するものもある。高学年の女児の中には，やせ願望により欠食や偏った食品選択によるダイエットを行い，エネルギーや栄養素摂取量の不足によるやせ，貧血，骨密度の低下などが生じる。思春期以降にみられる神経性やせ症（神経性食欲不振症）が低年齢化していることが指摘されており，学童期でも注意が必要である。

＊ネグレクト
子どもに身体面，医療面，教育面，情緒面で必要不可欠なものを与えないこと。家に閉じ込める，食事を与えない，ひどく不潔にする，自動車の中に放置する，重い病気になっても病院に連れて行かない，などがある。

やせの背景には，保護者も含めた精神的な問題や家庭内の問題が潜んでいる場合がある。中には，**虐待や貧困**が要因となっている者もおり，長期休み明けに体重減少の様子がみられたり，**ネグレクト**＊の様子がみられたりしないか，注意が必要である。

（3）う　　歯

＊歯周病
歯周病原細菌によって引き起こされる感染性炎症性疾患であり，歯肉，セメント質，歯根膜および歯槽骨よりなる歯周組織に起こる疾患。生活習慣病として位置づけられる。

う歯は，小学生の被患率が40～50％と，学童期で最も高率でみられる疾患である（学校保健統計調査，文部科学省）。

永久歯に生え変わる学童期は予防を重点的に行う時期になる。

う歯の原因となる歯垢は，**歯周病**＊の原因にもなる。小学生の2～4％は歯垢が多く，1～2％は歯肉の状態に異常がみられ，歯周病の対策が必要とされる。学童期にみられる歯周病は，歯肉表面に炎症が限局した歯肉炎がほとんどである。中学生・高校生では歯肉炎の被患率が上がるため，思春期以降の歯周病予防も念頭においたセルフケア能力を確立させることが重要である。

（4）小児生活習慣病，小児メタボリックシンドローム

小児期から，肥満，高血圧，脂質異常症，糖代謝異常などに罹患する児童が増えてきており，小児生活習慣病とよばれる。不適切な食習慣，身体活動の不

表8-1　小児メタボリックシンドロームの診断基準（6～15歳）

（1）があり，（2）～（4）のうち2項目を有する場合にメタボリックシンドロームと診断する
（1）腹　　　　囲　　80cm 以上 (注)
（2）血 清 脂 質　　中性脂肪 120mg/dL 以上 かつ/または HDL-コレステロール 40mg/dL 未満
（3）血　　　　圧　　収縮期血圧　125mmHg 以上　かつ/または　拡張期血圧　70mmHg 以上
（4）空腹時血糖　　100mg/dL 以上
（注）腹囲/身長が0.5以上であれば項目（1）に該当するとする。 　　　小学生では腹囲75cm 以上で項目（1）に該当するとする。

（厚生労働省研究班「小児期メタボリック症候群の概念・病態・診断基準の確立及び効果的介入に関する
コホート研究」平成18年度研究報告書，2007.）

足，不規則な生活リズムなどが要因となっている。さらに，内臓脂肪が多いことから，小児メタボリックシンドロームへの対応も求められるようになってきた。小児メタボリックシンドロームの発症頻度は，全体の１～２％であるが，肥満に該当する小児では10～25％で認められる。小児メタボリックシンドロームの診断基準を表8-1に示す。小・中学生では体格の差が大きいことから，評価項目に腹囲/身長比が追加されている。いずれも治療の対象であり，家族の協力のもと，早期に対応することが望ましい。

（5）貧　　　血

学童期にみられる貧血の多くは，**鉄欠乏性貧血**である。成長に伴い鉄の需要量は増す。さらに，女児では**月経**による鉄損失からの需要量の増加も加わる。偏った食品選択や不適切な食事摂取状況のほか，過度なダイエットが原因となっていることも多い。鉄だけでなく，適切なエネルギーや十分なたんぱく質が確保されているかをアセスメントする。

（6）不適切な生活習慣

1）朝 食 欠 食

週に１回以上の朝食の欠食は児童の１割弱にみられる。時間がない，食欲がないという理由が大半を占める。夜型の生活は夜食の摂取や睡眠不足につながり，欠食の原因となりやすい。欠食は必要な栄養素，特にエネルギー，たんぱく質，ビタミン，ミネラルの不足を起こしやすい。朝食を摂れるよう，保護者も一緒に生活全体から食生活を見直す必要がある。小学生のうちに「早寝・早起き・朝ごはん」＊などの健康的な生活習慣を獲得することをめざす。

2）間食・夜食

成長段階で，身体の大きさに対しエネルギー量を必要とする児童では，適切な間食が必要である＊。しかし，児童が好む間食は，スナック菓子やあめ，チョコレートなどの菓子類が多く，炭水化物（糖類）・脂質・食塩の過剰摂取

＊早寝・早起き・朝ごはん
文部科学省が支援し，全国協議会がすすめる「早寝早起き朝ごはん」国民運動で掲げられているスローガンでもある。官民一体となって望ましい生活習慣育成のために，普及啓発を行っている。

＊児童の間食
食生活等実態調査（日本スポーツ振興センター，2009.）によると，児童の間食を摂る頻度は，男子で24.7％，女子で30.2％であった。

＊家族との共食
健康日本21（第二次）
の栄養・食生活分野で
は，共食の増加（食事
を1人で食べる子ども
の割合の減少）が目標
項目として取りあげら
れている。

につながりやすい。夕食や翌日の朝食への影響，肥満やう歯予防の観点から
も，適切な質（内容）・量・時間（タイミング）を決める必要がある。ルールを
決めることは，児童の**自己管理能力の獲得**にもつながる。

　年齢が上がり夜型の生活にシフトするとともに，夜食の摂取頻度が増える。
夜遅すぎたり，寝る前の夜食は，翌朝の食欲減退や欠食につながりやすい。塾
通いなどによる遅い時間の夕食や夜食が必要な場合，1日を通して，夜食のエ
ネルギー量が多すぎないか，バランスが悪くないか，量と質の両面を考える。

3）こ　　　食

＊こ食
「孤食」「個食」以外
に，
戸食：外食ですませる
濃食：濃い味を好む
固食：同じようなもの
を食べる
小食：ダイエットなど
で食べる量を減らす
粉食：粉もの（パン，
パスタなど）を中心と
する

　家族との共食＊は望ましい食習慣の形成に重要である。しかし，共食形態や
食事内容に問題がある様々な「**こ食**」＊がみられる。ひとりで食事を食べる
「**孤食**」，一緒に食卓を囲んでいてもそれぞれが違う料理を食べる「**個食**」など
がある。特に孤食は，食欲不振や偏食に陥りやすく，食事内容が偏りやすい。
家族で食事時間を合わせる工夫が保護者に求められる。

4）身 体 活 動

＊子どもの身体活動ガ
イドライン
子どもに必要な身体活
動量や行動目標が示さ
れている。60分以上身
体を動かすという行動
目標は，運動だけでは
なく，通学やお手伝い
などの生活活動も含
む。

　身体活動の不足は消費エネルギーが減少し，肥満や食欲不振の原因になる。
子どもの身体活動ガイドライン＊（日本体育協会，2010年）では，身体を使った
遊び，生活活動，体育・スポーツを含め，毎日合計60分以上身体を動かすこ
とを推奨している。身体活動は身体の健康，不定愁訴＊の予防に貢献する。ま
た，学童期での身体活動の習慣化は，生涯を通じた健康的な生活習慣につなが
ることも期待されている。ただし，成長期は骨がやわらかく，成長軟骨部（骨
端）に障害が生じやすい。スポーツ活動では，関節に過度なストレスがかから
ないよう，強度や練習時間に注意する。

＊不定愁訴
明白な器質的疾患がみ
られないにもかかわら
ず，様々な自覚症状を
訴える状態。頭痛，腹
痛，吐き気，倦怠感，
眠気などがある。

（7）食物アレルギー

　学童期では成長に伴いアレルゲンへの耐性が獲得されるため，食物アレル
ギーの有病率は，乳幼児期に比べて急激に下がり，1～5％になる。

　主な原因食物は，鶏卵，乳製品などであるが，学童期に甲殻類や果物に対す
る新規発症が増加することも指摘されている（表6-6）。幼児期に引き続き，
家庭では正しい診断に基づいた必要最小限の食物除去を行う。原因食物にたん
ぱく質源となる食材が多いため，食物除去による成長に必要な栄養素の不足に
注意する。

4．学童期の栄養アセスメント

　小学校では，学校教育法および学校保健安全法に基づき健康診断が行われ
る。成長・発達および健康状態の把握と，異常および疾病のスクリーニングが

目的である。スクリーニング項目は，身体計測（身長・体重），栄養状態，脊柱，視力，聴覚，歯，口腔，心臓，尿などである。食事や生活習慣の調査も行うことで，成長や日常生活の問題の把握や対応に活用できる。

（1）身体計測

学童期は身体が成長するだけでなく，そのペースが6年の間に変わるため，経時的な成長の変化と一時点の計測値での評価の2通りを行う。

1）成長曲線を用いた評価

経時的な成長の評価は，成長曲線を用いる（図3-2）。身長・体重それぞれの測定記録を点で書き入れ，前回の点と線で結び，その線が成長曲線の上下の線の間に入っており，かつその傾きが基準線にそっていれば適正と判断する。基準線の上下からやや離れていても，成長曲線にそって成長している場合は問題のないことが多く，経過観察を行う。しかし，基準線の上下から大幅に外れている場合や，曲線が基準線をまたいで上向き，または下向きになった場合は，栄養状態の変化や何らかの疾患により低身長や高身長，肥満傾向ややせ傾向を呈している場合が考えられる。

2）体格指数（ローレル指数）を用いた評価

ローレル指数は，学童期における体格を判定する指標のひとつである。身長と体重を組み合わせ，以下の式により算出する。

ローレル指数＝〔体重（kg）÷身長（cm）^{3}〕×10^7

太りすぎの判定基準は160以上であるが，身長が110～129cmの場合は180以上，130～149cmの場合は170以上とする。一方，100以下の場合はやせすぎと判定する。なお，性別・年齢別の基準はない。

3）肥満度

肥満度は，学校の健康診断の評価で用いられる指標である。以下の式により求められる。

肥満度（％）＝
〔実測体重（kg）－身長別標準体重（kg）〕÷身長別標準体重（kg）×100〕

身長別標準体重は，実測身長と表8-3の係数を用い以下の式より求められる。

身長別標準体重（kg）＝a×実測身長（cm）－b

肥満度が20％以上は肥満傾向，-20％以下の場合はやせ傾向と判定する（表8-4）。一時点の肥満度だけで

表8-3　身長別標準体重の算出に用いる係数

係数 年齢	男		女	
	a	b	a	b
5	0.386	23.699	0.377	22.750
6	0.461	32.382	0.458	32.079
7	0.513	38.878	0.508	38.367
8	0.592	48.804	0.561	45.006
9	0.687	61.39	0.652	56.992
10	0.752	70.461	0.730	68.091
11	0.782	75.106	0.803	78.846
12	0.783	75.642	0.796	76.934
13	0.815	81.348	0.655	54.234
14	0.832	83.695	0.594	43.264
15	0.766	70.989	0.560	37.002
16	0.656	51.822	0.578	39.057
17	0.672	53.642	0.598	42.339

（文部科学省・スポーツ青少年局学校健康教育課監：児童生徒等の健康診断マニュアル 平成27年度改訂，公益財団法人日本学校保健会，p. 22，2015.）

表8-4　肥満度に基づく体格の判定

	肥満度	判　定
やせ傾向	−30％以下	高度やせ
	−30％超〜−20％以下	やせ
普　　通	−20％超〜＋20％未満	普通
肥満傾向	20％以上〜30％未満	軽度肥満
	30％以上〜50％未満	中等度肥満
	50％以上	高度肥満

（文部科学省・スポーツ青少年局学校健康教育課監：
児童生徒等の健康診断マニュアル　平成27年度改訂，
公益財団法人日本学校保健会，p.22，2015．を改変）

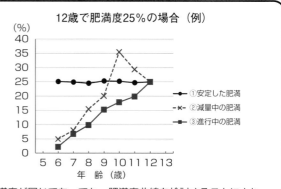

肥満度が同じであっても，肥満度曲線を検討することにより，異なる意味をもつことがわかる。
① 6年間，肥満度25％前後で経過している安定した軽度肥満
② 肥満度35％を超えたものが，減量して肥満度25％になった肥満
③ 6年前は肥満度2％前後であったが，現在では肥満度が25％になった進行性の肥満

図8-4　肥満度曲線のもつ意味

は，変化がわからず対応が難しいため，肥満度曲線を併用することが望ましい（図8-4）。なお，肥満度20％以上を肥満と定義しているが，20％という数値に明確な科学的根拠があるわけではない。

（2）臨床検査

　学校での健康診断で尿検査が行われる。尿中のたんぱくと糖の検査により，慢性腎炎や糖尿病の早期発見，早期治療につながる。採血は疾病が疑われる際に行われ，一般的に学童期には実施されない。貧血ではヘモグロビン濃度，ヘマトクリットを用いて判定する。食物アレルギーでは，特異的IgE抗体検査がスクリーニング検査として行われる。

（3）臨床診査

　健康診断では学校医や学校歯科医が全身や皮膚の状態，歯や口腔内の状態などを観察している。欠席・遅刻・早退の状況や食欲の有無，友人関係などの行動からも，心身の状況について情報を得られる。不規則な生活習慣や精神的なストレスは，食欲不振や不定愁訴につながりやすい。低学年では問題があっても自覚や言語化が難しく，腹痛のような身体症状として現れる。家庭と学校の様子が異なる場合もあるため，保護者と学校の連携は欠かせない。

（4）食事調査・生活調査

　正しい食習慣づくりを図ることを目的に，家庭での食生活や生活状況の実態

を把握するため，日常生活や健康状態について調査する。調査項目は，食に関する QOL（食事の楽しさなど），健康状況（排便，食欲の有無，だるさ・やる気など），生活習慣（運動，睡眠など），食物摂取状況（野菜の摂取状況，欠食・間食・夜食の有無など），食行動（共食の状況，食にかかわる手伝いなど），食に関する知識・態度・スキル，環境要因（家族や地域など）などがあげられる。

質問紙を使う場合，低学年，中学年では質問の内容の理解や回答の妥当性，再現性が難しいことが多いため，児童の回答のしやすさへの配慮や，観察調査，保護者への代理回答などの工夫が必要である。

5．学童期の栄養ケア

（1）食事摂取基準

学童期は「6～7歳」「8～9歳」「10～11歳」の3つに区分されている。学童期が相当する小児の食事摂取基準（1～17歳）では，小児を対象とした研究から推定平均必要量が算定された栄養素は，たんぱく質とカルシウムだけである。それ以外は，外挿方法を用いて成人の値から推定平均必要量が推定されている。同様の理由で耐容上限量が設定されている栄養素は，成人の16種類に対して小児では9種類である。小児に耐容上限量が設定されていない栄養素は，上限がないのではなく，小児に対する科学的根拠が得られず設定が見送られただけであることに留意する。

1）エネルギー

基礎代謝基準値は乳・幼児期より低下するものの，成人よりは高い（巻末付表）。身体活動に必要なエネルギーに加え，組織合成に要するエネルギーと組織増加分のエネルギー（エネルギー蓄積量）を摂取する必要がある。

推定エネルギー必要量（kcal/日）は，**基礎代謝量（kcal/日）×身体活動レベル＋エネルギー蓄積量（kcal/日）**の式で算出できる。

身体活動レベルは，6歳以降になると活動量に個人差がみられるようになるため，年齢区分ごとに3区分される（I低い，IIふつう，III高い）（表8-5）。

表8-5　学童期・思春期の身体活動レベル

（男女共通）

身体活動レベル	I（低い）	II（ふつう）	III（高い）
6～7（歳）	1.35	1.55	1.75
8～9（歳）	1.40	1.60	1.80
10～11（歳）	1.45	1.65	1.85
12～14（歳）	1.50	1.70	1.90
15～17（歳）	1.55	1.75	1.95
18～29（歳）	1.50	1.75	2.00

（厚生労働省：「日本人の食事摂取基準（2020年版）」策定検討会報告書，2019.）

2）たんぱく質

推定平均必要量は算出の考え方が成人と異なる。たんぱく質維持必要量に，成長に伴うたんぱく質蓄積量が付加され，以下の式で求められる。

推定平均必要量＝〔（たんぱく質維持必要量÷利用効率）×参照体重＋（たんぱく質蓄積量÷蓄積効率）〕

たんぱく質の目標量は，13 ～ 20％エネルギーとして設定された。この範囲のうち下限は推奨量を上回るように算定された。

3）脂　　質

脂質は，目標量が20 ～ 30％エネルギーと設定された。この範囲のうち，上限は飽和脂肪酸の目標量（10％エネルギー以下）を超えないように，下限は必須脂肪酸である n-6系脂肪酸と n-3系脂肪酸の目安量を下回らないように算定された。

2020年版の食事摂取基準から，小児（3歳以上）においても飽和脂肪酸の目標量が設定された。小児期の食習慣が成人期に引き継がれ，動脈硬化症のリスクとなる可能性があり，疾病予防の観点上，小児期より飽和脂肪酸の過剰摂取を避けることが重要である。

4）炭水化物ならびに食物繊維

炭水化物は，目標量が50 ～ 65％エネルギーとして設定された。

食物繊維は，目標量が性・年齢別に設定された。小児を対象とした食物繊維摂取量が特定の生活習慣病の発症予防や重症化予防に直接関与しているとする報告は乏しいものの，成人後の生活習慣病のリスクと関連する可能性も示唆されており，望ましい食習慣の獲得を考慮して設定された。なお，小児の便秘改善と食物繊維との関連が示唆されているが，まだ目標量の算定根拠として利用されるには至っていない。

5）ミネラル

カルシウムは，骨の形成に欠かせない栄養素であり，成長を続け第二発育急進期に入る学童期には，不足なく摂る必要がある。推定平均必要量は要因加算法を用い，体内カルシウム蓄積量，尿中排泄量，経皮的損失量の合計を見かけの吸収率で除して算出している。

鉄は，体外に損失する鉄に加え，成長に伴い蓄積される鉄を摂取する必要がある。推定平均必要量は要因加算法により算出された。10歳以上の女子は，月経血による鉄損失が要因に加わるため，月経の有無により該当する食事摂取基準の値が異なる。

（2）適切な栄養状態の維持と疾病予防

1）食事の考え方

　歯の生え変わり期間に咀嚼能率が低下することを考慮して，食事時間を十分に確保し食材の選択や調理法に注意する。丸飲みしないよう声掛けをすることも必要である。臼歯部が生え揃ったら食べ物をすりつぶしやすくなるため，学童期では表8-6に示すような歯ごたえのある食品を取り入れ，しっかり噛むよう促す。咀嚼は咀嚼筋や顎骨の発達を促し，唾液の分泌を増すため，よく噛む習慣を身につけることが重要である。

　食事には，野菜や豆製品，牛乳や乳製品を使った料理を取り入れる。これらの食品は，給食がない日はある日よりも不足しやすく，普段から意識的に取り入れるとよい。脂質や食塩は過剰に摂取しやすいため，食品の選択と調理法の工夫が必要である。食事の量や内容は，給食を参考にするか，小学生向けの食事バランスガイドを活用する。毎食，主食・主菜・副菜を揃えることが望ましい。間食は楽しみ，息抜き，コミュニケーションのツールという位置づけであり，三度の食事に影響しないよう，間食の内容，量，時間を配慮する。

2）食事環境

　家庭と学校はどちらも児童が食に関心をもち，食に対する自己管理能力を育むための場である。児童は，学校での友人との共食や食に関する活動を通して，責任感や自主性，協力の大切さを学ぶ。家庭では，家庭と学校で得た食と健康に関する知識を実践し，習慣化できるよう食事内容や生活時間に配慮する。共食の頻度が高いことは，児童の良好な健康状態や多様な食品や料理の摂取，そして健康的な食習慣の確立へとつながる。加えて，食事時の手洗いやあいさつ，マナーの習得における家庭の影響は大きいことからも，共食の機会を持つことが望ましい。

（3）健康課題に対する栄養ケア

1）肥　　満

　小児の肥満は大人と異なり，厳しいエネルギー制限は発育の妨げになるため行わない。清涼飲料水の飲みすぎや間食の内容など，過剰なエネルギー摂取につながる食習慣を改善し身体活動を増やすと，身長の伸びとともに肥満が改善されることが多い。

　食べている内容や食べ方の見直しでは，炭水化物（糖類）の多い食品，脂質含有量の多い料理，スナック菓子，ファストフードなどを控える，間食や夜食の量，早食いやながら食べなどの食べすぎにつながりやすい食べ方を見直す。食事の際は家族とともに，楽しい雰囲気の中で，ゆっくり食事に集中して食べ

表8-6　咀嚼筋活動量による食物分類

ランク	穀物	いも・豆	肉	魚介	卵・乳	野菜	果物・種実	菓子
1		絹ごし豆腐　木綿豆腐　さつま芋*　マッシュポテト　里芋*　じゃが芋*			卵豆腐	かぼちゃ*　アスパラ缶　カブ*　大根*	メロン　スイカ　白桃缶　みかん缶	プリン　ゼリー　水羊かん
2		うずら豆	コンビーフ	ブリ焼　うなぎかば焼き　鮭刺身　ブリ刺身	クリームチーズ　卵黄*　だしまき卵	トマト　人参*　蒸しなす　揚げなす　白菜*　枝豆*　玉ねぎ*	パイン缶　いちご　黄桃缶　バナナ	スイートポテト　バタークッキー　ふ菓子　ウェハース　寒天　スポンジケーキ
3	食パン	大豆水煮　納豆	ロースハム　ソーセージ　肉だんご	銀ダラ焼　まぐろ刺身　魚肉ソーセージ	卵白*　卵焼	グリンピース		カステラ　ポテトチップス　クラッカー　ういろう
4	うどん　即席めん	コンニャク	プレスハム	さつまあげ　つみれ	プロセスチーズ	ふき*　ごぼう*　わかめ　さやいんげん*	なし　プルーン　りんご	甘納豆　えびせん　スナック菓子　ソフトせんべい　羊かん
5	ごはん　白玉だんご	長芋	チャーシュー	かつお刺身　まぐろ焼　鮭焼　ちくわ　かまぼこ		ほうれん草*　もやし*　カブ　きゅうりピクルス　アスパラ*　さやえんどう*　カブつけもの　たけのこ*　しいたけ*　スイートコーン*	ピーナッツ	
6	くしだんご　スパゲティ	フライドポテト		モンゴイカ*　かつお角煮　えび*　ほたて貝		きゅうり　マッシュルーム*　レタス　なす　白菜　ピーマンソテー　きゅうりつけもの		
7	もち　ピザ皮	凍豆腐	蒸し鶏　チキンソテー　レバーソテー　ミンチステーキ	身欠にしん　いか刺身　酢ダコ		大根　うど　らっきょう　白菜つけもの	アーモンド　干しぶどう	かりんとう
8	カンパン	油あげ		なまりぶし　いわしつくだ煮		キャベツ		
9			豚ヒレソテー　豚もも*　牛ももソテー			酢レンコン　セロリ		
10				さきいか　みりん干し		にんじん　たくあん		

＊茹でたもの

　咀嚼筋活動量は，食物のかたさ・凝集性・ひずみから求めた値である。この値は，咀嚼開始から嚥下までの咬筋と側頭筋を筋電図で測定した結果と高い相関が得られている。ランクが高いほど硬い食品であることを示す。

（柳沢幸江 他：食物の咀嚼筋活動量，および食物分類に関する研究．小児科学雑誌：27（1）：74-84，1989．）

ることができる環境づくりも重要である。

　食事の改善に加え，身体活動の増加や定期的な体重測定，自分の生活習慣をチェックさせることも肥満の解消に有効である。子どもの肥満は保護者や家庭環境が大きく影響しているため，家族や地域を巻き込んで対応する必要がある。

２）う　　歯

　う歯は，脱灰しにくい口腔内の環境を作ることが予防につながる。歯垢除去のためのブラッシングと糖類の摂取を控えることが効果的である。特に，砂糖は少量であっても頻回に摂取する方がう歯になりやすいため，時間をあけ，摂取回数を制限する。再石灰化の促進にはリン酸化オリゴ糖カルシウムを配合した食品の利用や，フッ化物の塗布が効果的である。

　萌出後の歯は上下顎が噛み合うまで咀嚼に使われにくく，特に第一・第二大臼歯はプラークが増えやすい。食物繊維を含む食品を噛むことで，歯に付着したプラークの自浄作用が期待できる。プラークを除去する際は，歯の形や歯並びにあった歯ブラシ操作を指導する。永久歯列が完成するまで，口腔内は不潔になりやすいので注意する。う歯と歯周病の予防のためには，よく噛み，プラークを除去することが大切である。そのため，歯科医師や歯科衛生士と連携＊し，定期的に歯科検診を受けるとよい。

（４）学 校 給 食

　学校給食は，学校給食法およびこれに準じる法律に基づき，学校教育活動の一環として実施されている。

　給食は児童生徒に必要な食事量が把握でき，食事内容を学べる教材の役割ももつ。小学校では昼食として提供され，様々食材や料理からなる食体験を増やし，友人との共食の楽しさを経験できる場でもある。一方で，食事時間が十分に確保できないと，早食いや食べ残しにつながることもある。

１）学校給食の目的と意義

　学校給食は，成長期にある児童生徒の心身の健全な発達のため，栄養バランスのとれた豊かな食事を提供することで，健康の増進，体位の向上を図る目的がある。さらに，食に関する指導を効果的に進めるための重要な教材としての役割がある。食に関する指導は，給食の時間はもとより各教科や総合的な学習の時間，特別活動など，学校の教育活動全体において幅広く行われる。

２）学校給食の現状

　国公私立の小学校の99％で実施されている。学校給食には，① 完全給食（パンまたは米飯＋ミルク＋おかず），② 補食給食（ミルク＋おかず），③ ミルク給食（ミルクのみ）の３つの区分がある。原則として毎週５回以上，授業日の昼食時に実施される。

３）学校給食摂取基準

　学校給食摂取基準＊（文部科学省）は児童一人一回あたりの給与栄養量を示したものである（表8-7）。児童生徒の食生活の状況や献立作成の実情を考慮して設定されており，エネルギーは推定エネルギー必要量（身体活動レベルⅡ）

*口腔保健との連携
日本小児歯科学会では，各ライフステージにおける小児歯科保健の現状と課題および対策について提言をしている。その中で，学校（小・中・高校）での対策の一つとして「学校での食育の推進のため，学校の協力を受け，学校栄養士との連携により，歯科からのアプローチを実施する」と述べている。

*学校給食摂取基準
2021年4月より日本人の食事摂取基準2020年版に基づく学校給食摂取基準が施行された。「食事摂取基準を用いた食生活改善に資するエビデンスの構築に関する研究」およびその調査結果より算出した，児童生徒が学校給食において摂取することが望ましい栄養素量等も考慮して，算出された。

表8-7　児童または生徒一人一回当たりの学校給食摂取基準

区　　分		基　準　値			
		児童（6〜7歳）の場合	児童（8〜9歳）の場合	児童（10〜11歳）の場合	生徒（12〜14歳）の場合
エネルギー	（kcal）	530	650	780	830
たんぱく質	（%）	学校給食による摂取エネルギー全体の13〜20%			
脂質	（%）	学校給食による摂取エネルギー全体の20〜30%			
ナトリウム（食塩相当量）	（g）	1.5未満	2未満	2未満	2.5未満
カルシウム	（mg）	290	350	360	450
マグネシウム	（mg）	40	50	70	120
鉄	（mg）	2	3	3.5	4.5
ビタミンA	（μgRAE）	160	200	240	300
ビタミンB$_1$	（mg）	0.3	0.4	0.5	0.5
ビタミンB$_2$	（mg）	0.4	0.4	0.5	0.6
ビタミンC	（mg）	20	25	30	35
食物繊維	（g）	4以上	4.5以上	5以上	7以上

注1　表に掲げるもののほか，次に掲げるものについても示した摂取について配慮すること。
　　　亜鉛……児童（6〜7歳）2mg，児童（8〜9歳）2mg，児童（10〜11歳）2mg，児童（12〜14歳）3mg
　2　この摂取基準は，全国的な平均値を示したものであるから，適用に当たっては，個々の健康及び生活活動等の実態並びに地域の実情等に十分配慮し，弾力的に運用すること。
　3　献立の作成に当たっては，多様な食品を適切に組み合わせるよう配慮すること。

（文部科学省：学校給食摂取基準，2021.）

の1/3を，栄養素は，日本人の食事摂取基準に対して，ビタミンA，B$_1$，B$_2$，鉄は推奨量の40%，カルシウムは推奨量の50%，食物繊維は目標量の40%以上を基準とする。

4）学校給食における食物アレルギー対応

　小学校では，食物アレルギーを有する児童へも給食を提供することが求められる。食物アレルギー対応は，学校のアレルギー疾患に対する取り組みガイドライン（公益財団法人日本学校保健会）に基づき，学校給食における食物アレルギー対応指針（文部科学省）などを参考に担任，養護教諭，栄養教諭などと情報を共有しながら対応をすすめていく。学校内に食物アレルギー対応委員会などを設置することや医師の診断による学校生活管理指導表（図8-5）の提出を必須とするなど，安全性を最優先とする。

　学校給食における食物アレルギー対応は，原因食物の完全除去対応が原則である。原材料を詳細に記入した献立表の事前配布に加え，除去食および代替食による対応が行われている。このような対応でも原因食物の除去や対応が困難な場合，家庭からの弁当持参で対応する。栄養教諭・学校栄養職員は，原因食物の除去による成長に必要なたんぱく質やカルシウムなどの栄養素の不足に注

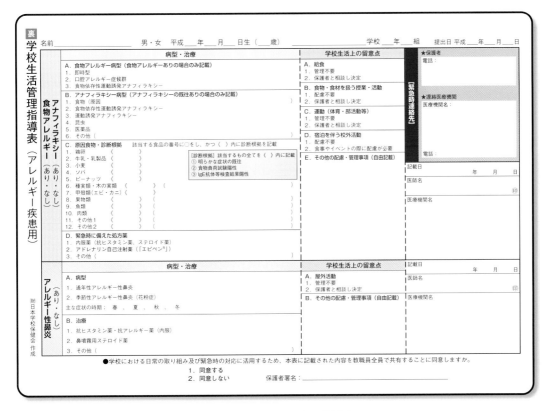

図8-5　学校生活管理指導表

（文部科学省スポーツ・青少年局学校健康教育課 監：学校のアレルギー疾患に対する取り組みガイドライン，日本学校保健会，
p. 13，2008．）

意して，献立を作成する。納品時・調理時・配食時・配膳時に原因食物の混入
や取り違えが起こりやすいため，献立・作業手順の作成と調理・配膳時の管理
には細心の注意を払う。

保護者との面談や担任との誤食防止策の検討などにもかかわり，食物アレル
ギーを有する児童も，給食時間を安全かつ楽しんで過ごせるように配慮する。
家庭科などの食品を扱う教科や，飲食を伴う学外活動など，配慮が必要な場面
が増える。児童は正しい知識を学ぶことで食べられない食品がわかるようにな
るが，低学年ではまだ理解が難しい。児童の発達段階に応じて，自分の症状を
理解することや，体調が悪くなった時に周りに助けを求められるよう，ライフ
スキルを身につけるよう支援する。

児童の中には家庭で多様な食体験がなされず，給食で初めて食べた食材に反
応し，食物アレルギーだと判明する場合がある。学童期以降，**口腔内アレル
ギー症候群**＊と**食物依存性運動誘発アナフィラキシー**＊の発症頻度が増える。
特に後者は，学校で初発することも珍しくない。重篤な場合は死に至る。した
がって，児童がアナフィラキシーを発症した場合に備え，学校内で研修を開催

＊口腔アレルギー症候
群
原因食物の摂取直後か
ら始まる，口唇・口
腔・咽頭粘膜に限局し
た即時型アレルギー症
状。食物アレルギーの
特殊型に分類される。
花粉症患者にみられる
ものを「花粉－食物
アレルギー症候群」とよ
ぶ。

＊食物依存性運動誘発
アナフィラキシー
原因食物を摂取して2
時間程度後の運動に
よって，アナフィラキ
シー（全身性のアレル
ギー反応で重篤な症状

を引き起こすことがある）が誘発される疾患。食物アレルギーの特殊型に分類される。原因食物の摂取のみ，あるいは運動のみでは症状は出現しない。

＊エピペン®
アドレナリン自己注射薬。児童本人による携帯・管理が基本であるが，アナフィラキシー症状により自己注射できない場合，緊急の場に居合わせた教職員が児童に代わって注射する。

し，全職員がエピペン®＊を正しく扱えるようにすることが必要である。

●参 考 文 献●

・日本体育協会：アクティブチャイルド60min －子どもの身体活動ガイドライン－，サンライフ企画，2010.
・文部科学省：学校給食における食物アレルギー対応指針，2015.
・日本学校保健会：学校のアレルギー疾患に対する取り組みガイドライン，2008.
・公益財団法人日本学校保健会：児童生徒等の健康診断マニュアル　平成27年度改定，2015.
・公団社団法人日本歯科衛生士会：歯科口腔保健の推進に向けてライフステージに応じた歯科保健指導ハンドブック，医歯薬出版，2014.

第9章

思春期の栄養管理

　思春期に明確な年齢区分はない。WHO（世界保健機関）による思春期の定義では，① 第二次性徴の出現から性成熟までの段階，② 子どもから大人に向かって発達する心理的なプロセス，ならびに自己認識パターンの確立段階，③ 社会経済上の相対的な依存状態から完全な自立までの過渡期とされている。

　一方，日本産科婦人科学会の定義によると，性機能の発現開始，すなわち，乳房発育ならびに陰毛発生などの第二次性徴の出現にはじまり，初経を経て，第二次性徴が完成し，月経周期がほぼ順調になるまでの期間をいい，その期間は，日本では 8，9歳頃から17，18歳頃までになるとされている。したがって，日本では一般的に学童期後半から高校生くらいまでをさすことが多い。ただし，思春期の開始と終了は明確ではなく，また個人によって異なる。

　思春期は，身体が小児から成人へと発達するための重要な時期であることはいうまでもない。さらに，心理面では身体の変化に加え自我が確立する時期であることから，不安定な時期でもあるのが特徴である。そこから，思春期特有の問題が生じることも多く，栄養・食生活上の問題も生じている。この時期における適切な栄養摂取と食習慣，生活習慣は，生涯にわたる健康づくりの上できわめて重要である。

1．思春期の身体的・生理的特徴

（1）第二次性徴の発現

　第一次性徴は，生まれてすぐわかる男女の性器にみられる特徴（男性の精巣や陰茎，女性の子宮，卵巣や外性器）をいう。それに対し，**第二次性徴**は，思春期になって現れる性器以外にみられる身体の各部分の男女の特徴のことをいう。この第二次性徴の起こる時期は，男性は14 〜 15歳，女性は12 〜 13歳がピークである（図9-1）。

　第二次性徴が発現する機序は次の通りである（図9-2）。まず，視床下部から放出される**性腺刺激ホルモン放出ホルモン**＊（GnRH）の分泌が増し，この刺激によって下垂体前葉より**黄体化（黄体形成）ホルモン**＊（LH）と**卵胞刺激ホルモン**＊（FSH）などの**性腺刺激ホルモン（ゴナドトロピン）**＊が分泌される。

＊性ホルモン
性ホルモンはステロイドホルモンの一種で，生殖器系の発育および性徴の発現に影響を与える。女性ホルモンと男性ホルモンに分けられる。エストロゲン（estrogen）は女性ホルモンの一種，テストステロン（testosterone）は男性ホルモンの一種である。

＊性腺刺激ホルモン放出ホルモン（GnRH）
gonadotropin − releasing hormone

＊性腺刺激ホルモン
性腺刺激ホルモンまたはゴナドトロピン（gonadotropin）は脊椎動物の下垂体の性腺刺激ホルモン産生細胞から産生されるタンパク質ホルモンである。主要なものは，黄体化ホルモン（luteinizing hormone）と卵胞刺激ホルモン（follicle stimulating hormone）の2種類。

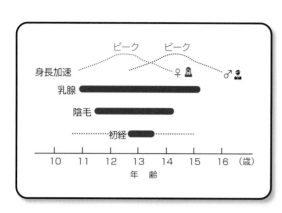

図9−1　二次性徴が起こる年齢

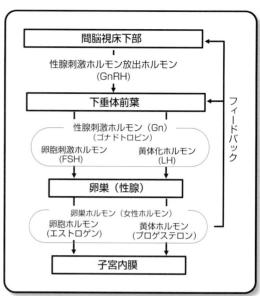

図9−2　二次性徴の起こるしくみ（女性）

これにより，男性では精巣が発育，女性では卵巣が発育する。

女性：卵巣から女性ホルモンである**エストロゲン**（卵胞ホルモン）が分泌され，乳房がふくらむ，陰毛・わき毛が生えてくる，皮下脂肪がつき，丸みを帯びた身体つきになる，**初経***が起こるなどの変化が生じる。

男性：精巣から**テストステロン**が分泌される。陰茎，精巣，睾丸が大きくなる，陰毛，体毛，ひげが生える，筋肉がつき，身体ががっちりしてくる，声変わりする，精通がくるなどの変化が生じる。

*初経（初潮）
初めての月経を初経という。日本人の初経年齢は，12〜13歳で推移している。月経の終止は，閉経という。

（2）第二発育急進期

　スキャモンの発育曲線（図3−4）は，人の成長を「神経型」「リンパ型」「一般型」「生殖器型」の4系に分類しグラフ化したものである。20歳時の発育を100として，各年齢における変化を示している。この4分類の曲線を比べると，思春期までに著しく成長するのが「神経型」であり，その発達にかかわる器官は脳，脊髄，視覚器などが分類される。「一般型」は身長，体重などが分類される。身長と体重が急激に伸びる時期を発育急進期といい，乳児期を第一発育急進期，思春期を**第二発育急進期**（思春期スパート）とよぶ。

　学童期・思春期の男女の身長・体重の年間発育量を図9−3に示した。発育には個人差があるが，思春期スパートは，女子の方が男子よりも2〜3年早く出現する。一般に女子では9〜11歳で身長の伸びが大きく，男子では11〜13歳で最大の伸びを示す。体重もほぼ同様の傾向を示す。

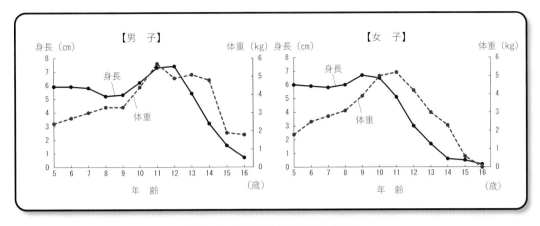

図9‐3　年間発育量（身長・体重）

（文部科学省：平成30年度学校保健統計調査データより筆者作成）

（３）精神発達

　思春期は周囲の影響を受けながら，第二次性徴に始まり身体的に大きな変化が生じ，さらに，精神的に社会や学校・仲間集団・家族からの影響を受けながら，一人の大人として自分を確立していく。思春期では自立したいという欲求が高まる一方，その不安も感じるようになる。言葉をかえると，思春期は自立と依存の間で大きく揺れる時期であり，この時期を**第二反抗期**ということもある。ちなみに，第一反抗期は幼児期のころをいう。

２．思春期のライフスタイルの特徴と食生活

　思春期は，小学校，中学校，高校に通っている時期であり，基本的には，学童期と同様，家庭と学校が中心のライフスタイルである。加えて，中学校，高校と学年が進むにつれ，家庭以外で過ごす時間が増え，仲間関係，家族以外の大人との人間関係も強くなる。第二反抗期であることも，家庭や学校以外の場で過ごす時間を増やすことにつながる。

　自我の確立に伴い，自身の将来について考えることも増える。クラブ活動・部活動，塾や予備校などとのかかわり方がその後の進路や進学を左右することもある。

3．思春期の健康課題（病態）・栄養課題

（1）思春期に起こりやすい健康課題（病態）・栄養課題

1）摂 食 障 害

＊体重での評価

%標準体重	やせの重症度
75%以上	軽症
65%以上75%未満	中等症
65%未満	重症

神経性食欲不振症のプライマリケアのためのガイドライン，中枢性摂食異常症に関する調査研究班：厚生労働省，2007．より。

　摂食障害は通常，神経性やせ症（神経性食欲不振症）と神経性過食症を含んだものをいう。ロンドンの開業医が1689年に報告した18歳の女性の症例から始まり，その後様々な報告がなされている。最終的には，① 体重への過度のこだわり，② 体重や体型の自己評価への過剰な影響が，摂食障害の基本的症候とされている。表9-1に，その診断基準を示す。摂食障害では，食欲不振と過食の混在例も多く，神経性やせ症の患者の半数が過食症状を併発するとの報告もある。

　摂食障害の場合の栄養状態の評価では，体重が最も重要な指標＊となる。体

表9-1　神経性食欲不振症の診断基準

```
1．標準体重の−20%以上のやせ
2．食行動の異常（不食，大食，隠れ食いなど）
3．体重や体型についての歪んだ認識（体重増加に対する極端な恐怖など）
4．発症年齢：30歳以下
5．（女性ならば）無月経
6．やせの原因と考えられる器質性疾患がない
```

　（備考）1, 2, 3, 5は既往歴を含む。（例えば，−20%以上のやせがかつてあれば，現在はそうでなくても基準を満たすとする。）6項目すべてを満たさないものは，疑診例として経過観察する。
1　ある時期にはじまり，3ヶ月以上持続。典型例は−25%以上やせている。−20%は一応の目安である。（他の条項をすべて満たしていれば，初期のケースなどでは，−20%に達していなくてもよい。）米国精神医学会の基準（DSM-Ⅳ-TR）では−15%以上としている。標準体重は15歳以上では身長により算定（例，平田の方法）するが，15歳以下では実測値（例，平成12年度学校保健統計調査報告書）により求める。
　　平田法　　身長　　　　　標準体重
　　　　　160cm 以上　　　（身長 cm −100）×0.9
　　　　　150〜160cm　　　（身長 cm −150）×0.4＋50
　　　　　150cm 以下　　　（身長 cm −100）
2　食べないばかりでなく，経過中には過食になることが多い。過食には，しばしば自己誘発性嘔吐や下痢利尿剤乱用を伴う。その他，食物の貯蔵，盗食などがみられる。また，過度に活動する傾向を伴うことが多い。
3　極端なやせ願望，ボディーイメージの障害（例えば，ひどくやせていてもこれでよいと考えたり，肥っていると感じたり，下腹や足など体のある部分がひどく肥っていると信じたりすること）などを含む。これらの点では病的と思っていないことが多い。この項は，自分の希望する体重について問診したり，低体重を維持しようとする患者の言動に着目すると明らかになることがある。
4　まれに30歳をこえる。ほとんどは25歳以下で思春期に多い。＊
5　性器出血がホルモン投与によってのみ起こる場合は無月経とする。その他の身体症状としては，うぶ毛密生，徐脈，便秘，低血圧，低体温，浮腫などを伴うことがある。ときに男性例がある。
6　統合失調症による奇異な拒食，うつ病による食欲不振，単なる心因反応（身内の死亡など）による一時的な摂食低下などを鑑別する。＊＊
＊　最近の傾向では30歳以上の発症例も多く見られる。
＊＊　やせをきたす器質性疾患には下垂体・視床下部腫瘍，慢性炎症性腸疾患，感染症，慢性膵炎，甲状腺機能亢進症，悪性腫瘍などがある。

（厚生労働省中枢性摂食異常症に関する調査研究班：神経性食欲不振症のプライマリケアのためのガイドライン，2007.）

重が減りつつある場合は減少速度の速い方が，同体重ならば増加より減少経過にある方が重症である。基礎体温の低下や徐脈も参考になる。

　摂食障害の治療は，心療内科をはじめとする医師や心理学者の正しい診断を経たのち，医師，臨床心理士，看護師，ソーシャルワーカーなどとともに，まず本人が抱えている問題の解決のために心理療法や行動療法などを行う。さらに管理栄養士などによる栄養療法が加わる。思春期の著しい身体発育と精神発達の不均衡から，家族関係や友人関係など，様々な思春期特有の悩みが生じている場合もある。それらが引き金となって摂食障害を発症することもあるので，背後に潜む心因性の理由を明らかにすることが大切である。

2）女子のやせと肥満

　日本では，女性のやせの者（BMI＜18.5kg/m^2）の割合が高いことが社会問題となっている。国民健康・栄養調査の結果では，20歳代の女性のやせは20％を超えて推移している。若年女性のやせは，**骨量減少，低出生体重児出産**のリスクなどと関連する。したがって，思春期でのやせ志向を改善し，大人へと成長する過程での適切な体づくりへの態度の変容が重要となる。図9−4は，国

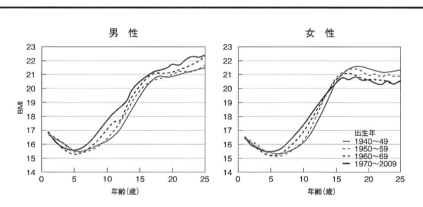

国民健康・栄養調査における1〜25歳の平均身長と体重からBMIを計算した。ある出生年のコホートは毎年1歳ずつ年齢が上がるので，毎年の国民健康・栄養調査データから，1歳ずつ上の年齢のBMIのデータをつないでいき，出生コホート別にBMIの成長曲線を描いた。
　小児期の加齢に伴う皮脂厚の変化とBMIは同じ経過で変化する。そこで，個人の成長に伴う体脂肪量の変化を同年齢の集団の中の位置（パーセンタイル）で見るため，BMIの成長曲線が小児で用いられることがある。BMIは生後1年間増加し，その後は減少する。そして，6歳頃（3〜8歳）より再び急速に増加する。このBMIの再上昇をadiposity rebound（体脂肪リバウンド）と呼ぶ。Adiposity reboundが早い年齢で起きた者は，その後は成長が終わるまでほとんど同じパーセンタイルの曲線に沿って変化し，成長し終わった時点で高いBMIになるとされる。実際に，国民健康・栄養調査のデータから求めた1〜25歳男性のBMIの成長曲線は，出生年が後の集団ほどadiposity reboundが早期に出現し，その後は高いBMIで推移している。しかし女性では，adiposity reboundが早期化しているにもかかわらず，10歳前後からBMI増加が鈍化し，10歳代後半以降は低いBMIとなり，若年女性のやせにつながっている。

図9−4　出生コホート別にみた adiposity rebound とその後の BMI の推移
（厚生労働省：「日本人の食事摂取基準（2020年版）」策定検討会報告書，p.65，2019.）

＊出生年コホート
ある出生年のコホートは毎年1歳ずつ年齢が上がる。図9-4は、毎年の国民健康・栄養調査データから、1歳ずつ上の年齢のBMIのデータをつないでいき、出生コホート別にBMIの成長曲線を描いたものである。

＊思春期の貧血
公益財団法人東京都予防医学協会による児童・生徒の貧血検査では、正常と判断された男子は小学4から5年生および中学生では95％以上、高校生では約99％であったのに対し、女子では小学4から5年生で95％以上であったものが、中学生では約92％、高校生では約92％であった。

＊溶血性貧血
赤血球が破壊されること（溶血）によって起こる貧血である。スポーツが原因の溶血性貧血は、運動によって足の裏の血管内で自らの赤血球を数多く踏みつぶしてしまうことで発生する。

民健康・栄養調査から出生年コホート＊の加齢に伴うBMIの変化を示したものである。

BMIは、6歳ごろより急速に増加し、その後、成長が終わるまではほとんど同じパーセンタイルの曲線にそって変化し、成長し終わった時点で高いBMIになる。しかし、女性は、男性より早くBMIが増加し始めるにもかかわらず、10歳前後から増加が鈍化し、10歳代後半以降は低いBMIとなっている。このことが、若年女性のやせにつながっている。より早い年齢からの栄養状況の精査と対応が求められる。

やせ（体脂肪の著しい低下）は**月経不順、月経異常**などを起こしやすくなる。女性ホルモンの分泌減少は骨にも影響し、骨塩量の減少により、骨折のリスクが高くなる。低体重の妊婦から生まれた児は低体重児が多く、その児が将来生活習慣病になるリスクも生じる（第4章参照）。思春期での身体づくりが、次の世代の健康にも影響を及ぼすことを理解する必要がある。

一方、極度の肥満は、無月経、稀発月経、過少月経などのリスクが高い。卵巣からの女性ホルモンだけでなく、副腎や脂肪組織からの男性および女性ホルモンの異常産生・分泌が加わることで、月経不順・排卵障害となり、不妊症の原因にもなる。また、女性ホルモンが長期間持続的に作用すると、子宮内膜が異常に増殖し、不正出血や子宮体がんのリスクが増える。

3）貧　　血

鉄は、赤血球のヘモグロビンや筋のミオグロビンの構成物質であり、思春期＊では、血液や筋の増量など、身体の成長に伴い鉄の需要が増加する。しかし、鉄の需要にみあう鉄の供給がなされないと、**鉄欠乏性貧血**になる。

成因による貧血の分類を表9-2に、赤血球恒数による貧血の分類を表9-3に示す。すべてのライフステージにおいて、貧血の原因は鉄欠乏性が多いが、思春期の運動選手では、食事量が多くても需要に間に合わず、潜在的な鉄欠乏の状態の者がいる。さらに、バスケットボールやバレーボールなどの選手では溶血性貧血＊がみられる場合もある。

表9-2　貧血の成因による分類

1. 赤血球産生の低下
2. 赤血球寿命の短縮あるいは破壊の亢進（溶血性貧血）
3. 出血
4. 赤血球の脾臓での分布異常

表9-3　赤血球恒数による貧血の分類

小球性低色素性貧血 MCV ≦80 MCHC ≦30	1. 鉄欠乏性貧血 2. 鉄芽球性貧血 3. サラセミア 4. 無トランスフェリン血症 5. 感染、炎症、腫瘍に伴う貧血
正球性（正色素性）貧血 81≦ MCV ≦100 MCHC ＝31〜35	1. 急性出血 2. 溶血性貧血 3. 骨髄の低形成 （再生不良性貧血、腎性貧血、内分泌疾患、骨髄への腫瘍浸潤）

MCV：平均赤血球容積
MCHC：平均赤血球血色素濃度

　女子の場合は，月経血による鉄損失が加わることで，貧血のリスクがより高まる。この月経血への鉄損失は，鉄欠乏性貧血の発生と強く関連する。日本人の食事摂取基準では，月経周期が31日の場合の経血量を10〜17歳で31.1 ml/回とし，鉄損失を補うのに必要な鉄摂取量を3.06㎎/日と推定している。

４）食物アレルギー

　食物アレルギーの症例は乳児期に最も多く，その後漸減する。新規発症の原因となる食物は，乳児期では，鶏卵，牛乳，小麦の上位３抗原がほとんどを占めるが，発育とともに原因食物は変化する（表９-４）。７〜17歳群では，新規発症の食物としてそれまでにはあまりみられなかった甲殻類が上位となっている。乳幼児期の食物アレルギーが寛解していても，思春期になって新たに別の食物が原因となって発症することもある。ライフスタイルの変化に伴い，食物アレルギーに対応していた学校給食の制度がない，食物の購買行動が広がった，外食の機会や子どもだけで食事をする機会が増えた，運動後にアレルギー症状＊が出たなど，リスクは増えている。思春期は，自己管理能力が必ずしも十分備わっているとはいえない者も多く，継続して注意が必要である。

＊運動後のアレルギー症状
食物依存性運動誘発アナフィラキシー。第８章学童期を参照。

（２）食生活・生活の課題

１）朝 食 欠 食

　子どものうちに健全な食生活を確立することは，生涯にわたり健全な心身を培い，豊かな人間性を育んでいく基礎となる。ことに，朝食を毎日食べることは，基本的な生活習慣を身につける観点からも重要である。「全国学力・学習状況調査」（文部科学省）では，思春期で朝食欠食の子どもの割合が増えていた。朝食を毎日食べていないと回答した児童・生徒の割合は，小学６年生では10％を超えていたものが，中学３年生では15％を超えており，近年，さらに増

表９-４　年齢別原因食物（初発集計）

順位	0歳 (1,196)		1，2歳 (611)		3-6歳 (304)		7-17歳 (253)		≧18歳 (176)	
1	鶏　卵	53.6%	鶏　卵	36.7%	魚卵類	16.1%	果物類	22.5%	小　麦	23.9%
2	牛　乳	27.4%	魚卵類	12.9%	果物類	14.5%	甲殻類	15.0%	果物類	19.9%
3	小　麦	13.6%	落花生	9.5%	木の実類	14.5%	小　麦	9.5%	甲殻類	17.0%
4			牛　乳	8.5%	落花生	11.2%	木の実類	8.7%	魚　類	10.8%
5			木の実類	5.7%	甲殻類	7.6%	鶏　卵	6.3%		
小計		94.6%		73.3%		63.9%		62.0%		71.6%

＊各年齢群で５％以上を占める原因食物を示した。また，小計は各年齢群で表記されている上位食物の頻度の集計である。

（今井孝成 他：平成27年度食物アレルギーに関連する食品表示に関する調査研究事業報告書，消費者庁，2016.）

加している。また，朝食の摂取状況は，学力調査の平均正答率（図9-5a）や新体力テストの体力合計点（図9-5b）とも関連することが示唆されている。国民健康・栄養調査からは，20歳代の朝食欠食者の多くが，思春期から朝食欠食習慣が始まっていることがわかっている。

2）生活リズムの乱れ

＊体内時計のリズム
第14章生体リズムを参照。

＊社会的時差ぼけ
平日と土日で起床時刻や就寝時刻が2時間以上ずれるような状態で生じる体内時計のリズムの乱れをいう。

生活習慣の乱れが学習意欲，体力，気力の低下の一因であることが，体内時計＊のリズムの研究を通して，科学的に裏付けられるようになってきた。部活動や塾通いによる夜遅い食事，夜遅くまでの試験勉強，夜遅くまでのスマートフォンやゲーム機などの液晶画面の光（ブルーライト）の曝露など，思春期ではライフスタイルの変化に伴い生活リズムが夜型にシフトしやすい。また，学校のある平日と休日の起床や就寝時刻の違い（社会的時差ぼけ＊）による休み明けの生活への悪影響も明らかになってきた。いずれにしても，思春期は乱れや

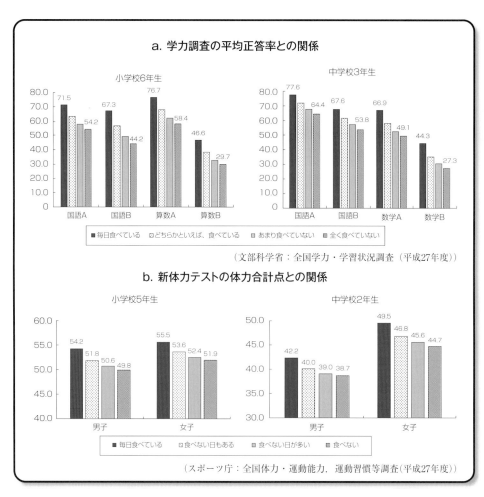

図9-5　朝食摂取と学力ならびに体力との関係

すい生活習慣を是正するための，家庭や地域とのかかわりも含めた対応が求められている。

4．思春期の栄養アセスメント

思春期のアセスメントは，基本的には学童期と同様である。

（1）身体計測

思春期の身体発育は，それ以前のライフステージと比べると緩やかになるが，まだ成長過程の重要な段階である。経時的な成長の評価は，身体発育曲線を用いて判定する。

健康診断では，身長別標準体重に対する肥満度*を用いて体格の評価を行う。体格指数による評価には，ローレル指数とBMIがある。しかし，ローレル指数は身長により低身長の場合には過大評価，高身長の場合には過小評価となる欠点があるため，現在ではあまり用いられない。また，第二発育急進期の開始時期やスパートは個人差が極めて大きい時期でもある。なお，成人のBMIによる体格の評価を思春期で採用することはできない。

*肥満度
第8章学童期の栄養管理を参照。

（2）臨床検査

必要な場合のみ採尿や採血をし，臨床検査を行う。尿タンパクは急性糸球体腎炎，尿糖は1型糖尿病の早期発見の指標となる。血中指標では，たんぱく質摂取量を反映する血清タンパク質やアルブミン濃度などを確認する。

貧血は，血液中のヘモグロビン濃度が減少している状態と定義される。通常ヘモグロビン濃度の低下とともに赤血球数やヘマトクリット値も減少するが，赤血球の主な生理機能がヘモグロビンによる肺から全身組織への酸素運搬であることから，3つのうちヘモグロビン濃度が生体にとって最も重要な指標となる。ただし，ヘモグロビン濃度は鉄摂取だけでなくたんぱく質摂取量などの影響も受けやすいため，ヘマトクリット値とともに貧血の判定指標*として用いることが望ましい。

＊WHOのヘモグロビンの基準値
WHOでは，次のように貧血の基準を定めている。

（3）臨床診査

身体所見の確認（顔色，皮膚の緊張度，筋肉や皮下脂肪の状態等）を行う。体重変化や食欲の有無，身体活動や運動量などを把握する。女子の場合は，月経の状況の把握が重要である。また，息切れ，頭痛，倦怠感などの酸素の欠乏状態を示す貧血症

WHOによる貧血の定義

	Hb(g/dL)	Ht(%)
幼児（6か月～6年）	<11	<33
小児（6年～14年）	<12	<36
成人男子	<13	<39
成人女子	<12	<36
妊婦	<11	<33

状の有無も確認する。

（4）食事調査・生活調査

　思春期は，ライフスタイルの変化に伴い食習慣の乱れが顕著になる時期である。質問紙調査による食行動や生活習慣について評価する。喫煙，飲酒，薬物などの問題行動もみられるようになる。生活上の課題の背景となる心の問題，家庭や交友関係など，思春期特有の問題もあわせて評価する。

5．思春期の栄養ケア

（1）食事摂取基準

　ここでは，食事摂取基準の年齢区分のうち，12 ～ 14歳と15 ～ 17歳について述べる。この時期は，生涯のうちでもっとも多くのエネルギーや栄養素が必要となる時期である。

1）エネルギー

　ライフステージの中でもっとも推定エネルギーを必要とする時期である。基礎代謝基準値は，12 ～ 14歳は男性：31.0kcal/kg 体重/日，女性：29.6kcal/kg 体重/日であり，15 ～ 17歳は男性：27.0kcal/kg 体重/日，女性：25.3kcal/kg 体重/日である。推定エネルギー必要量は，推定エネルギー必要量（kcal/日）＝基礎代謝量（kcal/日）×身体活動レベル＋エネルギー蓄積量（kcal/日）で算出される。身体活動レベルⅡでみると，推定エネルギー必要量は，15 ～ 17歳男性では 2,800kcal/日，12 ～ 14歳女性では 2,400kcal/日である。

2）エネルギー産生栄養素バランス

　たんぱく質，脂質，炭水化物の目標量については，思春期においても49歳以下の成人と同様の比率で算定されている。すなわち，総エネルギー量に対し，たんぱく質 13 ～ 20％エネルギー，脂質 20 ～ 30％エネルギー，炭水化物 50 ～ 65％エネルギーである。体重維持のためのたんぱく質維持必要量については成人との差はないが，思春期は成長に伴う新生組織蓄積分のたんぱく質蓄積量を考慮する必要がある。

3）食物繊維

　食物繊維の摂取不足が生活習慣病の発症に関連するという報告が多いことから，目標量が設定されている。成長期の食習慣が成人後の循環器疾患の発症やその危険因子に影響を与えている可能性が示唆されているため，3 歳以上について成人と同じ方法で算定されている。12 ～ 14歳では男女ともに 17g/日以上，15 ～ 17歳では男性 19 g/日以上，女性 18 g/日以上である。

4）ビタミン

ビタミンの必要量は，成人で得られた値を基に成長因子を考慮し，体表面積比を用いた推定法により算出した値を外挿したものが大部分を占める。水溶性ビタミンの中で，ナイアシン，ビタミン B_6，葉酸については耐容上限量が設定されているが，これらはビタミン強化食品あるいはサプリメントとして摂取する時に適応される数値である。

葉酸は，葉酸欠乏と神経管閉鎖障害のリスクが明らかとなっているため，妊娠を計画している女性または妊娠の可能性がある女性及び妊娠初期の女性は，そのリスク低減のために付加的に通常の食品以外の食品に含まれる葉酸（サプリメントおよび強化食品から摂取する）400 μg/日の摂取が推奨されている。

5）ミネラル

食塩相当量の目標量は12〜14歳男性では 7.0 g/日未満である。15 〜 17歳男性および12 〜 17歳女性は18歳以上の成人と同値で，それぞれ 7.5 g/日未満および6.5 g/日未満である。

カルシウムは，体内蓄積量，尿中排泄量，経皮的損失量，見かけの吸収率を用いた要因加算法によって推定平均必要量と推奨量が算定されているが，カルシウムの体内蓄積量は，思春期に最大となる。推奨量は，12 〜 14歳の男性 1,000 mg/日，女性 800 mg/日と高値となっており，カルシウム摂取を意識した食生活が必要である。

鉄もカルシウム同様，要因加算法を用いて推定平均必要量を設定している。小児に対しては，基本的鉄損失，ヘモグロビン中の鉄蓄積量，非貯蔵性組織鉄の増加量と吸収率を考慮して算定されている。

（2）適切な栄養状態の維持と疾病予防

1）栄養素貯蔵能の保持

第二発育急進期にあたる思春期では，身長や体重の他に，筋量や骨量，血液量，各臓器重量も急激に増加し，たんぱく質，カルシウム，マグネシウム，リン，鉄などの体組成成分の体内貯蔵能が亢進する。これに伴って体力や運動能力も著しく高まり，グリコーゲンの貯蔵能も向上し，長時間に及ぶ高強度の運動も可能となる。

骨は吸収（骨からのカルシウムなどの溶出）と形成（骨へのカルシウムなどの沈着）を繰り返しており，思春期で骨形成が骨吸収を上回り骨量が増加する。思春期男女を対象とした縦断的検討では，最も多くのカルシウム蓄積がみられる時期は男子では13.4歳，女子では11.8歳とされている。骨量は思春期以降も増加し，30代までに最大骨量となるが，この時期に骨量を高めておくことは骨粗鬆症予防のためにも有効である。

2）望ましい食習慣の形成

　「食を通じた子どもの健全育成（−いわゆる「食育」の視点から−）のあり方に関する検討会」報告書（厚生労働省）では，食を通じた子どもの健全育成のねらいは，「現在をいきいきと生き，かつ生涯にわたって健康で質の高い生活を送る基本としての食を営む力を育てるとともに，それを支援する環境づくりを進めること」としている。

　思春期に求められる「食べる力」は，自分らしい食生活を実現し，健やかな食文化の担い手になることである。具体的には，食べたい食事のイメージを描きそれを実現できること，一緒に食べる人を気遣い楽しく食べることができること，食料の生産・流通から食卓までのプロセスがわかること，自分の身体の成長や体調の変化を知り，自分の身体を大切にできること，そして食にかかわる活動を計画したり，積極的に参加したりすることができることである。

　自己管理能力を習得し，自分の身体の成長や体調の変化を知り，自分の身体を大切にする力を育むことが重要である。

●参 考 文 献●

・日本摂食障害学会：摂食障害医学的ケアのためのガイド（Academy for Eating Disorder レポート2016）第3版〈日本語版〉，www.jsed.org（2019年12月25日アクセス）
・日本摂食障害学会：摂食障害治療ガイドライン，医学書院，2012.
・厚生労働省難治性疾患克服研究事業「中枢性摂食異常症に関する調査研究班」：神経性食欲不振症のプライマリケアのためのガイドライン，2007.
・村田光範：肥満度，BMI，身長・体重成長曲線，そして子どもの肥満−思春期の子どもの体格評価指標指数としてのBMIの問題点−，日本成長学会，p. 20，pp. 51-64，2014.

第10章

成人期の栄養管理

　成人期は，青年期から高齢期への移行期である。思春期以降（おおよそ18歳ごろ）から29歳を青年期（若年成人期），30 ～ 49歳を壮年期，50 ～ 64歳を中年期（実年期）という。

　青年期は，身体，性成熟の完成の時期であり，女性では妊娠，出産が始まる。精神的，社会的にも自立する。身体能力充実度が高く，有病率*，死亡率*が最も低いが，生活習慣病が潜在化されており，生活習慣病予備群ともよばれる。

＊青年期の有病率，死亡率
厚生労働省による患者調査では，青年期の外来における受療率は，すべてのライフステージの中で最も低い。

　壮年期は，身体的，心理的，社会的には安定しているが，身体機能の退行性変化が始まり，生活習慣病が顕在化してくる。社会的，精神的ストレスが増し，心身不調の出現頻度が上昇する。

　中年期は，加齢による退行性変化が顕著になり，身体的な衰えを自覚する時期である。更年期障害がみられ，生活習慣病以外にも様々な疾患が現れる。

1．成人期の身体的・生理的特徴

（1）青年期の身体的・生理的特徴

　青年期は，身体的成長，性成熟の完成時期である。身体能力の充実度が高く，体力的に最も活発な活動ができる時期である。成長はほぼ止まるが，適正な運動と食事によって骨格筋が発達し，体力も増加する。最大骨量は男女ともに青年期でピークに達する（女性は18歳ごろ，男性は20歳ごろから）。女性は閉経後の急激な骨量減少に備えて，この時期に骨量を高めておくことが重要となる。第三大臼歯（おやしらず）は，青年期から生える場合がある。精神的には，ライフスタイルや社会環境の変化に応じ，青年期以降も成長が認められる。

（2）壮年期の身体的・生理的特徴

　壮年期は，身体的，精神的に充実した時期ではある。30歳を過ぎたころから身体機能は徐々に退行性変化（老化）が始まるが，30歳代ではその自覚がほとんどない。40歳代では30歳代と比較して基礎代謝（巻末付表）が下がるだけでなく，行動体力も低下し始め，疲労感などを感じやすくなる。また，男女とも

に40歳代半ばから，性ホルモンの分泌低下による身体の不調（更年期症状）を
感じやすくなる。さらに，女性は40歳代後半から月経不順などが生じ始める。

（3）中年期の身体的・生理的特徴

　加齢による身体の退行性変化が顕著になる時期である。身体的には，白髪，
薄毛，しみ，しわなど，外見的な変化が生じる。代謝面では，基礎代謝が減少
し始め，筋力など種々の行動体力も低下し，身体活動量も減少する。その結
果，消費エネルギー低下に伴い，エネルギー出納バランスが負に偏り，内臓脂
肪も蓄積しやすくなる。生理的には，耐糖能をはじめ，様々な代謝機能が低下
する。また，筋タンパク質代謝は低下するが，内臓タンパク質代謝はほとんど
変化しない。さらに老眼，消化器系（唾液腺や胃腺の減少，腸運動の低下）・呼
吸器系（肺活量の低下），循環器系（心拍出量の低下）・腎機能系（糸球体濾過率
や腎血漿流量の低下）の衰えが顕著になる。免疫能の低下の他，男女ともに，
性ホルモン分泌低下による**更年期障害**が生じる。口腔環境では，歯周病や歯肉
炎，う蝕による歯の欠損などが生じてくる。歯の喪失も始まり，咀嚼に影響を
与えるだけでなく，味蕾も萎縮して味覚の閾値が高くなる。

2．成人期のライフスタイルの特徴と食生活

（1）青年期のライフスタイルの特徴と食生活

　青年期は就学・就職，家族と同居・一人暮らし，経済的に保護者に依存・自
立と様々であるが，社会的には自立している場合が多い。結婚，出産，育児を
迎える時期でもある。食生活では，ライフスタイルの変化とともに，外食，こ
食（第6章参照），朝食欠食が高い頻度で出現するなど食行動上の課題が多い。
また，健康づくりのための身体活動や運動の実践者も最も少ない世代である。

（2）壮年期のライフスタイルの特徴と食生活

　職場では責任ある仕事を任されるようになり，家庭では子どもを生み育てる
など，精神的にも身体的にもストレスを受けることが多くなる。食生活では，
過度の飲食，不規則な食習慣（欠食，夜食）や外食・中食の機会が増加する。
食習慣をはじめとした生活習慣は，病気の罹患率，老化速度などに強く影響す
るものの，口腔保健に対する低い意識，がん検診の低い受診率など，健康行動
の実践には至っていない者が多い。

（3）中年期のライフスタイルの特徴と食生活

　社会的，経済的に安定して充実する時期である。一方，家庭環境の変化（子どもの思春期，受験，卒業，独立，子育ての終了）や，近親の死別，介護，友人との疎遠や離別など，精神的ストレスが生じやすい。さらに，社会的な責任からくるストレスの増大，多忙で不規則な生活習慣など，様々な生活習慣病のリスク要因が増大する。情報へのアクセス，経済的な暮らし向きなどの格差も顕著となる。

3. 成人期の健康課題（病態）・栄養課題

（1）青年期・壮年期・中年期の健康・栄養課題

　青年期は，思春期に次いで疾病リスクの少ない年代である＊。病気への無自覚，生活習慣の改善のためのゆとりのなさなどから，健康に対して意識が低い生活になりやすい。しかし，男性の肥満，女性（20歳代，30歳代）の低体重，朝食欠食，野菜の摂取不足，偏食，運動不足など，様々な生活習慣病のリスクが潜在化している。特に，女性の強いやせ願望や低体重は，低出生体重児の出生リスクを高め，最大骨量の維持にも悪影響をもたらす。

　壮年期では，生活習慣病が顕在化してくる。男性は，肥満の割合がライフステージの中で最も高くなり，メタボリックシンドローム対策が急がれる。一方，女性は，青年期に引き続き，妊娠・出産・育児に備えた低体重の予防対策が必要である。35歳以上の高年齢初産の増加や，早期閉経（40歳未満の閉経）を含む更年期に備える必要もでてくる。男女ともに，ストレスの増大が健康状態にも強く影響するようになる。

　中年期では，様々な生活習慣病が増加するだけでなく，悪性新生物（がん）の発症率も高くなる。ライフスタイルや社会環境の変化に，更年期による身体的・生理的変化も加わり，心の健康の問題も増加する。

（2）生活習慣病

　生活習慣病＊とは，「食習慣，運動習慣，休養，喫煙，飲酒等の生活習慣が，その発症・進行に関与する疾患群」と定義されている（公衆衛生審議会，1996年12月18日）。食生活や運動習慣・身体活動，喫煙，飲酒，ストレスなど様々な要因があり，生活習慣の改善によって，その発症を予防もしくは，遅延することが可能である。成人期の特徴と生活習慣病との関係を図10-1に示す。生活習慣病が続くと，動脈硬化の進展，**虚血性心疾患**＊や**脳血管疾患**＊などのリス

＊青年期の死亡原因
死亡原因の第一は外因死（自殺，不慮の事故）である。

＊生活習慣病
2型糖尿病，肥満，高血圧症，脂質異常症（家族性のものを除く），高尿酸血症，循環器病（先天性のものを除く），大腸がん（家族性のものを除く），歯周病，肺扁平上皮がん，慢性気管支炎，肺気腫，アルコール性肝疾患などがある。

＊虚血性心疾患
心臓に血液を送る冠動脈の動脈硬化により，心筋の酸素不足が生じて起こり，狭心症と心筋梗塞がある。高血圧，脂質異常症，糖尿病，肥満，動脈硬化，運動不足，ストレス，喫煙，閉経が要因となる。

＊脳血管疾患
脳出血，脳梗塞，クモ膜下出血などがある。危険因子は，男性，糖尿病，高血圧，脂質異常症，喫煙，肥満，大量飲酒，心房細動を有する者である。

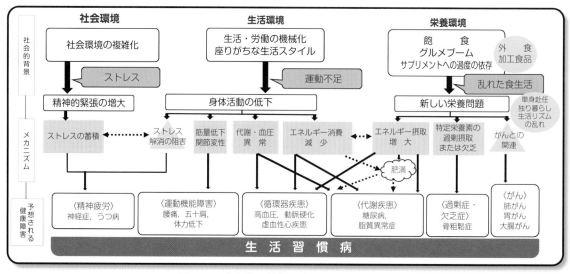

図10-1　成人期の特徴と生活習慣病との関係

クが高まり，死に至る。生活習慣病は，社会背景なども理解して予防策を立てることが重要である。

（3）肥満とメタボリックシンドローム

1）肥　　満

表10-1　肥満度の分類

BMI（kg/m²）	日本肥満学会による判定
18.5 未満	低体重
18.5 以上 25 未満	普　通
25 以上 30 未満	肥満1度
30 以上 35 未満	肥満2度
35 以上 40 未満	肥満3度
40 以上	肥満4度

＊BMI 35以上を「高度肥満」と定義

＊肥満症の診断
日本肥満学会より肥満症診断のフローチャートが発表されている。
（肥満症診療ガイドライン2016）

肥満とは，脂肪組織が過剰に蓄積した状態と定義されている。身長に対する体重の比率が脂肪蓄積量に関係することから，通常，体格指数で判定される。日本では，BMIが 25 kg/m²以上を肥満と判定する（表10-1）。

肥満は，**原発性肥満**と**二次性肥満**に分類される。成人では，エネルギーの過剰摂取ならびに運動不足が原因となる原発性肥満が多い。

肥満は，脂肪組織の分布によっても分類される。女性に多くみられる皮下脂肪型肥満と男性に多くみられる内臓脂肪型肥満である。内臓脂肪の過剰な蓄積は，生活習慣病の発症につながりやすい。肥満は疾患ではないが，**肥満症**＊は疾患であり，医学的に治療が必要となる。

2）メタボリックシンドローム

内臓脂肪は，胃腸（消化管）で吸収された栄養が肝臓に流れ込む門脈還流域に分布する脂肪組織である。この内臓脂肪の蓄積は，アディポサイトカインの分泌異常（アンジオテンシノーゲン，PAI-1，TNF-αの増加とアディポネクチンの低下など）が要因であり，高血糖，高血圧，脂質代謝異常などの動脈硬化の危

表10-2　メタボリックシンドローム診断基準

危険因子			基準値
必須項目	（内臓脂肪蓄積） ウエスト周囲径 （内臓脂肪面積　男女とも≧100cm²に相当）		男性 ≧85 cm
			女性 ≧90 cm
上記に加え以下の2項目以上			
選択項目 3項目の うち2項 目以上	1	高トリグリセリド血症 かつ/または 低 HDL コレステロール血症	≧150 mg/dL
			<40 mg/dL
	2	収縮期血圧 かつ/または 拡張期血圧	≧130 mmHg
			≧85 mmHg
	3	空腹時高血糖	≧110 mg/dL

*CT スキャンなどで内臓脂肪量測定を行うことが望ましい。

*ウエスト周囲径は立位，軽呼気時，臍レベルで測定する。脂肪蓄積が著明で臍が下方に偏位している場合は，肋骨下縁と前上腸骨棘の中点の高さで測定する。

*メタボリックシンドロームと診断された場合，糖負荷試験が薦められるが診断には必須ではない。

*高 TG 血症，低 HDL-C 血症，高血圧，糖尿病に対する薬剤治療を受けている場合は，それぞれの項目に含める。

*糖尿病，高コレステロール血症の存在はメタボリックシンドロームの診断から除外されない。

（メタボリックシンドローム診断基準検討委員会，メタボリックシンドロームの定義と診断基準，日本内科学会雑誌；2005；94：188-203.）

険因子を複数あわせもった状態を誘発させる。この状態をメタボリックシンドロームとよび，診断基準を表10-2に示した。診断基準にある危険因子が複数重なると，心筋梗塞や脳梗塞などの動脈硬化性疾患の発症率が高くなることから，早期の対応が求められている。

　ウエスト周囲径の基準値は他の項目とは異なり，性差がある。男性より女性の腹囲の方が大きく設定されているが，その理由は，男女ともに同じ量の内臓脂肪が蓄積していた場合，女性の方が腹部の皮下脂肪が多いためである。疾病リスクは，生活習慣および肥満の改善によって低減される。

（4）糖尿病とインスリン抵抗性

1）糖　尿　病

　糖尿病とは，インスリンの作用不足に基づく慢性的な高血糖状態を主な徴候とする代謝疾患群である。食後上昇した血糖値を下げる（適正な範囲に保つ）上で重要な働きをしているインスリンだが，それが作用しにくい，もしくは，分泌不足で引き起こされる。糖尿病は，1型糖尿病と2型糖尿病に分類され，1型糖尿病は，膵β細胞破壊によるインスリンの分泌不足によって発症する。原因は自己免疫機序であることもあるが，原因不明のケースも多い。2型糖尿病は，インスリン分泌不足とインスリン抵抗性が要因となって発症することが多い。2型糖尿病が進行すると，インスリン分泌不足になり1型に移行する。日本の糖尿病患者の95％以上は，2型糖尿病である。糖尿病の診断基準を表10-3に示す。

2）インスリン抵抗性

　インスリン抵抗性（耐糖能異常）は加齢に伴い高くなるが，生活習慣（過食

表10-3　空腹時血糖値[注1)]および75gOGTT による判定区分と判定基準

血糖測定時間		判定区分
空腹時	負荷後２時間	
126mg/dL 以上　⇐　または　⇒　200mg/dL 以上		糖尿病型
糖尿病にも正常型にも属さないもの		境 界 型
110mg/dL 未満　⇐　および　⇒　140mg/dL 未満		正 常 型[注2)]

（左端に縦書き「血糖値」）

注１）　血糖値は，特に記載のない場合には静脈血漿値を示す。
注２）　正常型であっても１時間値が180mg/dL 以上の場合は180mg/dL 未満のものに
　　　　比べて糖尿病に悪化する危険が高いので，境界型に準じた取扱い（経過観察な
　　　　ど）が必要である。また，空腹時血糖値が100～109mg/dL は「正常域」ではあ
　　　　るが，「正常高値」とする。この集団は糖尿病への移行や OGTT 時の耐糖能障
　　　　害の程度からみて多様な集団であるため，OGTT を行うことが勧められる。
（日本糖尿病学会編・著：糖尿病治療ガイド2018−2019，日本糖尿病学会，2018.）

＊脂質異常症
日本動脈硬化学会は，
2007年から総コレステ
ロール値を診断基準か
ら除外し，「高脂血症」
という病名から「脂質
異常症」に変更した。

＊動脈硬化性疾患予防
ガイドライン
動脈硬化学会が発表し
ているガイドライン。
定期的に更新されてい
る。2017年版では，新
しいリスクスコアとし
て，都市部の住民を対
象として発症を予測
し，慢性腎疾患なども
危険因子に含む吹田ス
コアを採用している。

や運動不足など）の影響を強く受ける。インスリン抵抗性が高くなると，血中
インスリン濃度は高いが，インスリンが作用しないため，高血糖状態が続く。
血糖値が170～180mg/dL 以上になると尿糖が出現する。高血糖状態が長く続
くと，最終的に糖尿病になる。また，インスリン抵抗性が高い状態は，脂質異
常症，高血圧症，動脈硬化症などの生活習慣病を発症するリスクも高くなる。

（5）脂質異常症

　脂質異常症＊とは，血中の中性脂肪，LDL コレステロール値が基準よりも
高い状態，または，HDL コレステロール値が低い状態をいう。動脈硬化性疾
患予防＊のためのスクリーニングにおける脂質異常症の診断基準を表10-4に示
す。原因には，① 生活習慣の乱れ，② 遺伝性（家族性高コレステロール血症），

表10-4　動脈硬化性疾患予防のためのスクリーニングにおける脂質異常症の診断基準（空腹時採血）＊

LDL コレステロール	140mg/dL 以上	高 LDL コレステロール血症
	120～139mg/dL	境界域高 LDL コレステロール血症 ＊＊
HDL コレステロール	40 mg/dL 未満	低 HDL コレステロール血症
トリグリセライド	150 mg/dL 以上	高トリグリセライド血症
Non-HDL コレステロール	170 mg/dL 以上	高 non-HDL コレステロール血症
	150～169 mg/dL	境界域高 non-HDL コレステロール血症 ＊＊

＊10時間以上の絶食を「空腹時」とする。ただし水やお茶などカロリーのない水分の摂取は可とする。
＊＊ スクリーニングで境界域高 LDL-C 血症，境界域 non-HDL-C 血症を示した場合は，高リスク病態がな
いか検討し，治療の必要性を考慮する。
○ LDL-C は Friedewald 式（TC − HDL-C − TG/5）または直接法で求める。
○ TG が400mg/dL や食後採血の場合は non-HDL（TC − HDL-C）か LDL-C 直接法を使用する。ただ
しスクリーニング時に高 TG 血症を伴わない場合は LDL-C との差が＋30mg/dL より小さくなる可能性
を念頭においてリスクを評価する。
（日本動脈硬化学会編：動脈硬化性疾患予防ガイドライン2017年版，日本動脈硬化学会，2017.）

表10-5　成人における血圧値の分類

分類	診察室血圧(mmHg)			家庭血圧(mmHg)		
	収縮期血圧		拡張期血圧	収縮期血圧		拡張期血圧
正常血圧	<120	かつ	<80	<115	かつ	<75
正常高値血圧	120－129	かつ	<80	115－124	かつ	<75
高値血圧	130－139	かつ/または	80－89	125－134	かつ/または	75－84
Ⅰ度高血圧	140－159	かつ/または	90－99	135－144	かつ/または	85－89
Ⅱ度高血圧	160－179	かつ/または	100－109	145－159	かつ/または	90－99
Ⅲ度高血圧	≧180	かつ/または	≧110	≧160	かつ/または	≧100
（孤立性）収縮期高血圧	≧140	かつ	<90	≧135	かつ	<85

（日本高血圧学会高血圧治療ガイドライン作成委員会：高血圧治療ガイドライン2019．日本高血圧学会，p. 18, 2019.）

③ 加齢（閉経後など），④ 疾患（糖尿病，肝臓病，ネフローゼ症候群など），⑤ 薬物の影響などがあげられる。脂質異常症は，特別な身体的所見は観察されないが，血管が傷つけられることで，動脈硬化を引き起こすリスクが高くなる。動脈硬化が進行し，それを放置していると，心臓や脳などの血液の流れが悪くなり，狭心症，心筋梗塞や脳梗塞などの疾病を引き起こしやすくなる。

（6）高血圧症

　高血圧とは，収縮期血圧あるいは拡張期血圧が基準値を超え，慢性的な血圧上昇を呈する疾患である。成人における血圧の分類を表10-5に示す。原因が特定できない高血圧を本態性高血圧とし，ある特定の原因による高血圧を二次性高血圧という。**本態性高血圧**は，遺伝的要因と環境要因が作用しあって40歳代後半から発症することが多い。高血圧の要因には，食塩の過剰摂取，カリウムの摂取不足，肥満，飲酒習慣，運動不足，ストレスなどがある。

　食塩摂取による高血圧の発症メカニズムは次の通りである。食塩摂取量が増加すると，水分を摂取する量が増えるだけでなく，血中ナトリウム濃度を一定に保つため，体水分が血管内に動員される。その結果，血管内の血液量が増加するため，心臓の心拍回数が増加し，血管壁にかかる圧力（血圧）が上がる。結果として，食塩摂取量の増加は，心臓に負担がかかることになる。

4．成人期の栄養アセスメント

　生活習慣病やメタボリックシンドロームの予防，重症化予防が重要課題であり，ここではそれらを中心に述べていく。それぞれの診断基準は表10-1〜5に示した。学校や職場で実施される健康診断に加え，40歳以上で被保険者に実施

が義務づけられている**特定健康診査**がスクリーニングの役割を果たしている。

（1）身 体 計 測

　身長，体重，BMI，腹囲は特定健康診断の必須項目である。その他，体脂肪量，体脂肪率が測定される。

（2）臨 床 検 査

　特定健康診査では，脂質検査（中性脂肪，HDL コレステロール，LDL コレステロール），血糖検査（空腹時血糖，ヘモグロビン A1c（HbA1c）），肝機能検査（ALT（GPT），AST（GOT），γ - GTP（γGT）），貧血検査（赤血球，ヘモグロビン，ヘマトクリット），尿検査（尿糖，尿タンパク），血圧が測定される。その他，心電図検査，眼底検査も行う。

（3）臨 床 診 査

　家族構成，家族歴，既往歴，喫煙歴，服薬状況，運動習慣などについて問う。メンタルヘルスに関する問診は欠かせない。

（4）食事調査・生活調査

　生活習慣病の発症・重症化予防のための栄養ケアでは，食物摂取状況，生活行動や食行動だけでなく，食行動の変容段階（ステージ），知識・態度・スキル，周囲の支援，環境など，幅広く栄養・食生活についてアセスメントすることが求められる。さらに，様々な重圧からメンタルヘルスに課題を抱える者も増える。あわせて，ストレスチェックの実施も行う。

5．成人期の栄養ケア

　個々人によって生活習慣（生活リズム，食生活など）が異なるだけでなく，その社会経済的背景（家族，教育，就労，居住，収入など）も多様であるため，画一的な栄養ケアは困難である。したがって，生活習慣の改善には，一方向から個人を評価することは避け，総合的に対象者の現状を把握した上で，栄養ケアを実施する。

（1）食事摂取基準

　生活習慣病予防に関連するエネルギーならびに栄養素を中心に概説する（巻末付表）。

1）エネルギー

　当面目標とする BMI の範囲は，観察疫学研究の結果から得られた総死亡率，死因，疾患別の発症率と BMI との関連，日本人の BMI の実態を総合的に判断し，$18 \sim 49$ 歳では $18.5 \sim 24.9 \, kg/m^2$，$50 \sim 64$ 歳を $20.0 \sim 24.9 \, kg/m^2$ とした。成人期の身体活動レベルは，男女とも I：1.50，II：1.75，III：2.00 とした。5 年間に 5 kg 以上の体重の増減（増加であっても減少であっても）が総死亡率の増加に関連することが報告されており，BMI の継続した評価に基づく推定エネルギー必要量の検討が必要である。

2）エネルギー産生栄養素バランス

　生活習慣病予防を目的とした目標量が定められた。目標量の下限は，推奨量を満たすためにそれ以上となること，上限は耐容上限量を考慮するものとして，範囲で示された。

　たんぱく質エネルギー比率は，推奨量を満たす数値として下限を $18 \sim 49$ 歳で 13％エネルギー，$50 \sim 64$ 歳で 14％エネルギー，上限は成人における各種の代謝変化への影響などから 20％エネルギーとした。$50 \sim 64$ 歳（中年期）の下限が 14％エネルギーとなっているのは，高齢期におけるたんぱく質の摂取実態とその重要性に鑑みて引き上げられたものである。

　脂質は，飽和脂肪酸の過剰摂取を介して発症する生活習慣病の予防を目的とし，目標量を設定した。飽和脂肪酸摂取量の増加はインスリン感受性を低下させ，インスリン分泌量を増加させ，糖尿病のリスクを高めることが示唆されている。そのため，飽和脂肪酸の目標量は 7％エネルギー以下とされた。しかし，飽和脂肪酸は脂質の一種であり，その摂取量を制限すれば，総脂質の制限につながり，それが必須脂肪酸の摂取不足につながるおそれがあるため，留意する必要がある。また，乳製品由来の飽和脂肪酸摂取は，心血管疾患を予防することが報告されているため，肉由来の飽和脂肪酸と区別して考える必要がある。コレステロールは，目標量は設定されていないが，許容される摂取量の上限が存在しないということではなく，脂質異常症の重症化予防の目的から 200 mg/日未満にとどめることが望ましいとされた。

　低脂質・高炭水化物食は，食後血糖値や空腹時の中性脂肪値を増加させるだけでなく，血中 HDL コレステロール値も減少させることが報告されている。健康な人が低脂質・高炭水化物食のような食事をしても，動脈硬化症，肥満，糖尿病が増加することを示す報告はないが，長期間にわたって，このような食事パターンが続くと，冠動脈性心疾患のリスクが高くなるとされている。また，極端な低脂質食は脂溶性ビタミン（特にビタミン A やビタミン E）の吸収を悪くするだけでなく，相対的に動物性たんぱく質摂取不足も引き起こす可能性があるため，注意が必要である。

　一方，高脂質食・低炭水化物食は穀類に含まれるミネラルの摂取不足を招くだけでなく，たんぱく質摂取量が多くなるため，総死亡率，2型糖尿病罹患の増加が懸念される。さらに，高脂質食は，飽和脂肪酸摂取量を増加させ，血漿LDLコレステロール濃度を上昇させるため，冠動脈疾患のリスクを高くする。それゆえ，脂肪は30％エネルギー未満が適切とされる。

　炭水化物は50〜65％エネルギーとした。たんぱく質脂質の目標量の上限と脂質の目標量の上限を対応させ，炭水化物の目標量の下限を設定した。

3）食物繊維

　食物繊維の目標量は，生活習慣病の予防の観点から男性21g/日以上，女性18g/日以上とした。穀類由来の食物繊維摂取量が高いことは，糖尿病の発症率を低下させる。また，食物繊維による血中LDLコレステロールの低下作用が報告されている。生活習慣病の予防のためにも，食物繊維の積極的な摂取をすすめることが好ましい。

4）ビタミン

　生活習慣病の発症予防と各種ビタミンとの関係が検討されたものの，科学的根拠が十分ではないことから，目標量の設定は見送られている。なお，葉酸について，神経管閉鎖障害のリスク低減のための女性の付加については，第9章思春期の栄養管理を参照されたい。

5）ミネラル

　ナトリウム（食塩相当量）の目標量は，男性7.5g/日未満および女性6.5g/日未満とした。食塩の過剰摂取は，高血圧のみならず慢性腎臓病，がんなどとも関連する。高血圧の予防，治療のためには6g/日未満が望ましいが，日本人の食塩摂取量は，減少傾向にはあるものの依然として目標量には達していない。摂取実態と実施可能性を踏まえた上で，上記の数値が設定された。

　カリウムの目標量は，男性3,000mg/日以上および女性2,600mg/日以上とした。WHOのガイドラインでは，血圧，心疾患疾患などとの関係の検討から3,510mg/日が推奨されている。日本人のカリウム摂取量の実態からの実施可能性を考慮し，平成28年国民健康・栄養調査の結果をもとに算定された。

　他のミネラルは，目標量を設定するだけの科学的根拠が十分ではない。

（2）生活習慣病・がん予防のための栄養ケア

　ライフステージが，青年期，壮年期，中年期に上がるにつれ，生活習慣病の発症が増加する。関連学会がそれぞれ，科学的根拠に基づく診断・診療のためのガイドラインを発表しており，疾病予防のための食事や食事療法についても提言をしている。ここでは，がんも含め，主な生活習慣病に関する一次予防を目的とした栄養ケアについて概説する。

1）肥満予防の生活習慣と食事

肥満予防では，成人期における大きな身長の変化はないため，栄養ケアの結果目標は体格（BMI）として，ケアでは体重の管理を主とする。肥満者では7〜10％の軽度の体重減量を達成，もしくは維持することでも生活習慣病の重症化予防の効果がある。

体重の減量を目的とした食事では，エネルギー量（食事量）を控えるため，ビタミン，ミネラル，食物繊維などの摂取量が不足することのないよう，栄養素密度の高い食事管理とする。食習慣の改善では，肥満の原因となる食行動や習慣を把握した上で，行動科学理論を活用しながら行動目標を設定する。

2）糖尿病予防の生活習慣と食事

2型糖尿病では，肥満を伴うケースが多い。栄養ケアの結果目標の設定では，血糖管理のための食事や食行動，肥満の予防や改善のための食生活などの優先順位を考える。さらに，それを達成するための行動目標などを設定する。

日本糖尿病学会では，糖尿病診療ガイドラインの中で食事療法についても述べている（表10-6）。食事摂取基準とあわせて，次のような点に留意する。たんぱく質の過剰摂取（たんぱく質が20％エネルギー以上）は糖尿病の発症リスク増加につながる可能性が報告されている。それゆえ，減量を目的とした低炭水化物食は，相対的にたんぱく質摂取量を増加させるため，注意が必要である。

表10-6　糖尿病の食事療法の留意点

食事療法	管理栄養士の指導を受け，食事療法を中心とする生活習慣の改善を実践する
総エネルギー摂取量	体重に見合う総エネルギー摂取量を設定する 目標体重は年齢，病態等に応じて個別に設定する 〈目標体重の目安（BMI）〉65歳未満 22，65〜74歳 22〜25，75歳以上 22〜25 〈身体活動レベルと病態によるエネルギー係数（kcal/kg）〉 　軽い　25〜30，普通　30〜35，高い　35〜 　総エネルギー摂取量（kcal/日）=目標体重（kg）×エネルギー係数（kcal/kg）
栄養素摂取比率	身体活動量，併発症の状態，年齢，嗜好性などに応じて，適宜，柔軟に対処する（管理・予防の望ましいエネルギー産生栄養素比率を設定する明確なエビデンスは現時点ではない）
炭 水 化 物	純粋果糖（果物）は一定量までは糖尿病に影響を与えず，一単位程度の摂取は促してよい ショ糖を含んだ甘味やジュースは，控える
たんぱく質	20％エネルギーを超えるたんぱく質摂取は，動脈硬化性疾患などによる総死亡率の増加をきたす可能性があり，長期的な安全性は確認されていない
脂 質	動物性脂質（飽和脂肪酸）の摂取は糖尿病発症リスクとなる
食 物 繊 維	20g/日以上の摂取を促す
食 塩	男性7.5 g/日，女性6.5 g/日未満。高血圧合併例の食塩摂取量は6.0 g/日未満とする
飲 酒	アルコール摂取量の上限として25 g/日を目安とし，個々の飲酒習慣によって個別化を図る
食事の摂り方	個々人の食事パターンに留意し，包括的に適正な食材を選択する 規則的に3食を摂ることは糖尿病の予防に有効である

（日本糖尿病学会：糖尿病診療ガイドライン2019，食事療法，2019．より筆者作成）

飽和脂肪酸の増加は，肥満あるいはインスリン抵抗性を生じ，糖尿病の罹患リスクを高める。穀類由来の食物繊維摂取量と糖尿病発症には負の関連性が報告されており，食物繊維の目標量以上の摂取だけでなく，穀類由来の食物繊維の積極的な摂取がすすめられる。

3）脂質異常症予防の生活習慣と食事

脂質異常症予防では，① 適切な体重管理，② 食生活の改善，③ 禁煙，④ 高い身体活動/運動習慣がポイントとなる。食事指導では，動脈硬化疾患予防ガイドラインの目標値が目安となる（表10-7）。食事に関しては，動物性食品に偏った食事にしないことが，食事摂取基準に見合った栄養摂取につながる。

4）高血圧予防の生活習慣と食事

高血圧予防では，減塩，野菜・果物の摂取，適正な脂質摂取の他，減量，運動，節酒，禁煙などの生活習慣の見直しが必要である（表10-8）。これらの改善は，軽度の降圧が期待できるだけでなく，降圧薬の作用増強も期待できる。食塩制限，大豆たんぱく質や乳製品・低脂肪乳製品の積極的な摂取は，多くの介入研究で血圧低下効果が証明されており，栄養介入の意義は大きい。DASH食*による介入研究は有意な降圧効果を示しているが，日本では，**食事バランスガイド**がDASH食に近く，食事バランスガイド（巻末付表）を媒体とした

*DASH食
Dietary Approaches to Stop Hypertension（高血圧を防ぐ食事方法）。野菜，果物，低脂肪乳製品が豊富な食事（飽和脂肪酸とコレステロールが少なく，カルシウム，カリウム，マグネシウム，食物繊維が多い）である。

表10-7　動脈硬化予防のための食事指導における目標値

・総エネルギー摂取量（kcal/日）は，一般に標準体重（kg，（身長 m)^2×22）×身体活動量（軽い労作で25〜30，普通の労作で30〜35，重い労作で35〜）とする
・脂質は20〜25%エネルギー，飽和脂肪酸は4.5%エネルギー以上7%エネルギー未満，コレステロール摂取量を200mg/日未満に抑える
・n-3系多価不飽和脂肪酸の摂取を増やす
・工業由来のトランス脂肪酸の摂取を控える
・炭水化物は50〜60%エネルギーとし，食物繊維の摂取を増やす
・食塩の摂取は6 g/日未満を目標にする
・アルコールの摂取を 25 g/日以下に抑える

（日本動脈硬化学会：動脈硬化性疾患予防ガイドライン2017年版，日本動脈硬化学会，2017. を一部改変）

表10-8　高血圧における生活習慣の修正項目

1. 食塩制限	食塩6 g/日未満
2. 野菜・果物の積極的摂取 *	飽和脂肪酸，コレステロールの摂取を控える 多価不飽和脂肪酸，低脂肪乳製品の積極的摂取
3. 適正体重の維持	BMI（体重（kg）÷身長（m)^2）25 未満
4. 運動療法	軽強度の有酸素運動（動的および静的筋肉負荷運動）を毎日30分，または180分/週以上行う
5. 節　酒	エタノールとして男性20〜30 mL/日以下，女性10〜20 mL/日以下に制限する
6. 禁　煙	

生活習慣の複合的な修正はより効果的である。
* カリウム制限が必要な腎障害患者では，野菜・果物の積極的摂取は推奨しない。
　肥満や糖尿病患者などエネルギー制限が必要な患者における果物の摂取は80 kcal/日程度にとどめる。

（日本高血圧学会高血圧治療ガイドライン作成委員会：高血圧治療ガイドライン2019，日本高血圧学会，p. 64，2019. ）

表10-9　日本人のためのがん予防法

	メッセージ	目　標
喫　煙	たばこは吸わない。 他人のたばこの煙を避ける。	たばこを吸っている人は禁煙しましょう。吸わない人も他人のたばこの煙を避けましょう。
飲　酒	飲むなら，節度ある飲酒をする。	飲む場合は1日あたりアルコール量に換算して約23g程度まで（日本酒なら1合，ビールなら大瓶1本，焼酎や泡盛なら1合の2/3，ウィスキーやブランデーならダブル1杯，ワインならボトル1/3程度）。 飲まない人，飲めない人は無理に飲まない。
食　事	偏らずバランスよくとる。 ・塩蔵食品，食塩の摂取は最小限にする。 ・野菜や果物不足にならない。 ・飲食物を熱い状態でとらない。	食塩は1日あたり男性8g，女性7g未満，特に，高塩分食品（たとえば塩辛，練りうになど）は週に1回未満に控えましょう。
身体活動	日常生活を活動的に過ごす。	たとえば，歩行またはそれと同等以上の強度の身体活動を1日60分行いましょう。また，息がはずみ汗をかく程度の運動を1週間に60分程度行いましょう。
体　形	成人期での体重を適正な範囲に維持する（太りすぎない，やせすぎない）。	中高年期男性のBMI（体重kg/（身長m）^{2}肥満度）で21～27，中高年期女性では21～25の範囲内になるように体重を管理する。
感　染	肝炎ウイルス感染の有無を知り，感染している場合は適切な措置をとる。 機会があればピロリ菌感染検査を。	・地域の保健所や医療機関で，一度は肝炎ウイルスの検査を受けましょう。感染している場合は専門医に相談しましょう。 ・機会があればピロリ菌の検査を受けましょう。感染している場合は禁煙する，塩や高塩分食品のとりすぎに注意する，野菜・果物が不足しないようにするなどの胃がんに関係の深い生活習慣に注意し，定期的に胃の検診を受けるとともに，症状や胃の詳しい検査をもとに主治医に相談しましょう。

（国立がん研究センター社会と健康研究センター予防研究グループ：科学的根拠によるがん予防，2016.）

介入効果が期待されている。

5）がん予防の生活習慣と食事

　がん*の予防では，一次予防が重要である。国立がん研究センター社会と健康研究センター予防研究グループによる，現時点での科学的根拠に基づく日本人のためのがん予防法を表10-9に示す。がんの発生原因が十分に解明されていない現在，食習慣などの生活習慣の改善のみならず，早期発見，早期治療が最も有力な手段である。そのための定期的ながん検診がきわめて重要になる。また，適切な情報の収集・理解・判断・活用といったヘルスリテラシーの向上をはかることも必要である。

*がん
日本の死因のトップである。かつての"不治の病"のイメージは払拭されつつあるものの，二人に一人の割合でがんに罹患し，三人に一人の割合で死亡する。

（3）生活習慣病予防のための社会的な取り組み

　厚生労働省は2008年，**特定健康診査*・特定保健指導***の実施を医療保険者（国民健康保険・被用者保険）に義務付けた。この特定健診・保健指導は，40歳以上74歳までが対象である。特定健診・保健指導は，主として内臓脂肪の蓄積に着目し，健診によって保健指導対象者を抽出して対象者の持つリスクの数に

*特定健康診査・特定保健指導
「標準的な健診・保健プログラム」（厚生労働省）より。

＊診療ガイドライン
本項では，肥満症，糖尿病，動脈硬化性疾患，高血圧症などの診療ガイドラインを取りあげている。例えば糖尿病では，食事療法についても，エビデンスに基づき推奨グレードが明らかにされている。いずれも，定期的に見直しがされている。常に，最新の情報にアクセスできるスキルが求められている。

＊福井次矢，山口直人監：Minds 診療ガイドライン作成の手引き2014，医学書院，p.3，2014.

応じた個別の保健指導を行うことを目的としている。特定健診から特定保健指導までの流れを図10-2に示す。特定健診では特定保健指導対象者の選定と階層化を行い，その後，対象者の保健指導の必要性に応じて「情報提供」，「動機付け支援」，「積極的支援」に区分してサービスを提供する。

　診療ガイドライン＊とは，「診療上の重要度の高い医療行為について，エビデンスのシステマティックレビューとその相対評価，益と害のバランスなどを考慮して，患者と医療者の意思決定を支援するために最適と考えられる推奨を提示する文書」と定義されている＊。診療に関連する学会を中心に，様々な疾病のガイドラインづくりが急ピッチで進んでいる。生活習慣病をはじめ，多くの疾病が顕在化し増加する成人期での栄養ケアでは，このような科学的根拠に基づくガイドラインや関連学会との連携も含めたマネジメントが必要である。

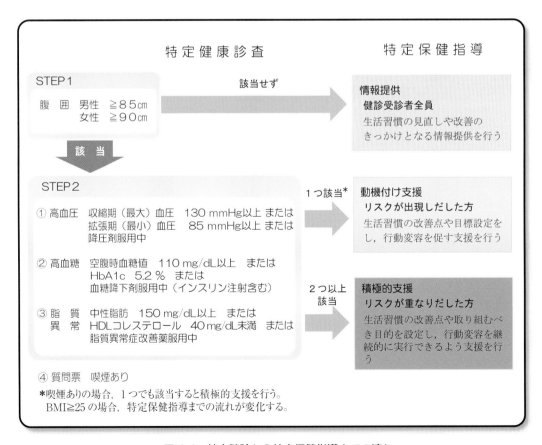

図10-2　特定健診から特定保健指導までの流れ

─ コ ラ ム　腸内細菌叢の状態がうつと関係している？ ───────

　健常者を対象にプロバイオティクス（乳酸菌やビフィズス菌）を継続的に摂取させた結果，抑うつだけではなく，自覚的ストレス度の有意な改善が認められたことが報告されている。近年，脳と腸の関連に注目が集まっており，これらは脳腸相関とよばれている。ストレスは脳内で情報処理された後，液性（サイトカイン，ホルモン）や神経性経路で出力され，腸管機能へ影響する。逆に腸で生じた変化は，これらの経路を介して脳へ伝達している。ストレス社会である現代だが，腸内細菌叢の良好なバランスを保つことが健康寿命の延伸の鍵になるかもしれない。

●参 考 文 献●

・林進 他：栄養指導のためのライフステージ別食の課題とアドバイス，女子栄養大
　学出版部，2014.
・小西敏郎他：栄養管理ビジュアルガイド，学研メディカル秀潤社，2018.

第11章

更年期の栄養管理

更年期＊とは，一般的に女性の一生の中で閉経前後（50歳頃）の数年間をさす。加齢による性腺機能の衰退に伴い様々な身体的・生理的変化が生じる。成人期から老年期への移行期にあたる。男性においても更年期はある。ただし，女性とは異なり，加齢による性ホルモンの減少は緩やかで身体的・生理的変化は乏しいという特徴がある。男女ともに，ホルモンバランスの変化によって，更年期障害がみられる。

1．更年期の身体的・生理的特徴

（1）女性の身体的・生理的変化

閉経とは，無月経期間が6か月〜1年みられた状態を示す。閉経では，卵巣が老化して機能が低下することによって，卵巣中の卵胞で作られていたエストロゲン（卵胞ホルモン）と黄体機能が消失することにより，エストロゲンとプロゲステロン（黄体ホルモン）の分泌低下が起こる。さらに，これらのホルモンの分泌低下に伴い，卵胞刺激ホルモン（FSH）と黄体化（黄体形成）ホルモン（LH）などの性腺刺激ホルモンの過剰分泌が起こる（図11-1）。

それまで保たれていた各ホルモンのバランスの破綻は，様々な変化をもたらす。身体的には，内臓脂肪が増え，内臓脂肪型の肥満が増加する。生理的には，エストロゲンの分泌低下は，骨吸収を促進し骨密度を急激に低下させる。また，血管弾力性の衰退（血管の硬化），LDL コレステロール値や中性脂肪の上昇，HDL コレステロール値の低下を引き起こす。女性系がんのリスクも増加し，不定愁訴など更年期特有の症状も現われやすくなるなど，心身ともに不調をもたらす。

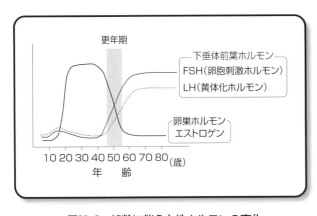

図11-1　加齢に伴う女性ホルモンの変化

（２）男性の身体的・生理的変化

男性においても，加齢とともに**男性ホルモン**＊（アンドロゲン）の変化が生じ，**テストステロン**＊は緩やかに減少する。血中テストステロン濃度は，50歳代では，30歳代と同程度であるが，60歳，70歳代になると多くの人が低値を示すようになる。一方，副腎アンドロゲンであるデヒドロエピアンドロステロン（DHEA）＊は，20歳前後でピークになった後に漸減し，青年期と比較すると70歳代では20％，85歳では５％程度になる。

テストステロンは，男子の第二次性徴発現以外に，筋の発達，骨密度の維持・増強に作用する。したがって，テストステロンの低下＊は，筋量の減少，筋力の低下，骨塩量の減少に影響し，除脂肪体重の減少につながる。DHEAは，皮膚，性機能，認知機能の維持などの他，免疫機能やストレスに対する抵抗性を保つなどの働きがある。したがって，更年期でのアンドロゲンの減少は，糖尿病，脂質異常症，高血圧，動脈硬化などの生活習慣病をはじめ，骨粗鬆症やがんの発症と関連している可能性も高いといえる。

２．更年期の健康課題（病態）・栄養課題

基本的には，成人期に準ずる。本項では，更年期に増加する特徴的な健康課題について概説する。

（１）女性に特徴的な健康・栄養課題

エストロゲンは全身の臓器・器官の機能において重要な生理作用を有しており，エストロゲン分泌低下は，様々な影響を及ぼす。基礎代謝の低下，耐糖能の低下に身体活動レベルが低下することで，肥満，特に内臓脂肪型肥満，さらにメタボリックシンドロームのリスクが高まる。エストロゲン合成におけるコレステロール利用量の減少や肝臓や末梢組織でのLDLコレステロールの取り込み低下により，血中LDLコレステロールが上昇し脂質異常症，動脈硬化のリスクが高まる。閉経後の骨吸収の増加と

＊男性ホルモン
副腎と精巣でコレステロールから生合成される。95％以上が精巣で産生されるテストステロンである。残り５％は，副腎由来のアンドロステンジオン，デヒドロエピアンドロステロンである。

＊テストステロン
脳下垂体の黄体化ホルモン（LH）の刺激によって精巣の間質細胞（ライディッヒ細胞）で合成，分泌される。

＊デヒドロエピアンドロステロン（DHEA）
dehydroepiandrosterone

＊テストステロンの低下
血中濃度の低下に伴い，記憶，言語，計算能力，空間認識などの認知力も低下する（Barrett-Connor E et al. J Clin Endocrinol Metab; 84; 3681-3685, 1999.）。

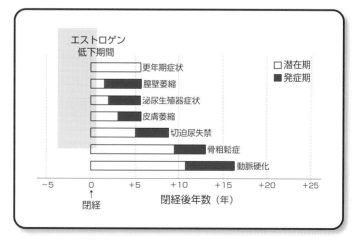

図11-2　閉経後の各種症状の発症時期

（Van Keep PA et al., Front Hormone Res. 2, p. 160, 1973.）

いった骨代謝変化は，女性の骨粗鬆症のリスクをさらに高める。

更年期では，不定愁訴をはじめ様々な**更年期症状**が起こりやすくなる。ほてり，のぼせ（ホットフラッシュ），頭痛，発汗，冷え，不眠など自律神経失調の変調が主である。仕事や家族，介護の問題など，中年期特有の社会的・心理的ストレスも重なり精神的に不安定な状態になりやすい。閉経前後の各種症状の発症時期を図11-2に示す。閉経前から症状が出現しはじめ，閉経後は膣壁の萎縮，泌尿生殖器の症状ならびに皮膚の萎縮などが現れる。更年期症状の出かたや程度には個人差がある＊。ほとんど症状を感じない者もいるが，生活に支障がでるようになると更年期障害と診断される。

＊20歳代，30歳代で，更年期症状に似た症状を呈する場合もある（若年性更年期症状）。原因として，ストレス，冷え，不規則な生活習慣による自律神経失調症，過激な運動，ダイエット，月経前症候群，喫煙などがある。

（2）男性に特徴的な健康・栄養課題

男性においても更年期障害が出現するが，男性では女性の閉経のような明瞭なイベントがなく，テストステロンの低下も緩慢で症状の出現時期も不明瞭である。さらに，個人差が大きく，中年期に特徴的な社会的・心理的ストレスや加齢の影響と混同されがちである。

更年期症状では，① 精神・心理症状（疲労感，倦怠感，抑うつ，不眠，記憶力の低下など），② 身体関連症状（筋力低下，発汗，ほてり，冷え，耳鳴り，肩こりなど），③ 性関連（性機能障害，性欲の低下など）などが現れる。このような不定愁訴や不調が強く，日常生活に支障がでるようであれば，受診がすすめられる。現在では，男性ホルモン低下に伴う諸症状，諸徴候を総称して**加齢男性性腺機能低下症候群（LOH症候群）＊**とよぶ。肥満，生活習慣病，運動不足，喫煙，飲酒などが影響することが知られており，生活習慣の改善は，生活習慣病だけでなく，男性更年期障害の予防や症状の軽減につながる。

＊加齢男性性腺機能低下（LOH）症候群
late onset hypogonadism syndrome
以前は，加齢によるアンドロゲンの低下に伴う症状を呈する状態を示す言葉として androgen decline in the aging male や partial androgen deficiency of the aging male とよばれていた。

（3）骨粗鬆症

骨粗鬆症は，低骨量，骨組織の微細構造の異常によって，骨脆弱性が増加して骨折リスクを高める疾患である。加齢，生活習慣病に伴う酸化ストレスの増大，ビタミンDやビタミンKの摂取・合成不足や，女性では，更年期よりエストロゲンの分泌低下などの要因によって，骨強度が減少することで生じる（図11-3）。骨粗鬆症の発症は男性と比較して女性で高い。

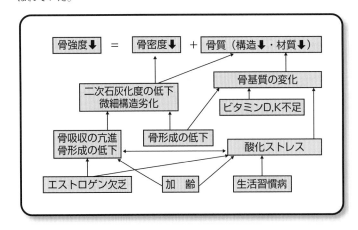

図11-3　骨強度低下のメカニズム
（骨粗鬆症の予防と治療ガイドライン作成委員会：骨粗鬆症の予防と治療ガイドライン2015年版，日本骨粗鬆症学会，p. 9，2015.）

3．更年期の栄養アセスメント

　基本的には，成人期に準ずる。本項では，更年期に留意する点について概説する。

（1）臨床検査

　更年期では，脂質代謝異常，糖質代謝異常のリスクが高まる。LDL コレステロール，中性脂肪などの脂質代謝，HbA1c などの糖質代謝に関する検査値の推移を経時的にアセスメントする。特に女性では，骨代謝に関する骨量（骨密度）の測定，リスクが高い場合は，骨代謝の指標として尿中や血中の骨吸収マーカーを測定する。閉経前の月経不順や過多月経による貧血の判定も重要である。

（2）臨床診査

1）女性の更年期障害

　更年期障害の評価では，一般的な婦人科診察に加え，黄体化ホルモン（LH），卵胞刺激ホルモン（FSH），エストロゲンなどの卵巣機能に関するホルモンの分泌状態，血圧，頸椎のレントゲン検査，肝臓機能，腎臓機能ならびに甲状腺機能検査，心電図などを行い，器質的疾患を除外して不定愁訴を確認する。また，不定愁訴の評価では，Kupperman 指数[*]や簡略更年期指数（SMI）[*]が用いられる。不定愁訴の症状を点数化し，その程度を診断するとと

[*] Kupperman HS らが1953年に発表した更年期障害の程度を数値化するための尺度である。

[*]簡略更年期指数（SMI）
Simplified menopausal index

表11-1　女性の更年期指数（SMI）

症　状	症状の程度（点数）				点数
	強	中	弱	無	
1．顔がほてる	10	6	3	0	
2．汗をかきやすい	10	6	3	0	
3．腰や手足が冷えやすい	14	9	5	0	
4．息切れ，動悸がする	12	8	4	0	
5．寝つきが悪い，または眠りが浅い	14	9	5	0	
6．怒りやすく，すぐにイライラする	12	8	4	0	
7．くよくよしたり，憂うつになることがよくある	7	5	3	0	
8．頭痛，めまい，吐き気がよくある	7	5	3	0	
9．疲れやすい	7	4	2	0	
10．肩こり，腰痛，手足の痛みがある	7	5	3	0	
	合　計　点				

合計点
0点 ～ 25点　異常なし
26点 ～ 50点　食事や運動に注意する
51点 ～ 65点　更年期外来などの受診を勧める
66点 ～ 80点　長期にわたる計画的な治療が必要
81点 ～ 100点　精密検査に基づいた長期計画的な治療が必要である

　（小山嵩夫：更年期婦人における漢方治療．簡略化した更年期指数による評価．産婦人科漢方研究のあゆみ；9：30-34，1992.）

もに，治療効果の評価にも用いる。SMI の評価基準を表11-1に示す。

２）男性の更年期障害

　　男性更年期外来受診者の半数以上が精神・心理症状を主訴とし，うつ病の症状と類似していることから判断が難しい。そのため，LOH 症候群のスクリーニングとして表11-2に示す質問票が広く用いられている。また，LOH 症候群の診断では，遊離型テストステロン値で，低値，境界閾，正常値の３種類に階層化して診断ならびに治療をすすめる。

表11-2　男性の更年期障害のスコア

	症　状	なし	軽い	中等度	重い	非常に重い
	点　数	1	2	3	4	5
1	総合的に調子が思わしくない（健康状態，本人自身の感じ方）					
2	関節や筋肉の痛み（腰痛，関節痛，手足の痛み，背中の痛み）					
3	ひどい発汗（思いがけず突然汗が出る。緊張や運動とは関係なくほてる）					
4	睡眠の悩み（寝つきが悪い，ぐっすり眠れない，寝起きが早く疲れがとれない，浅い睡眠，眠れない）					
5	よく眠くなる，しばしば疲れを感じる					
6	いらいらする（当たり散らす，些細なことにすぐ腹を立てる，不機嫌になる）					
7	神経質になった（緊張しやすい，精神的に落ち着かない，じっとしていられない）					
8	不安感（パニック状態になる）					
9	からだの疲労や行動力の減退（全般的な行動力の低下，活動の減少，余暇の活動に興味がない，達成感がない，自分をせかせないと何もしない）					
10	筋力の低下					
11	憂うつな気分（落ち込み，悲しみ，涙もろい，意欲がわかない，気分のむら，無用感）					
12	「絶頂期は過ぎた」と感じる					
13	力尽きた，どん底にいると感じる					
14	ひげの伸びが遅くなった					
15	性的能力の衰え					
16	早朝勃起（朝立ち）の回数の減少					
17	性欲の低下（セックスが楽しくない，性交の欲求がおきない）					

訴えの程度　17〜26点：なし，27〜36点：軽度，37〜49点：中等度，50点以上：重度

（日本泌尿器科学会/日本 Men's Health 医学会「LOH 症候群診療ガイドライン」検討ワーキング委員会：− LOH 症候群 −加齢男性性腺機能低下症候群診療の手引き，じほう，p. 11，2007.）

４．更年期の栄養ケア

　　男女とも，更年期症状には生活習慣が関与する。したがって，生活習慣病を予防・改善するための栄養ケアが基本となる。特に，食習慣の改善，身体活動量の増加や適切な運動習慣は，更年期症状の軽減に有用である。更年期症状が

生活に支障をもたらすようであれば，医療機関と連携して対応する。ホルモン補充療法や抑うつ症状への対応など，診断や診療などの情報を共有しながら，栄養ケアをすすめる。不調の自覚を「更年期だから」とすませてしまい，別の深刻な疾病の発見が遅れる，抑うつ状態で健康改善に向けた行動がとりにくいなどの問題もある。的確な受診・受療に向けた支援も必要である。

（1）女性に特徴的な栄養ケア

更年期の女性はホルモンバランスの崩れから，生活習慣病のリスクが増加するだけでなく，更年期症状が顕著に出現してくる。そのため，栄養ケアでは，短期目標は更年期症状の軽減とし，長期目標は生活習慣病の一次予防とする。また，女性は骨粗鬆症のリスクが高いことから，骨密度の減少を遅らせるための取り組みも必要である。医療機関（婦人科）との連携も欠かせない。

（2）男性に特徴的な栄養ケア

肥満者では血中テストステロンが低下することが知られている。したがって，身体活動量の増加や食事量を減らすことで肥満を是正することは，間接的にテストステロン値の維持に好ましい影響をもたらす可能性がある。健康づくりのための身体活動基準2013*では，歩行またはそれと同等以上の強度の身体活動を毎日60分行うことをすすめている。身体活動はいわゆるメンタルヘルス不調の一次予防にも有効であり，LOH症候群に多い精神・心理症状の出現の予防や軽減のためにも，ライフスタイルに応じた具体的な行動目標の設定と，それを可能とする準備要因や環境要因の検討が必要である。

*健康づくりのための身体活動基準2013
第13章身体活動と栄養管理を参照。

（3）骨 粗 鬆 症

中高年者における骨粗鬆症の予防では，カルシウム摂取量の増加，運動，禁煙，節酒が予防に有効であるとされている。そのため，カルシウムをはじめ，ビタミンDならびにビタミンKの摂取量を増やすことが推奨されている。

骨密度の維持には，カルシウム以外にも様々な栄養因子が関連する。良質のたんぱく質は栄養状態を良好に保ち，骨成長因子（IGF-1）の低下，筋量低下とコラーゲン量の低下を予防する。ビタミンDは腸管カルシウム吸収促進，骨形成促進，PTH（副甲状腺ホルモン）分泌抑制，腎臓でのカルシウムの再吸収促進がある。ビタミンKは，骨形成促進（オステオカルシン活性化），骨吸収抑制および尿中カルシウム排泄抑制効果があり，ビタミンCはコラーゲン合成を促進する。これらの栄養素を安易にサプリメントで摂取することは過剰障害のリスクを招くことから，食事摂取基準を活用した適切な栄養素等摂取状況のアセスメントを行う。

　食生活だけでなく，日常の身体活動の低下，喫煙，過剰な飲酒習慣，低体重などても骨粗鬆症のリスクを高める。また，加齢，エストロゲン分泌低下，遺伝的要因など，多くのリスク因子がある。特に女性では，閉経後の数年間で急激に骨密度が低下する。更年期の骨密度の維持に向けた多面的なケアが，高齢期での活動的な生活につながる。さらに，骨粗鬆症の予防では，若年期に高い最大骨量を獲得することがきわめて重要である。更年期に入ってから取り組むのではなく，成長期からの適切な食生活や高い強度での身体活動など，自己管理能力を高め健康的な生活習慣を確立するための取り組みが必要である。

（4）QOL の向上

　更年期は，高齢期というライフステージに向かう節目の時期である。身体的・生理的変化だけでなく，心理的・社会的側面も含めライフスタイルも大きく変化する。この時期の生活や健康への取り組みが，その後の長い高齢期の健康，さらには QOL に大きな影響をもたらす。

コ ラ ム　ビタミンDとカルシウムの高摂取が早期閉経の予防に繋がる可能性！？

　早期閉経は，40歳を迎える前に閉経することと定義されており，骨粗鬆症や心血管疾患のリスクが増加することが知られている。米国の研究グループは，早期閉経になった女性を対象とした20年間の縦断的調査の結果，ビタミンDならびにカルシウムの摂取量が多いことは，早期閉経の予防につながる可能性を報告している。また，その関係性は，乳製品から摂取したビタミンDやカルシウムで強く，サプリメントによる高用量摂取では，早期閉経リスクの低下は認められていないことも明らかにしている。
(Purdue-Smithe AC, et al.: Vitamin D and calcium intake and risk of early menopause. Am J Clin Nutr；105；1493-1501, 2017.)

●参 考 文 献●

・（公財）日本産科婦人科学会：産婦人科診療ガイドライン－婦人科外来編2017，日本産婦人科学会，pp. 260-312，2017.
・「LOH 症候群診療ガイドライン」検討ワーキング委員会：加齢男性性腺機能低下症候群（LOH 症候群）診療の手引き，日本泌尿器科学会・日本 Men's Health 医学会，2007.
・林進ら：栄養指導のためのライフステージ別食の課題とアドバイス，女子栄養大学出版部，pp.48-50，2014.

第12章

高齢期の栄養管理

日本では，65歳以上を高齢者とし，65～74歳を**前期高齢期**，75歳以上を**後期高齢期**に区分する。前期高齢期は社会的に活躍を続ける者が多いが，後期高齢期になると老年症候群＊が増え，要介護度もあがる。高齢期は，様々な身体機能が低下するだけでなく，精神的にも社会的にも老化の影響がみられるようになる。これらの変化は，個人差が極めて大きい。元気に仕事や社会活動に励んでいる者も多いが，誰もが何らかの疾患を複数抱えている。年齢で一律に考えるのではなく，個人に応じた栄養管理が望まれる。

＊老年症候群
高齢者に多くみられる治療や介護・看護を必要とする症状や徴候の総称である。老年病，老人病ともいわれる。褥瘡，誤嚥，失禁，筋萎縮，関節拘縮，認知機能低下，尿路障害，視覚障害，低栄養，骨折，転倒，寝たきりなど，50項目以上の症状がある。

1．高齢期の身体的・生理的特徴

身長，体重，体組成の他，歯の欠損，頭髪の変化，背骨の弯曲，皮膚の弾力性の低下など，様々な形態変化が現れる。

（1）身体的特徴の変化

1）身　　長

身長は，背筋の萎縮，椎骨と椎間板の退行変性などにより減少する。80歳代以降になると骨粗鬆症による背骨の圧迫骨折や変形，不良姿勢による影響が顕著に現れるようになる。

2）体重および体組成

体重は，筋・水分・骨の減少により，減少する。40歳代頃から骨格筋量が減少し始める。70歳代以降では，除脂肪量と脂肪量が減る。体水分は，体重減少にともなう絶対量の減少の他，細胞の消滅にともなう細胞内液が著しく減少し，体水分割合が減少する。一方，血液中の固形分の濃度が減少することにより血漿水分の割合は増加する（図12-1）。

＊遅筋（赤筋），速筋（白筋）
第13章身体活動と栄養管理を参照。

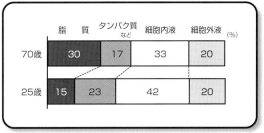

	脂　質	タンパク質など	細胞内液	細胞外液 (%)
70歳	30	17	33	20
25歳	15	23	42	20

図12-1　加齢による身体組成の変化

3）運　動　器

骨格筋量は減少し，80歳ごろまでには30～40％にまで減る。遅筋（赤筋）＊よりも速筋（白筋）＊線維の萎縮が大きい。

　骨量は，カルシウム摂取量の減少，腸管からのカルシウム吸収率の低下や体内ビタミンD_3量の低下などによる利用効率の低下，骨からのカルシウム吸収の増加などにより，減少する。特に女性では，閉経に伴うエストロゲンの急激な減少が骨量の減少を促進し，骨粗鬆症のリスクが高まる。

（2）生理機能の変化

　生理機能は，臓器によりその程度は異なるものの，老化とともに変化（低下）＊する。神経伝導速度のように比較的よく機能が保たれるものもあれば，肺のように30歳代から急激に低下し始めるものもある（図3‐5）。概して，消化器や循環器のような生命維持に直接関係する機能は比較的よく保たれる。

1）感覚機能

　味覚機能は，感受性が低下する。味蕾数の減少，味覚系における情報変換機能の衰え，味細胞の形態学的変化，唾液の減少，服薬の影響など，複数の要因が味覚の低下に関連すると考えられている。

　また，視覚機能も低下する。加齢性白内障，加齢黄斑変性症，糖尿病性網膜症，緑内障などが原因となって，**視力低下**が起こる。加齢性白内障の要因となる水晶体混濁は，初期混濁も含めると70歳代では50％以上，80歳以上では100％にみられる＊。白内障が進行すると視力は高度に障害される。

　さらに，聴覚機能も低下し，聴力が衰え**老人性難聴**になる。両側性で生じることが多く，テレビ・ラジオなどの聴覚からの情報収集が困難になる。また，人との会話が困難になることは，コミュニケーションに問題が生じるだけでなく，孤独感などの精神的な問題にも発展する。

　他には，喉の渇きに対する感覚が低下し，**脱水**のリスクが高くなる。

2）咀嚼・嚥下機能

　咀嚼は，歯，咀嚼筋，頬，口底，口蓋の協働運動により食物を数 mm^3 の大きさに粉砕し唾液と混ぜ合わせて食塊を形成することであり，嚥下は，この食塊を飲み下すことである。咀嚼・嚥下の一連の流れは，① **先行期**：食物の認識，② **準備期**：口腔への取り込みから咀嚼，③ **口腔期**：舌根部，咽頭への送り込み，④ **咽頭期**：咽頭通過，食道への送り込み，⑤ **食道期**：食道より胃までの食塊の移動のプロセスで成り立つ（図12-2）。高齢期では，これらの機能が低下する。

　咀嚼能力は，歯の喪失や歯周病，残存歯の著しい磨耗による咬合困難，義歯の不具合などによって低下する。また，咀嚼筋の衰えも加わる。高齢期の口腔保健の目標として，「80歳になっても20本以上自分の歯を保とう」という**8020運動**＊があるが，その割合は，70歳代は約半数，80歳代は約3割である。

＊生理機能の低下
みかけの機能低下には，老化に伴う「疾病」によって引き起こされていることも少なくない。

＊水晶体混濁
「科学的根拠（evidence）に基づく白内障診療ガイドラインの策定に関する研究」厚生科学研究補助金（21世紀型医療開拓推進研究事業：EBM分野），2002. より。

＊8020運動
健康長寿をめざし，80歳で20本以上の歯を残すことを目的とした，日本で展開されている口腔保健分野での国民的運動である。

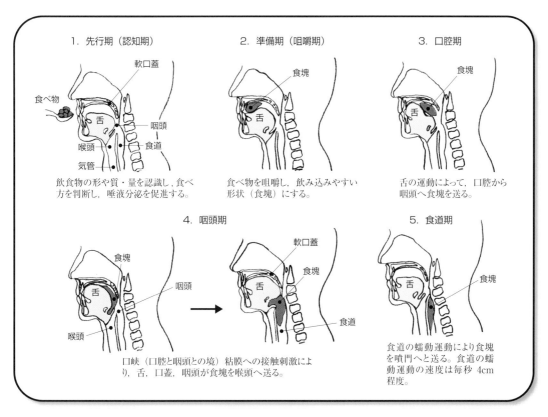

1. 先行期（認知期）

飲食物の形や質・量を認識し，食べ方を判断し，唾液分泌を促進する。

2. 準備期（咀嚼期）

食べ物を咀嚼し，飲み込みやすい形状（食塊）にする。

3. 口腔期

舌の運動によって，口腔から咽頭へ食塊を送る。

4. 咽頭期

口峡（口腔と咽頭との境）粘膜への接触刺激により，舌，口蓋，咽頭が食塊を喉頭へ送る。

5. 食道期

食道の蠕動運動により食塊を噴門へと送る。食道の蠕動運動の速度は毎秒4cm程度。

図12-2　嚥下のしくみ

　嚥下機能は，飲み込む動作であり，図12-2に示す3～5までをいう。嚥下には複数の器官がかかわっており，これらが障害を受けると嚥下に障害が生じる。咀嚼力の低下，唾液分泌の減少による口腔内乾燥の他，認知症や球麻痺*，医薬品や疾病などの影響も受ける。食道の蠕動運動の収縮力低下と嚥下反射の低下は，食べ物が気管支や肺に入いる**誤嚥**，それに続く**誤嚥性肺炎**を引き起こす。誤嚥性肺炎は死につながることも多い。

3）消化・吸収機能

　口腔では，咀嚼能力の低下，唾液量の減少や唾液アミラーゼの活性低下により，消化機能が低下する。

　胃では，老化により**萎縮性胃炎**が増加する。萎縮性胃炎は，胃酸分泌を低下させビタミンB_{12}などの吸収効率を低下させるが，生理的変化だけでなく*Helicobacter pylori*菌により病的に引き起こされた可能性も考えられている。ちなみに，健康な高齢者では胃酸分泌量に変化はみられない。また，嚥下反射機能の低下，下部食道括約部圧の低下により胃酸が食道に逆流する**胃食道逆流症（逆流性食道炎）**の発症が増える。

　膵臓では，消化液や胆汁の分泌が低下傾向を示す。リパーゼ，トリプシンな

＊球麻痺
延髄から出る下位運動ニューロンまたは脳幹外部の下部脳神経の損傷によって生じる筋の麻痺。言語障害，嚥下障害，咀嚼筋の麻痺などが起こる。

どの消化酵素活性が，若年者に比べて30〜70％程度まで低下する。たんぱく質，脂肪の消化能力の低下がみられる。

腸では，筋の衰えや神経調節機構の低下などによる消化管運動機能の低下がみられる。食物の消化管内滞留時間が長くなり，慢性的な便秘が増える。

ただし，これら消化機能の変化にもかかわらず，食物を消化・吸収する能力は，高齢になっても比較的保たれている。

4）代謝機能

基礎代謝は，成人期に比べ高齢期で減少するが，除脂肪組織の減少によるところが大きい。身体活動レベルの低下や日常生活機能の低下により，エネルギー消費量が減少する。

糖質代謝は，インスリンの分泌量の減少，感受性の低下が起こる。さらに，全身の組織量の減少あるいは肝臓や骨格筋組織の減少，身体活動低下による糖の利用低下により，インスリン抵抗性が増大する。

脂質代謝は，血清中のLDLコレステロールが増加する。

タンパク質代謝は，老化により低下するが，内臓タンパク質代謝はほとんど変化しない。血清中の総タンパク質量やアルブミン値は低下傾向となる。

5）呼吸・循環機能

呼吸器系は，ガス交換機能の低下，肺の繊維化，弾力低下により，最大呼吸量，ガス交換量，肺活量などが減少する。

循環器系は，心筋機能の低下とそれに補償的に生じる心筋の肥大がみられる。血管は，弾力を失い血管抵抗性が増し血圧が上昇する。動脈硬化が進展する。

6）神経系・内分泌系・免疫系の機能

神経系は，認識，学習，記憶，企画，創造，判断，言語など，脳の高次神経機能が低下する。

内分泌系は，下垂体以外は機能が低下する。特に，男女とも性腺の低下が著しい。女性は変化が急激に現れ，卵巣機能や中枢の反応性の低下，閉経後の卵巣の排卵機能の消失，性ホルモンの分泌停止，血中エストロゲンの急激な低下が生じる。男性では，精巣重量の減少や萎縮，男性ホルモンの血中濃度の低下が生じる。

＊獲得免疫系
生体防御は物理的バリア，自然免疫系，獲得免疫系からなる。

免疫系は，思春期以降，獲得免疫系＊の機能低下が始まり，免疫不全，易感染性のリスクが高くなる。肺炎は，高齢期の主要な死亡原因である。一般細菌感染だけでなく，結核，カンジダや帯状疱疹，メチシリン耐性黄色ブドウ球菌（MRSA）などの感染が多いことも特徴である。

（3）運動機能の変化

1）身 体 活 動

　老化に伴う骨格筋量の減少は，筋力，筋パワー，筋持久力・全身持久力，平衡性，敏捷性，巧緻性，柔軟性など，行動体力＊にかかわる機能を低下させる。身体活動の低下は，つまずきや滑りなどの転倒のリスクを高める。転倒による骨折，特に大腿骨頸部骨折は寝たきりにつながりやすい。

2）日常の生活機能

　日常の生活機能が低下する。日常生活での活動や動作のことを日常生活動作（ADL）＊という。ADL は，基本的日常生活動作（BADL）＊と手段的日常生活動作（IADL）＊に分類される。BADL は，起居動作，移乗，移動，食事，着替え，排泄，入浴，整容などの基本的な動作，IADL は，掃除，料理，洗濯，買い物などの家事，交通機関の利用，電話対応などのコミュニケーション，スケジュール調整，服薬管理，金銭管理，趣味などの複雑な動作である。

（4）精神機能の変化

　記憶力の低下や認知機能の低下など，精神的機能の低下が顕在化してくるが，個人差が極めて大きい。

1）う　　　つ

　老化に伴い知的機能，人格，感情に変化がみられるようになる。また，うつ＊症状が現れやすくなる。一般に反応性抑うつが多く，自己の身体に対する過度の心配や，退職，配偶者の死，老後の経済問題など，身体的・社会的要因がきっかけとなって発症することが多い。

2）認　知　症

　認知症は，広範な基質性脳障害により正常に発達した認知機能（記憶・判断力など）に障害が起こり，通常の社会生活を送ることができなくなった状態をいう。アルツハイマー型，脳血管性型，前頭側頭葉変性症，レビー小体症などがある。アルツハイマー型認知症は，神経細胞にアミロイドが沈着することで発症する。認知症の中でも最も多く，発症が65歳未満の若年発症型，65歳以上の高齢発症型に区別される。脳血管性型認知症は，脳出血や脳梗塞などの脳血管障害により脳血流が途絶え，脳細胞が壊死して起こる。高血圧，動脈硬化，脳梗塞，脳出血などがリスク因子となる。スクリーニング検査では，長谷川式認知症スケール＊やミニメンタルステートテスト＊が用いられる。

＊行動体力
第13章身体活動と栄養管理を参照。

＊日常生活動作（ADL）
activities of daily living

＊基本的日常生活動作（BADL）
basic ADL

＊手段的日常生活動作（IADL）
instrumental ADL

＊高齢者のうつ
「精神的なエネルギーが低下して，気分がひどく落ち込んだり何事にも興味を持てなくなったり，おっくうだ，なんとなくだるかったりして強い苦痛を感じ，ほとんど毎日，日常の生活に支障が現れるまでになった状態」（介護予防マニュアル（改訂版：平成24年3月），厚生労働省）

＊長谷川式認知症スケール（長谷川式簡易知能評価スケール：HDS-R），ミニメンタルステートテスト
いずれも，簡易に，認知症の可能性検出のスクリーニングを目的として開発されたものである。自己・時間・場所に関する見当識や作業記憶，計算などの項目からなる。

２．高齢期のライフスタイルの特徴と食生活

（１）社会的機能の変化に伴う生活の変化

＊フレイル（虚弱）
フレイルの定義は国際的に定まっているわけではない。健常状態と要介護状態の中間的な段階に位置づける考え方と，ハイリスク状態から重度障害状態までも含める考え方がある。フレイルの前段階をプレフレイルとよび，より早い段階で予防を促すこともある。

＊要介護状態になる主な要因
認知症，転倒，フレイルがあげられる。

＊フレイルの定義
Fried LP, Tangen CM, Walston J, et al. Cardiovascular Health Study Collaborative Research Group. Frailty in older adults : evidence for a phenotype. J Gerontol A Biol Sci Med Sci 2001; 56 : M146-56.

＊サルコペニア
「加齢に伴う筋力の減少または老化に伴う筋肉量の減少」をさす。①筋量の減少，②筋力低下（握力など），③身体能力の低下（歩行速度など）のうち，①に加え②または③を併せ持つ場合にサルコペニアと診断される。高齢者の身体機能障害や転倒の大きなリスク因子である。

高齢期は，身体的・生理的変化（低下）に加え，社会的機能も大きく変わる。退職やそれに伴う社会的地位の変化，子どもの自立，親や配偶者との死別などのライフイベントは心理的に大きな影響をもたらす。独居/同居，自宅/施設入居といった居住環境，友人や親族とのつきあい，社会参加などの地域とのつながりに加え，保健・医療・福祉などのサービスや介護ボランティアなどの支援者の有無，年金をはじめとした生活の暮らし向きなど，様々な要因が高齢期の生活とQOLを大きく左右する。

（２）社会環境の変化に伴う食生活の変化

国民健康・栄養調査（厚生労働省）からみた平均的な高齢者の食事摂取状況は，豆製品，緑黄色野菜，その他の野菜，魚介類の摂取が多く，肉類，油脂類の摂取が少ない。食塩相当量や女性のカルシウム摂取に課題は残るものの，栄養素等摂取水準は概ね良好な状態といえる。

一方で，その食生活の状況は，身体的機能，生理的機能により左右される。90歳代になっても成人期と変わらぬ食事ができる者もいれば，嚥下障害があり食事の配慮を要する者もいる。食事作りだけでなく，食品の購買行動や適切な食品の選択スキル，食料品店へのアクセスなど，多岐にわたり望ましい食生活の実践や支援が求められる。

３．高齢期の健康課題（病態）・栄養課題

（１）フレイル

フレイル（虚弱）＊とは，老化に伴う種々の機能低下（予備能力の低下）を基盤に，様々な健康障害に陥りやすくなった状態をいう。フレイルは，要介護状態に至る前段階として捉えられており，特に後期高齢者の要介護状態の要因＊となる。①体重減少，②主観的疲労感，③日常生活活動量の減少，④身体能力（歩行速度）の減弱，⑤筋力（握力）の低下のうち，1～2項目が当てはまる場合はフレイル前段階，3項目が当てはまる場合はフレイルと定義＊される。

フレイルでは，サルコペニア＊が存在し，疲労や活力低下，筋力低下による

活動量の減少および日常の身体活動レベルの低下，消費エネルギー量の減少が
引き起こされる。さらに，食欲低下により食事量が減少し，低栄養状態を招く
（図12-3）。

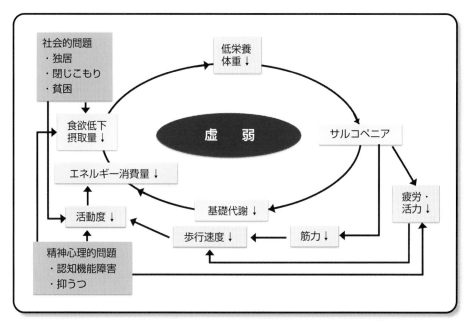

図12-3　フレイル（虚弱）・サイクル

（2）低栄養と過栄養

　全身的な栄養問題として低栄養と過栄養があげられる。

　低栄養では，様々な理由で低栄養のリスクが高まる。除脂肪体重が減少し，日常生活機能の低下，感染症のリスクの増加が生じ，ひいては医療費・介護費の増大，余命の減少などにもつながる。特に後期高齢期における低栄養は，自立度を低下させ，要介護状態に陥りやすくする。さらに，栄養状態が極度に悪化すると，ミネラル，ビタミンのみならずエネルギーとたんぱく質がともに欠乏した，たんぱく質・エネルギー栄養障害（栄養失調症，PEM）を引き起こす（表12-1）。寝たきりは褥瘡＊を引き起こすが，低栄養は褥瘡のリスクを高め，回復を遅らせる要因となる。

　低栄養の要因は，表12-2に示すように様々である。食欲不振や摂食量不足だけでなく，環境要因や経済的要因もあり，さらに，それらが複雑に関連しあっている。

表12-1　PEM の分類

成人マラスムス型
- 悪液質，筋タンパク・脂肪の消耗
- 血清アルブミン，トランスフェリン値は正常
- トランスサイレチンによる診断可能
- エネルギーとたんぱく質の摂取不足が原因

マラスムス・クワシオルコル型
- 筋タンパク・脂肪の消耗と低アルブミン血症
- ストレスまたはたんぱく質の摂取不足

成人クワシオルコル型
- 低アルブミン血症傾向
- 体重は標準から肥満傾向
- 異化が同化を上回っている

表12-2　高齢者の代表的な低栄養の要因

社会的要因	独居，介護力不足・ネグレクト 孤独感，貧困
精神的心理的要因	認知機能障害，うつ 誤嚥・窒息の恐怖
加齢の関与	嗅覚，味覚障害 食欲低下
疾病要因	臓器不全，炎症・悪性腫瘍，疼痛 義歯など口腔内の問題，薬物副作用 咀嚼・嚥下障害，日常生活動作障害 消化管の問題（下痢・便秘）
その他	不適切な食形態の問題 栄養に関する誤認識 医療者の誤った指導

（厚生労働省：「日本人の食事摂取基準（2020年版）」策定検討会
報告書，2019.）

＊褥瘡
寝たきりの状態で身体
の一部に持続的な圧迫
が加わり，皮膚や皮下
の軟部組織などに虚血
性の変化，組織の壊死
が引き起こされること
で発生する。

過栄養は，肥満症，糖尿病，脂質異常症，高血圧，メタボリックシンドロームと関連し，動脈硬化を促進させる。高齢期においても生活習慣病やメタボリックシンドロームへの対応は必要である。しかし，後期高齢者における生命予後に過栄養が悪影響を及ぼすか否かは，明確な根拠はなく不明である。

（3）脱　　　水

渇きを感じる中枢機能の低下から，水分不足の状態でも口渇感を感じにくく，**慢性的な脱水状態に陥りやすく**なる。また，介護者への気遣いや夜間の排尿頻度を減らすため，意識的に水分摂取を減らすことも起こる。体内の水分保有量が減少していることから（図12-1），暑熱環境下での脱水症のリスクがより高まる。水分摂取の重要性の認識を高め，水分摂取を促す必要がある。

（4）骨粗鬆症など

骨粗鬆症，軟骨の退行性変性に起因する変形性関節症，関節炎などが高頻度で生じる。特に女性に多くみられる。生命予後には直接影響しないが，日常生活機能障害の要因となる。変形性関節症などは肥満と関連することから，適切な体重管理や，関節への負荷軽減のための筋力維持など，日頃からの生活管理が望まれる。

（5）食べる行動にかかわる課題

成人期と比較して食行動は様々な制約を受けるようになる。また，うつ症状などの精神的変化や認知症などは，食態度や**食べる意欲**にも悪影響をもたらす。

独居高齢者では，食品数や料理数が少なくなることが知られている。個人の知識・態度・スキルだけでなく，周囲の人（家族，友人，職場）の支援状況や地域の食環境なども食行動に影響をもたらす。老化に伴い要介護が増えることからも，介護福祉士やホームヘルパーなどによる支援の強化が必要となる。

4．高齢期の栄養アセスメント

低栄養予防・フレイル予防に関連するアセスメントを中心に概説する。
高齢期の栄養スクリーニングでは，低栄養のリスク判定を目的とした，主観的
包括的アセスメント（SGA）＊（図12-4）や MNA®＊が用いられることが多い。

（1）身体計測

基本は成人期と同様であるが，高齢者の場合，成人と同じ手法で測定するこ
とが困難なケースも多くなる。現実的な方法で，継続して変化をアセスメント
することが重要になる。身長，体重，BMI の他，適切な各部位の皮下脂肪厚
や周囲径などを計測する（表12-3）。

身長は，通常立位で行うが，脊柱の極端な弯曲＊や要介護高齢者では，まっ
すぐ立てないなど，立位での測定ができない場合がある。無理な立位姿勢は，
転倒や椎体の骨折などのリスクとなる。その場合は，仰臥位での測定や膝高
（KH）からの推定＊などの方法をとる（図12-5）。

推定式は次のとおりである。

（宮澤らの式）

男性：推定身長（cm）＝［（2.12× KH（cm））−（0.07×年齢（歳））］＋64.02
女性：推定身長（cm）＝［（1.77× KH（cm））−（0.10×年齢（歳））］＋77.88

＊主観的包括的アセスメント（SGA）
Subjective global assessment
最も簡便で広く用いられている栄養スクリーニングである。病歴と簡単な身体状況を用いて，主観的，包括的に栄養状態のリスクを評価する。

＊ MNA®
Mini nutritional assessment
65歳以上の高齢者の栄養状態を評価する簡便なツール。感受性，信頼性が確認された方法であり，多くの研究で利用されている。

＊脊柱後弯症
脊柱が生理的な範囲を超えて後方に曲がっている状態。老人性後弯症，脊椎の圧迫骨折による外傷性後弯などがある。

```
現病歴
１．体重変化
    過去６か月間の体重減少：      kg（    %）
    過去２週間の体重変化：  増加  不変  減少
２．食事摂取量の変化（通常時との比較）
    なし
    あり      期間：      週間
              タイプ：経口栄養不足    経腸／静脈栄養充足    経腸／静脈栄養不足    絶食
３．消化器症状（２週間以上継続）
    なし    悪心    嘔吐    下痢    食欲不振
４．身体機能低下
    なし
    あり      期間：      週間
              タイプ：制限はあるが労働可能    歩行可能    寝たきり
身体所見（ランク評価：0＝正常，1＋＝軽度，2＋＝中等度，3＋＝高度）
    皮下脂肪量減少（上腕三頭筋，胸部）  骨格筋量減少（大腿四頭筋，三角筋）
    足首の浮腫  仙骨部の浮腫  腹水
主観的包括的評価（いずれかを選択）
    A．栄養状態良好  B．中等度栄養障害  C．高度栄養障害
```

図12-4　主観的包括的栄養アセスメント

表12-3　身体計測による栄養状態の評価

%標準体重 （%IBW）	90%以上	正常
	80〜90%	軽度の栄養障害
	70〜80%	中等度の栄養障害
	70%以下	高度の栄養障害
%平常時体重 （%UBW）	85〜95%	軽度の栄養障害
	75〜85%	中等度の栄養障害
	75%以下	高度の栄養障害
体重減少率	1〜2％以上／1週間	
	5％以上／1か月	
	7.5%以上／3か月	
	10%以上／6か月以上	
	これらの場合，有意の体重変化と判定	
BMI*	18.5未満	やせ
	18.5以上25未満	普通
	25以上30未満	肥満1度
	30以上35未満	肥満2度
	35以上40未満	肥満3度
	40以上	肥満4度

＊「日本人の食事摂取基準（2020年版）」の高齢期の目標
BMIは21.5〜24.9kg/㎡である

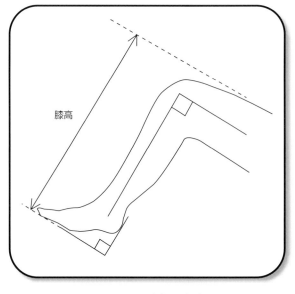

図12-5　膝高の計測

　体重は，安定して体重計に乗れない場合は，車椅子ごと測定できる体重計を利用する。

　皮下脂肪厚や周囲径は，体組成や筋量のアセスメントに有用である。体脂肪の極度の減少は，低栄養だけでなく消化器疾患による吸収障害，栄養素の利用障害，がんによる悪液質などの基礎疾患の存在を示すこともある。上腕三頭筋皮下脂肪厚（TSF）と上腕周囲長（AC）から算出される上腕筋囲（AMC）と上腕筋面積（AMA）は，除脂肪体重（LBM）との相関が強く，体タンパク質貯蔵量を反映することから，筋量の指標として利用される（第1章参照）。

　体重ならびにBMIの変化は，エネルギー収支バランスの管理の観点から重要であり，定期的な体重測定によって変化を把握する。しかし，老化がすすむにつれ，体重測定もままならなくなる。皮下脂肪厚や周囲径の変化，臨床診査などで総合的にエネルギー収支バランスを評価する。

（2）臨床検査

　赤血球数，ヘモグロビン，ヘマトクリット，平均赤血球容積や血清鉄の値からたんぱく質や鉄の栄養状態を評価する。

　血清中の総タンパク質，アルブミン，ラピッドターンオーバープロテイン（トランスフェリン，トランスサイレチン，レチノール結合タンパク質など）は，食

事量やたんぱく質の摂取不足，体タンパク質の異化亢進や合成低下など，タンパク質代謝を反映する。**総タンパク質**は，低栄養，特に内臓タンパク質の重要な指標となる。アルブミンは数週間の栄養状態を反映する指標である。血清アルブミン値*が3.5g/dL を下回ると内臓タンパク質の減少，2.8g/dL を下回ると浮腫を起こすとされている。ラピッドターンオーバープロ

表12-4　低栄養状態の評価例

リスク分類	低リスク	中リスク	高リスク
BMI	18.5〜29.9	18.5未満	
体重減少率	変化なし（減少3%未満）	1か月に3〜5％未満 3か月に3〜7.5％未満 6か月に3〜10％未満	1か月に5％以上 3か月に7.5％以上 6か月に10％以上
血清アルブミン値	3.6g/dL 以上	3.0〜3.5 g/dL	3.0 g/dL 未満
食事摂取量	76〜100％	75％以下	
栄養補給法		経腸栄養法 静脈栄養法	
褥　瘡			褥瘡

全ての項目が低リスクに該当する場合には，「低リスク」と判断する。高リスクに一つでも該当する項目があれば「高リスク」と判断する。それ以外の場合は，「中リスク」と判断する。
BMI，食事摂取量，栄養補給法については，その程度や個々人の状態等により，低栄養状態のリスクは異なることが考えられるため，対象者個々の程度や状態等に応じて判断し，「高リスク」と判断される場合もある。
（厚生労働省：栄養スクリーニング・アセスメント・モニタリング（施設）（様式例），2012.）

テインは，数時間〜数日の状態を反映する鋭敏な指標である。栄養状態の悪化を早期に知り得る動的指標としてだけでなく，栄養状態の改善の評価指標としても有用である。評価例を表12-4に示す。

　高齢期では，エネルギーやたんぱく質など全体の低栄養状態を反映して血清総コレステロール値が低下するため，減少にもしっかり注意を向ける。

*代償期のアルブミン濃度
代償期では，みかけ上アルブミン濃度は基準範囲内を示したり，過大な侵襲による一過性のアルブミン合成低下や血管内外のスペース間のアルブミン代謝による濃度低下など，必ずしも栄養状態を反映しないこともあるので注意が必要である。

（3）臨床診査

　臨床診査では，体格，髪や爪，皮膚，顔貌，愁訴，自他覚症状など，詳細に調査，あるいは観察をし，判定する（表1-6）。栄養障害に関連する様々な身体徴候は，栄養素の過不足の程度や持続期間によって変化する。なお，ミネラルやビタミンの栄養状態の評価には，通常血液などの生体試料を用いた測定は行われないので，注意深い症状の観察が必要である。また，皮膚の乾燥，倦怠感，排尿頻度の減少，尿量の減少は脱水の評価として有用である。

（4）食事調査・生活調査

1）食事摂取状況のアセスメント

　栄養素が体内へ取り込まれている状況を判断するには，日常的な食事摂取状況の評価が必要である。また，食生活状況は，リスクの背景を把握し栄養管理計画をたてる上で，重要な情報をもたらす。元気な高齢者でも，老化とともに摂食量の減少がみられるようになるため，変化の把握が重要である。

2）日常生活機能のアセスメント

　日常生活動作（ADL）は高齢者の**身体活動能力***や障害の程度を評価する重

*身体活動能力の評価
運動器の評価では，握力，開眼片足立時間，10m 歩行速度などが測定される。

要な指標である。現在，ADL 評価法（バーセルインデックス）が広く使われている（表12-5）。地域高齢者の評価では，生活者として自立するための社会的諸活動に関連した項目からなる手段的日常生活活動を評価する。東京都老人総合研究所（現：東京都健康長寿医療センター研究所）による老研式活動能力指標を表12-6に示す。

表12-5　ADL 評価：Barthel Index（機能的評価）

食　事	自立，自助具等の装着可，標準的時間内に食べ終える（10）
	部分介助（おかずを切って細かくしてもらう）（5）
	全介助（0）
移　乗	自立，ブレーキ・フットレストの操作を含む（歩行自立も含む）（15）
	軽度の部分介助または監視を要す（10）
	座ることは可能であるが，ほぼ全介助（5）
	全介助または不可能（0）
整　容	自立（洗面，整髪，歯磨き，ひげ剃り）（5）
	部分介助または不可能（0）
トイレ	自立，衣服の操作，後始末を含む，ポータブル便器などを使用している場合はその洗浄も含む（10）
	部分介助，体を支える，衣服・後始末に介助を要する（5）
	全介助または不可能（0）
入　浴	自立（5）
	部分介助または不可能（0）
歩　行	45m 以上の歩行，補装具の使用の有無は問わない（15）
	45m 以上の介助歩行，歩行器の使用を含む（10）
	歩行不能の場合，車椅子にて45m 以上の操作可能（5）
	上記以外（0）
階　段	自立，手すりなど使用の有無は問わない（10）
	介助または監視を要する（5）
	不能（0）
更　衣	自立，靴，ファスナー，装具の着脱を含む（10）
	部分介助，標準的な時間内，半分以上は自分で行える（5）
	不能（0）
排　便	失禁なし（10）
	時に失禁あり（5）
	上記以外（0）
排　尿	失禁なし（10）
	時に失禁あり（5）
	上記以外（0）

（　）内の数字は点数である。点数が高いほど自立していることを示す。

表12-6　老研式活動能力指標

バスや電車を使って一人で外出できますか	1．はい	2．いいえ
日用品の買い物ができますか	1．はい	2．いいえ
自分で食事の用意ができますか	1．はい	2．いいえ
請求書の支払いができますか	1．はい	2．いいえ
銀行預金，郵便貯金の出し入れが自分でできますか	1．はい	2．いいえ
年金などの書類が書けますか	1．はい	2．いいえ
新聞を読んでいますか	1．はい	2．いいえ
本や雑誌を読んでいますか	1．はい	2．いいえ
健康についての記事や番組に関心がありますか	1．はい	2．いいえ
友達の家を訪ねることがありますか	1．はい	2．いいえ
家族や友達の相談にのることはありますか	1．はい	2．いいえ
病人を見舞うことはできますか	1．はい	2．いいえ
若い人に自分から話しかけることはありますか	1．はい	2．いいえ

「はい」の回答に1点を与えて合計する。全体を13点満点の尺度として用いる。
1～5は「手段的自立」の下位尺度，6～9は「知的能動性」の下位尺度，10～13は「社会的役割」の下位尺度として用いることもできる。
（古谷野亘 他：地域老人における活動能力の測定−老研式活動能力指標の開発−，日本公衆衛生雑誌，34，pp.109-114，1987.）

5．高齢期の栄養ケア

（1）食事摂取基準

　食事摂取基準の対象は，「健康な個人及び健康な者を中心として構成されている集団」であり，高齢者においては「フレイルに関する危険因子を有していたりしても，おおむね自立した日常生活を営んでいる者及びこのような者を中心として構成されている集団」（日本人の食事摂取基準（2020年版），厚生労働省）である。食事摂取基準算定の基本的な考え方は成人と同様である。ここでは，高齢者において配慮が必要な主なものについて述べる。

1）エネルギー

　目標BMIの範囲は，フレイル予防と生活習慣病の発症予防の必要性から，65～74歳，75歳以上，いずれも21.5～24.9kg/m^{2}とした。高齢者では，基礎代謝量，身体活動レベルの低下によるエネルギー必要量の減少が摂食量の減少となり，たんぱく質や他の栄養素の不足が生じる。これを避けるため，身体活動量を増加させ，摂食量（エネルギー量）を確保し，望ましいBMIを維持する。

　身体活動レベルの値は，成人期と比較すると小さくなる。前期高齢者では自立高齢者を対象とした測定結果からⅠ（1.45）・Ⅱ（1.70）・Ⅲ（1.95）の3区

*75歳以上の身体活動レベル
レベルⅡは自立している者，レベルⅠは自宅にいてほとんど外出しない者に相当する。レベルⅠは高齢者施設で自立に近い状態で過ごしている者にも適用できる値である。（日本人の食事摂取基準（2020年版））

*たんぱく質の摂取不足はフレイルおよびサルコペニアの発症の要因となる。また，たんぱく質摂取に反応して筋タンパク質合成が促されることが示唆されている。

分，後期高齢者の身体活動レベル*は「高い」に相当する者が想定しづらいことからⅠ（1.40）・Ⅱ（1.65）の2区分とした。

2）たんぱく質

たんぱく質の推奨量は，窒素出納法で得られたたんぱく質維持必要量を基に策定された推定平均必要量に，推奨量算定係数をかけて算出された。フレイルおよびサルコペニアの発症予防を目的*とした場合は，高齢者では少なくとも1.0g/kg体重/日以上のたんぱく質摂取が望ましい。

たんぱく質の目標量は，生活習慣病と**フレイルの発症予防**を目的に，**サルコペニアの発症予防**も考慮して，15〜20％エネルギーとした。目標量の下限は推奨量以上（11.7〜12.9％エネルギー）とし，上限は，高齢者は2.0g/kg体重/日未満にとどめる必要があることから20％エネルギーとした。

3）脂　　質

脂質の目標量は，成人同様20〜30％エネルギーとした。上限は，飽和脂肪酸の目標量の上限（7％エネルギー）を超えない量，下限は，n-6系脂肪酸，n-3脂肪酸，一価不飽和脂肪酸の必須脂肪酸の目安量を下回らない量である。飽和脂肪酸は，目標量（上限）を7％エネルギー以下，n-6系脂肪酸，n-3系脂肪酸は，平成28年国民健康・栄養調査の結果から算出された摂取量の中央値をもとに目安量が策定された。

4）炭　水　化　物

炭水化物の目標量は，成人同様50〜65％エネルギーとした。上限はたんぱく質と脂質の目標量の下の値に対応，下限はたんぱく質と脂質の目標量の上の値（30％エネルギー）に対応するものである。食物繊維は成人と同様に，目標量を策定した。

5）ビタミン

ビタミンDは，カルシウム代謝や骨代謝に密接にかかわっている。高齢者の日光照射による皮膚でのビタミンD産生能は若年者に比べて低く，食事由来のビタミンDが相対的に重要となる。70歳以上にも，適切な日照曝露を受けることを推奨し，18〜69歳に算定した目安量（8.5μg/日）を適用した。

5）ミネラル

食塩相当量の目標量は成人同様，男性7.5g未満，女性6.5g未満である。しかし，高齢者では食欲低下があり，極端なナトリウム制限（減塩）は食事量の低下から各種栄養素の不足を起こし，フレイルなどにつながる可能性がある。したがって，高齢者のナトリウム制限（減塩）は，健康状態，病態および摂食量全体を見て弾力的に運用すべきである。

カリウムは，一般的にはカリウム豊富な食事が望ましいが，高齢者では，腎機能障害や，糖尿病に伴う高カリウム血症に注意する必要がある。

カルシウムは，骨の健康を通して，フレイルに関係すると考えられる。ただし，カルシウムの摂取量と骨粗鬆症，骨折との関連を検討した疫学研究では結果が必ずしも一致していない。要因加算法による必要量の算出方法は，高齢者では骨量の維持を考慮したものとはなっていないが，現時点でフレイル予防のための量を設定するには，科学的根拠が不足している。

（2）適切な栄養状態の維持，疾病予防

高齢者は，複数の機能障害や疾病を抱えており，慢性疾患も多い。感染症に罹患しやすい，症状は非定型的で，薬剤に対する反応が若年者と異なり個人差も大きい，さらに社会環境に強く影響されるなどの特徴がある。個々の症状にのみ目を向けるのではなく，全体像を把握し，適正な栄養ケア計画を作成，実施し，PDCAサイクルにそって継続的に栄養マネジメントを行う。

1）低栄養予防

低栄養の要因は多岐にわたる（表12-2）。個人差が大きいことからも，一人ひとりの状態にあわせ，食べる機能が低下しても，口から食べることを重視する。栄養管理での目標を明確にすることは重要だが，高齢者では身体機能・生理機能が急激に変化することもある。経過をみながら，柔軟に目標設定を行い，**食関連QOL** * の維持・向上をめざした栄養マネジメントを実施する。

栄養状態は，社会経済状態の影響も受ける。収入源，収入の充足度，食費の支出程度，経済的援助，公的サービスの利用や家族の有無，近隣や友人とのつき合いなど，様々な社会的要因もあわせてケアを行う。

2）咀嚼・嚥下障害への対応

歯の喪失が少なくよく噛めている者は，栄養状態のみならず活動能力やQOLが高いことが知られている。歯の治療や義歯装着による咀嚼機能の改善は重要である。**嚥下障害の評価** * も含め，口腔保健分野との連携が欠かせない。

嚥下障害では，座位姿勢の保持，呼吸運動の改善，喀痰喀出，頸部の筋緊張の補正などの機能訓練に加え，経口摂取訓練などが行われる。例えば，食事の前に，口のリハビリ運動である「健口体操」を行うことで唾液の分泌量が増し，経口摂取がスムーズにすすむようになる。

食事の形態は，密度が均一でまとまりがあり，咽頭を通過するときに変形しやすく，ベタつかない食品が飲み込みやすいとされる。例えば，プリン状，ゼリー状，ポタージュ状，ネクター状や粥状，乳化状，すり身状，裏ごし状やつぶしたものなどである。一方，さらさらした液体（水やお茶など），かたい食品（レンコン，ごぼうなど），粘りが強い食品（餅や団子など），まとまりにくい食品（ピーナツ，せんべいなど）や調理過程で細かく刻んだもの，口腔内や咽頭にはりつきやすい食品（わかめ，のりなど），パサパサした食品（ゆで卵，クッ

*食関連QOL
食べることが楽しい，食事を楽しみにしている，食事や食生活に満足している，などがある。

*摂食・嚥下障害のスクリーニング検査
改訂水飲みテストでは，冷水を3mLを口腔前庭に注ぎ嚥下させ，フードテストでは茶さじ1杯のプリンを舌背前部におき食べさせ，それぞれ嚥下活動を評価する。嚥下造影検査では，硫酸バリウムなどを混ぜた検査食を食べさせ，X線を照射して嚥下の様子を観察する。嚥下内視鏡検査では，鼻咽頭用ファイバースコープを用い，実際の食事の様子をモニターの画像を見て評価する。

キーなど），酸味の強い食品（酢の物，柑橘類など）は飲み込みや食塊形成が難しく，注意を要する（表7-1も参照）。そのため，ゼラチン，寒天，片栗粉，市販の増粘剤などを利用する，やわらかく煮る，一口大に切るなど，工夫をする。その他，味付け，香り，彩り，食器の選択，盛りつけ，食卓の環境づくりなど，食欲を増す工夫も必要である。日本摂食嚥下リハビリテーション学会による「嚥下調整食分類2013」が参考になる。

3）脱水の予防と対応

老化に伴う体内総水分量の減少や，口渇感の減弱による飲水量の減少以外にも，様々な理由で脱水のリスクが高くなる。原因として，頻尿・尿失禁*へのおそれや介護者への気兼ね，嚥下障害などによる飲水不足，利尿薬，下剤，浣腸剤などの薬剤，摂食量の減少などがあげられる。アセスメントやモニタリングで飲水量も含む食事摂取状況を把握し，日常生活の中で定期的な水分補給プランを立てる。下痢や嘔吐がある場合は電解質の補給も兼ねたアイソトニック飲料，嚥下障害がある場合はとろみをつけた飲料やゼリーなどで対応する。また，水分補給に関する知識や態度・スキルの向上を促す教育を，高齢者のみならず家族や介護者などの環境要因にも働きかける。

4）便秘の予防と対応

高齢者では，様々な要因による慢性的な便秘*が高頻度でみられる。下腹部の不快感，膨満感，腹痛，吐き気，嘔吐などの症状があり，QOLが低下するだけでなく，腸閉塞や直腸潰瘍などの合併症を引き起こすこともある。規則的な食生活（特に朝食の摂取），食物繊維や脂肪酸を含む食品の摂取，十分な水分の摂取，食事量の確保，適度な運動などの取り組みが必要である。

5）転倒予防と対応

高齢になると，ロコモティブシンドローム*，バランス障害，視力障害，薬剤など様々な要因で転倒が増える。転倒による外傷により身体機能が低下し，活動低下，生活機能低下，QOL低下という悪循環に陥る。外傷にとどまらず，転倒による死亡率も増大し，75歳以上では交通事故による死亡率を超えている。また，転倒により生じる骨折，特に**大腿骨近位部骨折**（大腿骨頸部骨折および大腿骨大転子部骨折）は，その手術を契機に寝たきりになる場合が多い。寝たきり状態は，褥瘡・肺炎，認知症のリスクも高める。さらに高齢期では，骨量の減少や骨粗鬆症によりわずかな外力でも骨折するリスクが高まっている。脊椎圧迫骨折（椎体骨折）も老化とともに著しく増加する。脊椎圧迫骨折は，背骨が曲がって円背（えんぱい）になったり，背が縮んで初めて骨折に気づく場合もある。このような骨折・転倒は**要支援・要介護の原因***の10％以上を占める。高齢期の骨折・転倒予防は，健康寿命の延伸をめざす上で重要な課題である。

転倒予防には様々なアプローチが必要である。運動や高い身体活動が転倒予

*高齢者の失禁
排尿機能障害と，排尿機能に影響を及ぼす因子が原因となる機能性尿失禁がある。高齢者では，複数の要因が絡み合っていることが多い。排泄の問題は，身体状況のみならず心理面，社会生活，QOL，そして尊厳にもかかわる重要な問題である。

*慢性的な便秘
消化管運動の低下や排便反射の低下による機能性便秘，食物や水分摂取量の低下による腸内容輸送障害による器質性便秘，薬剤が誘因となる薬剤性便秘などがある。

*ロコモティブシンドローム（運動器症候群）
運動器の障害により要介護になるリスクの高い状態になること（日本整形外科学会，2007.）。構成疾患に，骨粗鬆症，変形性膝関節症，変形性腰椎症，サルコペニアなどがある。

*介護の原因
高齢者が介護が必要となった主な原因のうち，脳血管疾患（脳卒中），認知症，高齢による衰弱，骨折転倒が7割近くを占める。（国民生活基礎調査，厚生労働省，2016.）

防に有効であることはよく知られている。低栄養予防に加え，骨量維持のために必要なカルシウム，ビタミンＤの充足など，適切な栄養管理が求められる。また，骨や筋の強化に加え，転倒しないように環境を整える必要がある。転倒しにくい家屋の評価・改修，適切な靴の選択，白内障の治療，精神作動薬を含めた服薬の見直しなどがあげられる。保健・福祉・医療とのネットワークを構築し，一人ひとりの栄養状態や栄養ケアの情報を共有する。

（3）高齢期の食生活指針

　元気でしっかり食べることが可能な高齢者も多いが，老化とともに，油っぽいものを避け，あっさりしたものややわらかいものを好むように，**嗜好が変化**する。その結果，食事量が減り低栄養のリスクが高くなる。

　口腔内の状態を良好に保ち，多様な動物性食品，植物性食品を利用して栄養素密度の高い食事とする。1回の食事量が少なくなるので欠食を避け，場合によっては間食を取り入れ規則正しい食習慣を確保する。食事量の確保のためにも日常の身体活動の促進をはかる。食事に対する意欲を高めるため，料理の味，香り，舌触りや歯ごたえ，盛りつけや彩りといった嗜好や，食器や照明，食卓の雰囲気などの食べる環境にも配慮する。手軽に利用できる調理済みの食品，**特別用途食品**（病者用食品や嚥下困難者用食品）などの高齢者向けの食品，食事の補助具などの栄養・食生活に関する知識を実践の場で役立てる。また，高齢者の場合は食べることが楽しみ，生きがいである場合も少なくない。無用な食事制限を課してQOLを低下させることのないよう配慮する。東京都老人総合研究所（現；東京都健康長寿医療センター研究所）による高齢者の食生活指針を次に示す。

① 3食をバランスよくとり，欠食は絶対に避ける

② 動物性たんぱく質を十分に摂取する

③ 魚と肉の摂取は1：1程度の割合にし，魚に偏りすぎない

④ 肉は，さまざまな種類や部位を摂取する

⑤ 油脂類の摂取が不足しないように注意する

⑥ 牛乳は，毎日200mL以上とる

⑦ 野菜は，緑黄色野菜，根菜類など，豊富な種類を毎日食べる。火を通して調理し，摂取量を確保する

⑧ 食欲がないときは，特におかずを先に食べ，ごはんを残す

⑨ 食材の調理法や保存法に習熟する

⑩ 調味料を上手に使い，おいしく食べる

⑪ 和風，中国風，洋風などさまざまな料理をとり入れる

⑫ 会食の機会を豊富にする

⑬ 噛む力を維持するために，義歯は定期的に点検を受ける

⑭ 的確な健康情報を積極的にとりいれる

（4）高齢期の健康づくりと社会的支援

＊地域包括ケアシステム
「重度な要介護状態となっても住み慣れた地域で自分らしい暮らしを人生の最後まで続けることができるよう，医療・介護・予防・住まい・生活支援が包括的に確保される体制」をいう（厚生労働省，2014.）。

　高齢期に入った途端，いきなりフレイルに陥るわけではない。老化により，身体的・生理的変化，それに伴う健康・栄養課題（疾病）が顕在化する時点とその進行のスピードに，個人差があるだけである。誰もがいずれは〝人の世話〟になり，死を迎える。世話になる期間（要介護状態）を少しでも短くして，長寿を全うできるよう，地域全体で包括的に支え合うシステム＊が重要である。少子超高齢社会を迎える日本は，課題先進国とよばれて久しい。元気な高齢者が活力ある健康を維持・増進し，支える立場で自らの役割をもち活躍できる，そして介護状態となっても住み慣れた地域で自分らしい暮らしを維持することができる，そのような持続可能な地域社会の構築が求められている。

コラム　人生100年時代

　全ての高齢者が弱者というわけではない。高齢者の約8〜9割は自立した生活を送っている。ボランティア活動や相互扶助の活動を担う社会資源として，高齢者の活躍が期待されている。年齢100歳以上の人を日本では百寿者といい，その人数は7万人を超えている（2019年現在）。百寿者を対象とした調査では，多くが90歳代はじめまで自立した生活を営んでいたことが明らかになっている。人生100年時代に，良好な栄養状態を保ちフレイルを予防することの意義がますます高まっている。

●参 考 文 献●

・厚生労働省：介護予防マニュアル（改訂版：平成24年3月），https：//www.mhlw.go.jp/topics/2009/05/tp0501-1.html（2019年12月30日アクセス）
・「介護予防のための生活機能評価に関するマニュアル」分担研究班（主任研究者鈴木隆雄）：介護予防のための生活機能評価に関するマニュアル（改訂版），平成21年3月
・公益財団法人　長寿科学振興財団：健康長寿ネット，https：//www.tyojyu.or.jp/net/index.html（2019年12月29日アクセス）
・大内尉義，秋山弘子編：新老年学（第3版），東京大学出版会，2010.

第13章

身体活動と栄養管理

生体には，① 使わないでいると機能が低下する，② 機能を維持するためには使うことが必要である，③ 機能には適度に使うことによって明らかに向上がみられるものと，それほどみられないものがある，④ ある限度以上に使いすぎると機能に障害を起こすという特徴がある。**身体不活動による健康への悪影響が顕著になり，日常的に身体活動の高い生活を送ることが推奨されているが，過度な運動は健康障害を起こす。身体活動時に生じる身体的・生理的な変化（適応的な応答）を理解し，適切な栄養管理を実施する。**

1．身体活動時における身体的・生理的変化

（1）身体活動と身体的変化

1）身体活動とは

身体活動*とは，安静にしている状態より多くのエネルギーを消費する全ての動作をさし，「生活活動」と「運動」の2つに分けられる。**生活活動**は，労働，家事，通勤・通学などの日常生活における活動であり，**運動**は，健康や体力（スポーツ*競技に関連する体力と健康に関連する体力を含む）の維持増進・向上を目的とし，計画的・継続的に実施される活動である。日常の身体活動量を増やすことは体力増強，生活習慣病や生活機能低下のリスクの低減をはじめ，多くの健康効果が期待できる。

2）身体活動によって生じる身体的変化

ａ．骨格筋の変化　骨格筋に過負荷がかかることで骨格筋線維に生じた損傷を修復し，それに伴って，筋肥大が生じる（量の変化）。負荷がかかる部位の骨格筋が肥大することから，競技者では種目によって発達する部位が異なる。

*身体活動，運動，生活活動，身体活動レベル
physical activity, (physical) exercise, non-exercise activity, physical activity level

*スポーツ
運動に含まれ，「一定のルール下で実践される組織化が進んだ運動」とされている。

表13-1　骨格筋線維の種類と特徴

	遅筋線維	速筋線維
収縮速度	遅い	速い
弛緩時間	遅い	速い
収縮力	弱い	強い
疲労性	疲労しにくい	疲労しやすい
ミトコンドリアの密度	高い	低い
ミオグロビンの含有量	多い	少ない
トリグリセライドの貯蔵	多い	少ない
酸化酵素の活性	高い	低い
毛細血管の密度	高い	低い
クレアチンリン酸の貯蔵	少ない	多い
グリコーゲンの含有量	少ない	多い
解糖系酵素の活性	低い	高い

遅筋線維（slow oxidative fiber）は Type Ⅰ 線維，速筋線維（fast glycolytic fiber）は Type Ⅱ 線維とよばれる。速筋線維はさらに Type Ⅱa 線維と Type Ⅱb 線維に分類される。

＊全身持久力
可能な限り長時間，一定の強度の身体活動・運動を維持できる能力である。一般的には粘り強く，疲労に抵抗してからだを動かし続ける能力を意味する。

＊行動体力の評価
新体力テスト（文部科学省）では，50m走（スピード），持久走・急歩，20mシャトルラン（全身持久力），立ち幅とび（筋パワー），ボール投げ（巧緻性・筋パワー），握力（筋

骨格筋線維は，遅筋線維と速筋線維に大きく分類される（表13-1）。**遅筋線維**は，収縮速度が遅く**有酸素性エネルギー産生**に優れている。ミオグロビンを含み赤くみえることから赤筋ともよばれる。**速筋線維**は白筋ともよばれ，収縮速度が速く**無酸素性エネルギー産生**に優れている。遅筋線維と速筋線維の割合は個人差があり，競技者では持久能力の高い者は遅筋線維，筋力や瞬発力の高い者は速筋線維の割合が多い。持久トレーニングは遅筋線維の割合を増やすという適応がみられる（質の変化）。速筋線維は加齢による萎縮割合が大きい。

b．体力の変化　　体力は，図13-1に示すように，大きく**行動体力**と**防衛体力**の2つに分けられる。一般に体力というと，持久力と筋力，特に全身持久力＊をさすことが多い。しかし身体機能，生活機能の面では行動体力である平衡性，敏捷性，巧緻性，柔軟性なども重要な要素である。これらの行動体力は，スポーツテストなどで評価＊される。防衛体力は外界からの様々なストレッサーに対する体力であり，生きていく上で重要な意味をもつ。適度な運動は行動体力や防衛体力を向上させる。

（2）身体活動と生理的変化

1）エネルギー産生機構

細胞内では，糖質，脂質，たんぱく質などから産生されるアデノシン三リン酸（ATP）が直接のエネルギー源となる。ATPを供給する機構は，酸素の必要性の有無から，無酸素性エネルギー産生機構と有酸素性エネルギー産生機構の2つに分類される。

a．無酸素性エネルギー産生機構
非乳酸系（ATP-CP系）と乳酸系に分類される。

ATP-CP系：細胞中のクレアチンリン酸（CP）が分解されて，アデノシン二リン酸と結合してATPが生成される。細胞中におけるATPとCPの含有量は非常に少なく，最大運動時でのエネルギー産生が可能な時間は7秒程度である。無酸素下

行動体力 ┳ 1．行動を起こす能力　関与する主な機能
　　　　　┃　（1）筋力・・・・・・・・・・・筋機能
　　　　　┃　（2）筋パワー・・・・・・・・・筋機能
　　　　　┃　2．行動を持続する能力
　　　　　┃　（1）筋持久力・・・・・・・・・筋機能
　　　　　┃　（2）全身持久力・・・・・・・呼吸循環機能
　　　　　┃　3．行動を調節する能力
　　　　　┃　（1）平衡性・・・・・・・・・・神経機能
　　　　　┃　（2）敏捷性・・・・・・・・・・神経機能
　　　　　┃　（3）巧緻性・・・・・・・・・・神経機能
　　　　　┗　（4）柔軟性・・・・・・・・・・関節機能

防衛体力 ┳ 1．物理化学的ストレスに対する抵抗力
　　　　　┃　　寒冷，暑熱，低酸素，高酸素，低圧，高圧，
　　　　　┃　　振動，化学物質　など
　　　　　┃　2．生物的ストレスに対する抵抗力
　　　　　┃　　細菌，ウイルス，その他の微生物，
　　　　　┃　　異種たんぱく　など
　　　　　┃　3．生理的ストレスに対する抵抗力
　　　　　┃　　運動，空腹，口渇，不眠，疲労，時差　など
　　　　　┃　4．精神的ストレスに対する抵抗力
　　　　　┗　　不快，苦痛，恐怖，不満　など

図13-1　体力の分類
（池上晴夫：新版運動処方-理論と実際（現代体育・スポーツ科学），朝倉書店，p. 13, 1990.）

での瞬発運動に適したエネルギー産生機構である。

乳酸系：グルコースがピルビン酸にまで代謝され，ATP が生成される代謝過程を解糖系とよぶ。酸素が十分に存在しない場合，一部のピルビン酸は乳酸に変換される。解糖系ならびにピルビン酸を乳酸に変換する経路を合わせて乳酸系とよぶ。最大運動時でのエネルギー産生が可能な時間は40秒程度である。乳酸は肝臓でコリ回路を介してグルコースに変換される。

b．有酸素性エネルギー産生機構　酸素が供給される条件下で，解糖系・TCA サイクル・電子伝達系により糖質から ATP が生成される。糖質の他，脂肪酸，アミノ酸からも TCA サイクル・電子伝達系を介して，ATP が生成される。

2）無酸素運動・有酸素運動

　無酸素運動は主として無酸素性エネルギー産生機構で供給される ATP を使って行う高強度の短時間運動であり，**有酸素運動**は主として有酸素性エネルギー産生機構から供給される ATP を使って継続する運動をいう。どちらも，無酸素性・有酸素性のエネルギー代謝経路を経ており，運動は双方からの ATP を利用する。

　運動を開始してすぐは，呼吸・循環機能の適応に時間を要するために酸素不足の状態が生じる。その後の運動強度が低いと，酸素の需要量と酸素摂取量が等しくなる。この状態を定常状態という。運動開始初期の酸素不足（**酸素借**）は，運動終了後も続く呼吸の亢進でまかなわれる（**酸素負債***）。高強度運動の後，荒い呼吸は，この酸素負債が多いためである（図13-2）。

　運動強度を次第に高くしていくと，ある運動強度を境に有酸素運動から無酸素運動に切り替わる転換点である**無酸素性作業閾値**（AT）*が出現する。AT は，無酸素性エネルギー産生機構の代謝が亢進される開始点であり，これを超える運動強度では定常状態は成立しなくなる。AT を換気量または二酸化炭素排泄量で決定したものが**換気性作業閾値**（VT）*，血液中の乳酸濃度で決定したものが**乳酸性作業閾値**（LT）*である。最大酸素摂取量 $\dot{V}O_2max$ の50～70%の範囲で出現する。

3）身体活動時の糖質ならびに脂質の代謝

　身体活動時のエネルギー供給源としての糖質と脂質の燃焼割合*は，身体活動の強度と継続時間の影響を

力），上体起こし（筋力・筋持久力），長座体前屈（柔軟性），反復横とび（敏捷性）が測定される。

*酸素負債
運動後過剰酸素消費。運動後は酸素負債や体温上昇などによって，酸素消費量が増加する。この現象は，excesspost-exercise oxygen comsumption：EPOC とよばれる。

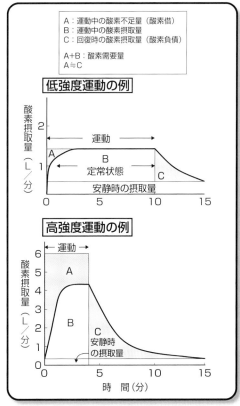

図13-2　運動中と回復時の酸素摂取量
（猪飼道夫：身体運動の生理学，杏林書院，p. 179，1973．を一部改変）

＊無酸素性作業閾値・
換気性作業閾値：乳酸
性作業閾値
anaerobic threshold :
AT, ventilation
threshold : VT, lactate
threshold: LT

＊燃焼割合
基礎栄養学で学ぶ呼吸
商（respiratory quotient;
RQ）を参照。

＊動静脈血酸素較差
動脈血と混合静脈血
（全身の各所から集
まった静脈血のこと）
の酸素濃度の差であ
る。差が大きいほど，
酸素の取り込みが増
す。安静時では較差が
5mL/dLであるのに対
し，運動時では15
mL/dLに達する。

受ける。運動強度が高い場合は酸素の供給が不十分で，糖質が使われる割合が高い。一方，運動強度が低い場合は酸素の供給が十分で，脂質が使われる割合が高い。また，運動継続時間が短い場合は糖質の燃焼割合が高く，身体活動継続時間が長くなるにつれ，脂質の燃焼割合が高くなる。ただし，長時間の運動や低強度の運動であっても脂質だけがエネルギー源になるということはなく，常に，糖質も代謝される。

4）身体活動時の呼吸・循環機能の変化

　活発な身体活動により酸素需要量が増すことから，肺での1回換気量や，呼吸数は増加する。安静時では，1回換気量が約500mL，呼吸数が約12回/分，1分間あたりの分時換気量が約6Lであるのに対し，最大運動時では，1回換気量が約1.5〜2L，呼吸数が60〜70回/分，分時肺換気量が100Lを超える場合もある。筋力トレーニングは，呼吸に関係する腹筋や上半身の筋の発達などにより肺換気量を増加させる。活発な身体活動による酸素需要量の増加は，心臓の収縮力増大，心臓からの1回拍出量増加，心拍数増加をもたらし，血液循環量を増加させる。その結果，筋細胞への血液（酸素）の供給量が増加する。筋細胞では，酸素の取り込みが亢進し，酸素の需要増に応える。

　心拍出量は，1回拍出量×心拍数で求められる。安静時では，1回拍出量が70mL，心拍数が70拍/分，心拍出量が約5L/分であるものが，最大運動時は，1回拍出量150mL，心拍数200拍/分，心拍出量30L/分に達する。

　組織呼吸から見た酸素摂取量は，心拍出量×動静脈血酸素較差＊で求められる。活発な身体活動時には心拍出量同様，動静脈血酸素較差も増加する。安静時では，心拍出量が約5L/分，動静脈血酸素較差が5mL/dL，酸素摂取量が0.25L/分であるものが最大運動時では，心拍出量30L/分，動静脈血酸素較差15mL/dL，酸素摂取量45L/分に達する。持久トレーニングは1回心拍出量を増やすことから，安静時では心拍数は少なくなり，活発な身体活動時では拍数の増加とあわせて心拍出量，最大酸素摂取量が増加する。

　最大酸素摂取量は，単位時間あたりに体内に取り込むことができる酸素の最大量であり，全身持久力の評価に用いられる。この量が多い場合，有酸素性能力，心肺機能，持久力が高いとみなす。クロスカントリースキー，陸上長距離，自転車，競泳（長距離）などの競技者の最大酸素摂取量はきわめて高い。最大酸素摂取量が低い者は高い者と比較して，生活習慣病のリスクが高い可能性が指摘されている。

　血圧は，運動で動員される筋の部位や運動の種類，強度，継続時間などによって変化が異なり，上半身の運動，大きな筋力を発揮する運動で，特に収縮期血圧が上昇する。運動トレーニングは，高い収縮期血圧を低下させる。

5）身体活動と発汗

生体内でATPに蓄えられている化学エネルギーを運動エネルギーへ変換する際のエネルギー効率は約20％であり，残りは熱となる。そのため，活発な身体活動を行うと，体温が上昇する。**発汗***は，身体活動によって生じた熱を体外に放出（放熱）し，体温を正常に戻すために起こる。液体が気体に変化するには気化熱が必要となる。そのため，汗が皮膚上で蒸発することで皮膚表面の熱を奪う。発汗量は，温度や湿度などの環境条件，身体活動の強度・時間，対象者の年齢や体格などによって大きく異なる。競技中の発汗量*は，１時間あたり300〜2,400mLと幅広く，バスケットボール選手では1,350mL/時，サッカー選手2,000mL/時，競泳選手では500mL/時などの報告もある。

２．身体活動と健康

（1）身体活動が及ぼす健康への影響

日常の身体活動量を増やすことは，生活習慣病やメタボリックシンドローム，直腸がんや乳がんなどのリスクの低下，日常生活機能の維持・向上などの健康効果をもたらす。その他，運動は気分転換やストレス解消，メンタルヘルス不調の一次予防として有効であり，QOLの維持・向上に寄与する。

1）身体活動と寿命

身体活動と総死亡率との間には量反応関係があり，身体活動による寿命の延伸効果が認められている。例えば，余暇身体活動がおおよそ40.0メッツ・時/週までは，活動量依存的に総死亡率が低下する（図13-3）。習慣的な身体活動の実施が生活習慣病の発症予防，高齢者の生活機能低下の軽減，転倒骨折による寝たきりの予防などにつながり寿命を延伸すると考えられている。

2）身体活動と肥満・低体重

身体活動量の増加，特に有酸素運動の習慣的な実施は，エネルギー消費量を増加させ，エネルギー出納バランスを負にし，内臓脂肪や皮下脂肪の燃焼を促す。腹囲や体重の減少または体重増加の予防により，肥満やメタボリックシンドロームのリスクの軽減効果をもたらす。

*発汗
第14章-２．特殊環境条件下における栄養管理を参照。

*発汗量の評価
運動前後の体重を測定し，その差を発汗量として評価する（１kgの体重減少＝１Lの発汗）。体重測定では，衣服の着用は最小限にし，運動後は汗をふき，可能な限り運動直後（10分未満）に測定する。

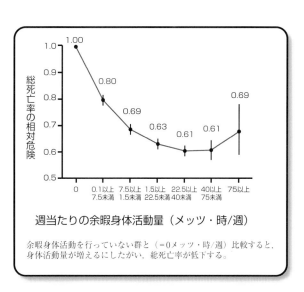

週当たりの余暇身体活動量（メッツ・時/週）

余暇身体活動を行っていない群と（＝0メッツ・時/週）比較すると，身体活動量が増えるにしたがい，総死亡率が低下する。

図13-3　身体活動と総死亡率との関連
（Arem H et al., JAMA Intern Med. 2015：175（6）：959-967）

また，運動による空腹感は食欲を促し摂食量を増やす。加えて，運動は除脂肪体重，主に筋量の増加をもたらす。したがって，運動は低体重や低栄養の予防・改善にも好ましい影響を与える。

3）身体活動と糖尿病

運動時では，骨格筋での糖の需要が増し，細胞内への糖の取り込みが亢進する。習慣的な運動実施は，骨格筋細胞のインスリン感受性を増大させ，**糖代謝を改善***させる。また，身体活動量の増加によるエネルギー出納バランスの改善や，主要リスクファクターである内臓脂肪の減少も，2型糖尿病のリスク低下に寄与する。

4）身体活動と高血圧

動的運動*では，心拍出量が増加して総末梢血管抵抗が低下するため，収縮期血圧が上昇する。**静的運動***では，活動筋中の血管が筋の強い組織圧により圧迫されたままになり，血圧，特に拡張期血圧が上昇する。

習慣的な運動実施は，血管内皮機能，血流調節，動脈伸展性などを改善させ，降圧効果を示す。複数の研究をまとめた解析によると，身体活動量が多い者ほど，座位中心の生活の者と比べて高血圧になるリスクが低いといった量反応関係が示されている。

5）身体活動と脂質異常症

運動は，骨格筋のリポプロテインリパーゼ（LPL）活性を増大させ，トリグリセリド（血中カイロミクロン，VLDL およびそれらのレムナントに多く含まれる）の分解を促進し，HDL コレステロールを増加させる。中強度の有酸素運動が脂質代謝の改善に有効であるとされている。

6）身体活動と骨密度・骨粗鬆症

運動は，骨に電位変化を起こし圧電位を生じさせ，骨へのヒドロキシアパタイトの沈着を促す。また，骨への力学的ストレスは骨細胞に刺激を与え，骨形成を促し，骨密度を高める。20〜30歳代までの運動，適切な食事，適切な体重管理は骨密度のピークを高め，骨粗鬆症のリスクを低減する。

7）運動のデメリット

運動には骨折・捻挫，関節痛などの外科的傷害/障害や事故などの他，内科的障害などのリスクもある。心臓疾患や脳卒中あるいは腎臓疾患などの合併症がある場合，運動に伴うリスクが大きくなる。過度な血圧上昇，不整脈，低血糖，血糖コントロールの悪化，変形性関節症の悪化，眼底出血などのほか，心不全，大動脈解離，脳卒中などの生命にかかわる心血管事故も報告されている。不整脈，特に心室細動*は，突然の意識障害や突然死をもたらすことがある。生活習慣病患者などが積極的に身体活動を行う際は，医師の指示に従い，より安全性に配慮して実施することが望ましい（図13-4）。

*運動による糖代謝の改善
AMP キナーゼの活性化や，細胞内にあるグルコースの輸送担体の一つであるグルコーストランスポーター4（GLUT4）などが関与する。

*動的運動，静的運動
動的運動は，関節の角度が変わり，筋が短縮と伸張を繰り返す運動である。静的運動は，関節の角度が変わらず，筋が長さを変えずに力を発揮する運動である。

*心室細動
致死性不整脈であり，速やかな処置が生命を左右する。AED（自動体外式除細動器）の設置場所や使用方法を理解しておくことが求められる。

過度な運動による生理的・精神的な疲労が回復しないまま運動を継続することは，慢性疲労の状態を引き起こす可能性がある。オーバートレーニング症候群とよばれる，全身倦怠感，頭痛，睡眠障害，食欲不振，体重減少，集中力の低下，うつ状態などの症状が現われることもある。オーバーユース症候群は，骨格筋や関節などの一部に長期間負荷がかかり続けることで起こる障害であり，代表的なものに，野球肩，野球肘，テニス肘などがある。特に成長期の場合は注意が必要である。

８）不活動がもたらす健康への悪影響

不活動による骨格筋量の減少*は，肥満の有無にかかわらず，耐糖能異常や糖尿病のリスクを高める。筋量の減少が引き金となるサルコペニア*の予防は，生活習慣病のみならず，老化に伴う生活機能の低下の予防に重要である。近年では，運動習慣があっても不活動の時間（座りっぱなしの時間）が長いと健康リスクが高まるという報告が国内外で相次いでおり，体を動かさないことの悪影響に注意が向けられるようになってきた。

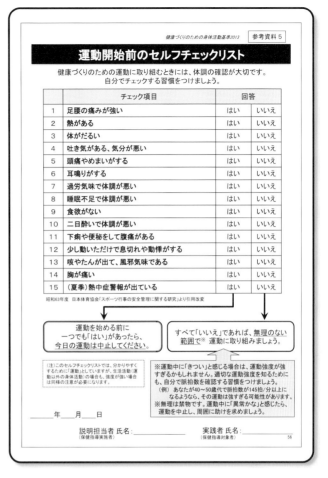

図13-4　身体活動のリスクに関するスクリーニングシート
（厚生労働省：運動基準・運動指針の改定に関する検討会報告書，2013.）

*骨格筋量の減少
寝たきりなどによって骨格筋を使わない状況が続くことで，筋や関節の萎縮が起こる。廃用性萎縮とよぶ。

*サルコペニア
「加齢に伴う筋力の減少又は老化に伴う筋肉量の減少」をさす。第12章高齢期の栄養管理を参照。

（２）健康づくりのための身体活動とトレーニング

１）健康づくりのための身体活動

ライフステージに応じた健康づくりのための身体活動（生活活動・運動）を推進するために，身体活動全体に着目した「**健康づくりのための身体活動基準2013**」（以下，身体活動基準）（図13-5），「**健康づくりのための身体活動指針**」（以下，アクティブガイド）（図13-6）が，2013年厚生労働省より発表されている。

身体活動基準では，身体活動量，運動量，体力の単位としてメッツ（METs：metabolic equivalents）が用いられている。メッツは，当該身体活動に

血糖・血圧・脂質に関する状況		身体活動（生活活動・運動）※1	今より少しでも増やす（例えば10分多く歩く）※4	運動	運動習慣をもつようにする（30分以上・週2日以上）※4	体　力（うち全身持久力）
検診結果が基準範囲内	65歳以上	強度を問わず，身体活動を毎日40分（＝10メッツ・時/週）				
	18～64歳	3メッツ以上の強度の身体活動※2を毎日60分（＝23メッツ・時/週）		3メッツ以上の強度の運動※3を毎週60分（＝4メッツ・時/週）		性・年代別に示した強度での運動を約3分間継続可能
	18歳未満	－		－		－
血糖・血圧・脂質のいずれかが保健指導レベルの者		医療機関にかかっておらず，「身体活動のリスクに関するスクリーニングシート」でリスクがないことを確認できれば，対象者が運動開始前・実施中に自ら体調確認ができるよう支援した上で，保健指導の一環としての運動指導を積極的に行う。				
リスク重複者又はすぐ受診を要する者		生活習慣病患者が積極的に運動をする際には，安全面での配慮がより特に重要になるので，まずかかりつけの医師に相談する。				

※1　「身体活動」は，「生活活動」と「運動」に分けられる。このうち，生活活動とは，日常生活における労働，家事，通勤・通学などの身体活動を指す。また，運動とは，スポーツ等の，特に体力の維持・向上を目的として計画的・意図的に実施し，継続性のある身体活動を指す。
※2　「3メッツ以上の強度の身体活動」とは，歩行又はそれと同等以上の身体活動。
※3　「3メッツ以上の強度の運動」とは，息が弾み汗をかく程度の運動。
※4　年齢別の基準とは別に，世代共通の方向性として示したもの。

図13-5　健康づくりのための身体活動基準2013概要

（厚生労働省：運動基準・運動指針の改定に関する検討会　報告書，2013.）

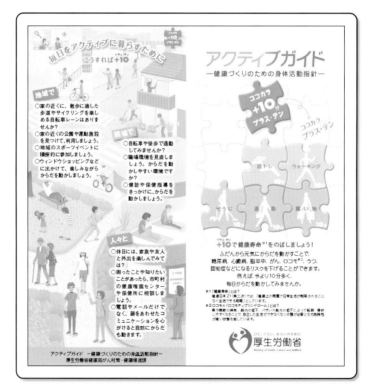

図13-6　アクティブガイド　－健康づくりのための身体活動指針－

（厚生労働省：アクティブガイド－健康づくりのための身体活動指針－，2013.）

おけるエネルギー消費量を座位安静時代謝量（酸素摂取量で約3.5mL/kg/分に相当）で除した身体活動の強度の単位である。座って安静にしている状態は１メッツになる。身体活動の量は，メッツに時間を乗じた。「メッツ・時（METs・h）」で表す*。習慣的な身体活動量では，週あたりの身体活動量を「メッツ・時/週（METs・h/week）」で示す。

身体活動基準では図13-5に示すように，18～64歳おいて３メッツ以上の身体活動を23メッツ・時/週行うことが推奨されている。これは，身体活動量が22.5メッツ・時/週より多い集団は，死亡や生活習慣病やがんの発症，ロコモティブシンドローム・認知症発症のリスクが低いことが根拠となっている。65歳以上では，強度を問わず，身体活動を毎日40分行うこととされている。ちなみに，日本人の身体活動量の平均は概ね15～20メッツ・時/週である。なお，歩行または歩行と同等以上の強度の身体活動が３メッツ以上の身体活動になる。生活活動では，大工仕事（3.0メッツ）や風呂掃除（3.5メッツ），階段の下り（3.5メッツ）などが３メッツ以上の活動である。３メッツ以上の強度の運動は，息が弾み汗をかく程度の運動である。例えば，ボウリング（3.0メッツ）や自体重を使った軽い筋力トレーニング（3.5メッツ），全身を使ったテレビゲーム（3.8メッツ）などが含まれる。

65歳以上では，強度を問わず，身体活動を10メッツ・時/週行うことが推奨されている。なお，身体活動基準では18歳未満*における定量的な基準は設定されていない。

アクティブガイドは，身体活動基準を達成するための手段を示したガイドである（図13-6）。メインメッセージは「＋10（プラステン）－今より10分多くからだを動かす」である。最小単位を10分とすることで，普段不活動な者にとっても取り入れやすいメッセージとなっている。

２）体力づくりのためのトレーニング

トレーニングは，運動によって生体に生じる適応能力を利用して，行動体力の維持・向上または低下防止を目的として行われる。トレーニング効果は，運動の種類，強度，持続時間，頻度，期間，時刻などによっても異なる。実施にあたっては，性，年齢，健康状態，体力水準などを踏まえ，トレーニングの原理・原則（表13-2）に基づく運動プログラムが必要である。

トレーニングは，持久力トレーニング（有酸素性トレーニング）と筋力トレーニング（レジスタンストレーニング*，無酸素性トレーニング）に分けることができる。また，筋出力の程度によってローパワー（持久力）トレーニング，ミドルパワー（筋持久力）トレーニング，ハイパワートレーニングにも分類される。

*身体活動量からエネルギー消費量への換算　酸素1.0Lが体内で消費されたときのエネルギー消費量を約5.0kcalとすると，１メッツ・時の活動によるエネルギー消費量は1.05kcal/kgとなる（3.5mL/kg/分×60分×5.0kcal）。この係数は，煩雑さをなくすために1.00kcal/kgで算出してもよい。体重60kgの者が３メッツ・時の身体活動を行った際のエネルギー消費量は約180kcalとなる。

*子どもの身体活動　18歳未満の子どもを対象とした健康づくりのための身体活動推進のツールには，「幼児期運動指針」（文部科学省，2012.）や「アクティブ・チャイルド・プログラム」（公益財団法人日本スポーツ協会，第6版，2018.）がある。

*レジスタンストレーニング　筋肉に様々な種類の負荷（resistance:抵抗）をかけて行う運動をさす。筋力の向上をもたらすことから，筋力トレーニングともよばれる。

表13-2　トレーニングの原理・原則

原理	過負荷	ある器官の機能をより発達させるには，日常的な水準以上にその機能を使う必要がある。
	特異性	生体は課せられた条件に応じた適応をするため，目的に適合した条件でトレーニングを行うことが重要である。
	可逆性	トレーニングを中止すると得られた効果が失われる。
原則	意識性	トレーニングの目的をよく理解する必要がある。
	全面性	上半身だけでなく全身，筋力だけでなく体力要素全般など，バランスがとれるようにプログラムを組む必要がある。
	専門化	あるスポーツで競技力を向上させるにはそのスポーツ専門のトレーニングを重ねる必要がある。
	個別性	年齢や体格，体力レベルなどの個人の能力や状態に応じたトレーニングを行う必要がある。
	漸進性	トレーニングによる能力の向上に合わせて，トレーニングの質や量を少しずつ高めていく必要がある。
	反復性	定期的に反復して行って初めて効果がでる。

3．身体活動と栄養アセスメント

（1）身体計測

　競技者の場合，競技特性にみあった筋量や身体組成であるかを評価する。体格に対し筋量が多くBMIによる判定が適さない場合，皮下脂肪厚測定器（キャリパー）を用いて特定の複数箇所の皮下脂肪の厚さを測定し，体脂肪量の変化を評価する。超音波画像診断により皮下脂肪，筋層の厚さを評価することもある。近年では，**生体インピーダンス法（BIA法）**による競技者の体組成の推定の精度が向上してきている。ただし，あくまでも推定であり，測定手法の利点と限界を理解した上で評価を行う。

（2）身体活動量の評価

　エネルギー出納バランスのアセスメントは体重の増減やBMIの評価が基本であるが，エネルギー消費量を推定するために身体活動量の評価が必要な場合もある。エネルギー消費量を正確に評価できる方法として，ヒューマンカロリーメーター法*や二重標識水法*があるが，実践の場で用いることは容易ではない。したがって，妥当性などに課題は残るものの，実用的な手法で推定することになる。

　日常で簡便に評価できる方法として，加速度計法*，歩数計法*，質問紙法*などがある。呼気分析法やヒューマンカロリーメーター法での測定，二重標識水法で得られたエネルギー消費量をゴールドスタンダードとして，それらとの関係から間接的に身体活動量を推定する方法として開発されてきた。いず

*ヒューマンカロリーメーター法，二重標識水法
機器などが高額で，測定には専門的知識が必要とされる。詳細は基礎栄養学を参照。

*加速度計法，歩数計法
1軸や3軸の加速度で身体活動量を評価する。加速度計を搭載したスマートフォンや腕時計型のウェラブル機器が普及している。

*質問紙法
様々な質問紙が開発・活用されている。例えば，国際標準化身体活動質問票（IPAQ）などがある。

れの方法も利点と限界があり，その特徴を理解した上で活用する。

（3）臨床検査

基本的には各ライフステージに応じたものとなるが，有疾患者の場合，それぞれの治療ガイドラインで運動療法に適さない基準を確認する。例えば，糖尿病の代謝コントロールが極端に悪い場合（空腹時血糖値250mg/dL以上，尿ケトン体中等度以上陽性），重症高血圧（収縮期180mmHg以上，または拡張期血圧110mg/dL以上）などがある。

（4）臨床診査

主観的評価を積極的に行う。体調がよい，肌の状態が改善された，ぐっすり眠ることができるようになった，食欲がでたなどの好ましい症状だけでなく，関節が痛い，疲労感が抜けないなどの訴えも聴き取る。

（5）食事調査・生活調査

食事調査では，習慣的な食事摂取量（栄養素・食品・料理），食行動や食知識などを評価する。それぞれの食事調査法の長所や短所を理解した上で，目的や対象者の状況に合わせて適切な方法を選択する必要がある。いずれの食事調査法を用いても，エネルギー摂取量に関しては測定誤差が大きいため，エネルギー出納バランスの評価に食事調査の結果を用いる意味は乏しい。

＊競技者の身体活動レベル（PAL）
維持が可能なレベルとして多くの場合，身体活動レベルは2.2〜2.5前後かそれ以下である。ツール・ド・フランスの競技中の測定では，23日間にわたって身体組成をほぼ維持した状態で，二重標識水法によって得られた身体活動レベルが3.5〜5.5であったという報告もある。（Westerterp et al. J. Appl. Physiol：61（6）：2162-2167 1986.）

４．身体活動と栄養ケア

（1）食事摂取基準

基本的には各ライフステージに応じた食事摂取基準を適用する。生活活動や運動の種類や強度，頻度などから適切な身体活動レベル（表13-3）を選び，

表13-3　日常生活活動による身体活動レベル

活動の概略	身体活動レベルの値
ベッドまたは椅子での生活	1.2
動き回ることのない座位中心の仕事で，激しい余暇活動はなし	1.4〜1.5
動き回ることもある座位中心の仕事だが，激しい余暇活動はなし	1.6〜1.7
立位の仕事（例：主婦，販売員）	1.8〜1.9
スポーツまたは激しい余暇活動（30〜60分×4〜5回/週）	＋0.3
激しい仕事あるいは非常に活動的な余暇	2.0〜2.4

（田中茂穂『実験医学』2009：27（7）：1058-1062.）

推定エネルギー必要量を求める。一般的に，競技者は競技種目やトレーニング量などによって身体活動レベルの個人差が大きい。そのため，個別の体重変動も観察しながら身体活動レベルや推定エネルギー必要量を検討する。なお，「競技者は身体活動レベルが極めて高いだろう」という印象とは異なり，トレーニング以外の時間の身体活動量が少なく，比較的身体活動レベルが高くない者も多いことに注意する。

摂取不足や過剰摂取による健康障害の回避，生活習慣病の発症・重症化予防を目的とする場合には，「日本人の食事摂取基準」で示されている指標を用いる。しかし，「日本人の食事摂取基準」には，筋力や持久力などの体力や競技力の向上を目的とした指標は示されていない。そのため，競技者を対象とした栄養管理を実施する際には，国際オリンピック委員会（International Olympic Committee：IOC）やアメリカスポーツ医学会（American College of Sports Medicine：ACSM）などの国際機関が発表している競技者向けの食事摂取に関するガイドラインも参考にする。

身長・体重が参照体位より大きい，身体活動レベルが高いなど，推定エネルギー必要量が多い場合，それに伴い必要量が多くなる栄養素もある。エネルギーに対し相対的に栄養素の少ない食事（栄養素密度の低い食事）にならないように注意する。また，過度な運動は生体内の酸化ストレスを高める。そのため，抗酸化作用をもつビタミンCやビタミンEを積極的に摂取することがすすめられている。

コ ラ ム　科学的根拠に基づいた栄養

競技者に限らず，栄養管理を行う上で欠かせない考え方に，EBN（evidence-based nutrition：科学的根拠に基づいた栄養）がある。EBNでは経験や一つの情報源のみにとらわれることなく，世界中から情報を集め，様々な疑問の効率的な解決をめざす。基本的に，EBNで扱う科学的根拠はメカニズムに関する説明ではなく，ヒトを対象として観察された事実，つまり，ヒトを対象とした研究結果である。研究結果は学術論文として発表されるため，EBNでは学術論文を正確に読み解き，評価・活用する力が求められる。

ただし，科学的根拠がすべてではない。EBNのもととなったEBM（evidence-based medicine：科学的根拠に基づいた医療）は，「診ている患者の臨床上の疑問点に関して，医師が関連文献等を検索し，それらを批判的に吟味した上で患者への適用の妥当性を評価し，さらに患者の価値観や意向を考慮した上で臨床判断を下し，自分自身の専門技能を活用して医療を行うこと」と定義されている（医療技術評価推進検討会報告書，1999年3月）。EBNも同様に考えればよいだろう。つまり，【利用可能な最善の科学的根拠】に【個々人の価値観や期待】と【実践的・臨床的な専門技能】を合わせることで初めてEBNの実践が可能となる。

（2）スタミナづくり

スタミナ*は，筋や肝臓に貯蔵されているグリコーゲン*の量に左右される（図13-8）。運動時，筋細胞内では筋グリコーゲンが主要なエネルギー源として代謝されながら，血中グルコースや脂肪酸もエネルギー源として代謝される。脂肪酸は多くのエネルギーを供給できるものの，筋グリコーゲンに比べ代謝回転速度は遅い。グリコーゲンの体内貯蔵量は，成人でも400〜500g程度と多くない。長時間運動を持続すると，筋グリコーゲンが減少し，枯渇に至る。筋グリコーゲンが枯渇すると，十分な速度でエネルギー産生ができないため，筋細胞がエネルギー不足となり，疲労困憊となる。したがって，長時間に及ぶ運動では，運動前にグリコーゲンの蓄積量を可能な限り高めておくことが有利になる。食事から摂取する炭水化物の量を増加させることは，筋と肝臓中のグリコーゲン蓄積量を高め，スタミナを向上させる。なお，長時間の運動中に果糖やデキストリンを補給すると，スタミナの維持につながる。

グリコーゲンローディング*（カーボローディング）は，高炭水化物食とトレーニングの組み合わせで，体内のグリコーゲンの貯蔵量を効率的に高める方法である。筋グリコーゲンの蓄積量の増加は，筋グリコーゲン枯渇による疲労困憊を避け，持久能力を向上させる。グリコーゲンローディングの方法を図13-9に示す。実際は，体調管理が困難な古典的な方法ではなく，簡易法が実践されている。競技者では，試合の約1週間前から練習量を減らしつつ，3日前ぐらいから炭水化物の多い食事にすることで，体内のグリコーゲン量は2倍程度に増加するとされている。

*スタミナ
長時間にわたって運動を継続できる能力のことである。全身持久力と筋持久力が関係する。

*グリコーゲン
動物の肝臓と筋に含まれる多糖類である。肝臓のグリコーゲンは血糖の調節，筋のグリコーゲンは筋収縮時のエネルギー供給源の役割をもつ。

*グリコーゲンローディング
マラソンやトライアスロン，テニスなど，運動時間が長時間に及ぶ競技において持久能力の向上が期待できる。

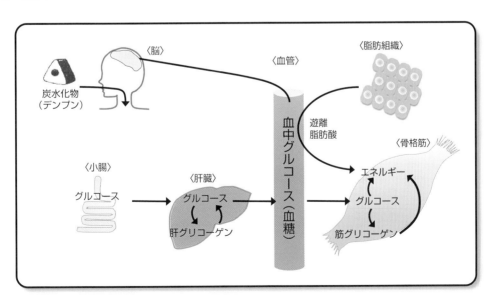

図13-8　糖質・脂質のエネルギー代謝

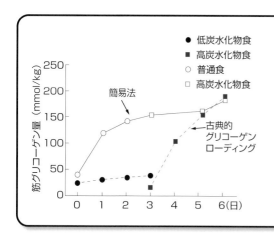

古典的グリコーゲンローディング法：

　約1週間から4日前まで身体活動量を増やし，高たんぱく質，高脂質・低炭水化物の食事を摂取し，体内のグリコーゲン蓄積を枯渇させる。その後3日から2日前ごろから運動量を減らし，低たんぱく質・低脂質・高炭水化物の食事にし，リバウンド効果によりグリコーゲンの蓄積量を高める。

現在のグリコーゲンローディング法（簡易法）：

　約1週間ほど前から運動量を減らし，通常の食事で体内のグリコーゲンを維持し，3日ほど前から高炭水化物の食事としグリコーゲンの蓄積量を高める。

図13-9　グリコーゲンローディング

(Sherman WM et al. Int J Sports Med, 1981；2(2)：114-118.)

（3）身体づくり

　身体活動は体タンパク質（特に筋タンパク質）の代謝に影響を及ぼす。中でも，レジスタンストレーニングは筋タンパク質の分解と合成を促進し，たんぱく質の需要を高める。たんぱく質摂取量が不足すると，レジスタンストレーニングによる筋肥大を妨げ，身体づくりにも悪影響を及ぼす。しかし，多く摂取すればするほど筋肥大が引き起こされるのではなく，ある一定のたんぱく質摂取量で筋タンパク質合成の促進は横ばいになり，それ以上摂取しても体タンパク質合成に利用されなくなる。合成に利用されなかったたんぱく質は，エネルギー産生に用いられたり，脂質となり脂肪組織などに貯蔵されたりする。また，たんぱく質過剰摂取による腎機能への影響も考慮する必要がある。「食事摂取基準（2020年版）」では明確な根拠となる報告が十分ではないことから，たんぱく質の耐容上限量は設定しておらず，目標量の上限を20%エネルギーとしている。そのため，20%エネルギー未満をたんぱく質摂取量の一つの目安にするとよい。

　アメリカスポーツ医学会（ACSM）の指針では，持久系および瞬発系スポーツ選手に推奨されるたんぱく質摂取量として，体重1kgあたりの値で1.2～2.0g/kg体重/日が示されている。この範囲の中で，年齢や性別，競技特性，トレーニング内容など様々な要因を考慮する必要があるとされている。

（4）食事・栄養補給のタイミング

　運動前は，運動中の腹痛を予防するため遅くとも2時間半から3時間前までに食事をすませておく。運動開始時に空腹感を覚える場合は，主食を主体とし

た簡単な補食にとどめておく。運動中は発汗量に見合った水分補給が基本となる。運動時間が長くなる場合は，エネルギー補給のために，スポーツドリンクなどを利用して，水分とともに糖質を補給する。運動終了後は，運動中に失われた水分とグリコーゲンの補充のため，速やかにドリンクとともに糖質を含むものを補食として摂取する。その際，たんぱく質も一緒に摂ると，インスリンによるタンパク質の同化作用が促進される。ただし，運動直後の栄養補給は重要だが，24時間の単位でみれば，直後にこだわる必要はない。

（5）ウエイト（体重）コントロール

　体重の増減のコントロールは，食事と身体活動の両面から行う。エネルギー出納バランスを管理することが基本であるが，体脂肪組織のエネルギーコスト*は多いことに留意する。急激な体重の増減は健康リスクを伴うため，計画的に体重管理を行う。

　体重を減量させる場合，食事制限だけでは体タンパク質の減少が大きく，筋量や体力の低下，意欲の減退などを起こす。運動を取り入れることで体タンパク質の減少を抑制し，あわせてエネルギー消費量を増やすことができる。体脂肪を減らす必要がある場合は，低強度の運動を長時間行うことがすすめられる。運動によって筋量など除脂肪体重が増加し，体重そのものは減少しないこともある。そのため，体組成とあわせて評価することが望ましい。

　体重を増量させる場合，運動により除脂肪量を増加させつつ，エネルギー摂取量を増やし，エネルギー出納バランスを正にする。

（6）水 分 補 給

　発汗による脱水を補うために，運動中や運動前後で適切な水分補給*を行う。特に暑熱環境下での多量の発汗は熱中症を引き起こす。命を守る上で，水分補給は優先すべき重要な課題である。

　水分補給では様々な種類のスポーツドリンクが用いられる。目的に応じて適切なものを選ぶ。汗にはナトリウムなどのミネラルが含まれており，発汗によりこれらが失われる。多量の発汗時では，ミネラル（ナトリウム，カリウムなど）を含むドリンクの摂取が望ましい。4～8％糖質を含むドリンクは，水分補給だけでなく，運動時のエネルギー源としての糖質補給にも寄与する。また，5～15℃に冷えたドリンクは，胃から腸への移送速度が速く，体温（中心温度）の上昇を抑えることにも寄与する。

　運動中の水分補給では，喉が渇いたと感じる前に摂取し，運動前後の体重差*が少なくなるようにする。このとき，過剰な水分摂取により運動前と比べて体重が増加しないよう注意する。多量の発汗時には，失った水分に見合う水

*体脂肪組織のエネルギーコスト
1kg の体脂肪組織には約800g の脂質が含まれている。脂質によるエネルギー産生量は9kcal/g として計算すると，7,200kcal/kg となる。さらに，この数字を丸め体脂肪組織1kg あたり7,000kcal の値も用いられる。これらの値はあくまで概算値としてとらえる。

*運動時の水分補給量
運動による体重減少が2％以上になると，パフォーマンスが低下する。そのため，運動実施前後の体重減少が2％以内におさまるように水分補給をすることが推奨されている。

*運動前後の体重差
運動前体重の2％以上，体重が減少するとパフォーマンスが低下する。そのため，運動実施前後の体重減少を2％以下に抑えるように水分補給をすることが推奨されている。

分を運動中に補給するのは難しい。そのため，運動後に不足分の水分を補給する。運動後も尿や汗による水分損失があるため，運動前後の体重減少量よりも多め（1.25～1.5倍程度）の水分の摂取が必要である。一方，運動後は体液浸透圧の回復が体液量の回復よりも優先して起こる。その際，水だけを摂取すると血液の希釈による利尿が起こり脱水からの回復が遅れる。これを自発的脱水という。低濃度または体液と同等度の濃度の電解質を含むドリンクの摂取で脱水からの早期回復を促す。

（7）スポーツ貧血

競技者には，一般人と比べて貧血症状がよくみられる。スポーツ現場でよくみられる貧血症状はスポーツ貧血とよばれる。スポーツ貧血は，原因別に希釈性貧血，溶血性貧血*，鉄欠乏性貧血の3つに分けられる。競技者では，身体活動量の増加による鉄需要の増加や，多量の発汗による鉄損失の増加が起こることから鉄欠乏性貧血のリスクが高い。特に女性選手や思春期の選手は鉄の損失や需要の増加により鉄欠乏のリスクが高い。体内で鉄が不足欠乏すると酸素運搬能力が低下することから，持久力が低下する。競技者では運動習慣のない者と比べて鉄の必要量が増加するとされているため，十分な鉄が摂取できる食事をとることが必要である。

*溶血性貧血
運動に伴い足の裏の血管内で赤血球が踏みつぶされてしまうことで発生する。不適切な靴底の靴や衝撃の多い走行場所での練習，剣道のように足底に強い刺激が加わることなどが原因となる。

（8）サプリメント

サプリメントの利用目的は大きく2つあり，利用目的によって名称が分けられている。食事では摂取しきれない，不足する栄養素を補う目的で利用されているものはダイエタリーサプリメント（dietary supplements）あるいはスポーツフードとよばれる。ある種の運動能力の向上させる目的で利用されているものはエルゴジェニックエイド*とよばれる。

ダイエタリーサプリメントは通常の食事で摂取できる炭水化物やたんぱく質などの栄養素を含む。食事からの摂取が不足している場合は，ダイエタリーサプリメント摂取による効果が期待できるが，食事からの摂取が十分である場合，効果は期待できない。そのため，ダイエタリーサプリメントを利用する前に，丁寧な栄養アセスメントを実施し栄養素の摂取の過不足をアセスメントする。ダイエタリーサプリメントの利用が有効なケースとして，減量のためにエネルギー摂取量を制限している場合や，食欲減退時，海外遠征など食事の準備が十分に行えない場合，試合に合わせて速やかな栄養補給が必要な場合などがある。

エルゴジェニックエイドは摂取することでパフォーマンスの向上が期待できるクレアチンや分岐鎖アミノ酸（branched-chain amino acid；BCAA）などを含

*エルゴジェニックエイド
身体運動機能を高めることを目的とした補助剤で，一般に栄養補助食品を中心とした，食品ないし関連経口摂取物の総称である。

む。様々なエルゴジェニックエイドが販売されているが，科学的根拠*が乏しいものも多いことから，利用する場合は十分な注意が必要である。

サプリメントの中にはドーピング*禁止物質が含まれていることもあり，意図せず禁止物質を摂取してしまうリスクがある。そのため，サプリメントの利用にあたっては成分表示などを参考に十分注意する。

●参 考 文 献●

・「健康づくりのための身体活動基準2013」及び「健康づくりのための身体活動指針（アクティブガイド）」厚生労働省，https：//www.mhlw.go.jp/stf/ houdou/2r9852000002xple.html
・（公財）日本体育協会スポーツ医・科学専門委員会監：アスリートのための栄養・食事ガイド（3版），第一出版，2014.
・国立スポーツ科学センター（Japan Institute of Sports Sciences：JISS），https：//www.jpnsport.go.jp/jiss/
・麻見直美，川仲健太郎編：栄養科学イラストレイテッド　運動生理学，羊土社，2019.

*有効性や健康被害などの科学的根拠
正確な「健康食品」の安全性・有効性情報を知るには，国立健康・栄養研究所　「健康食品」の安全性・有効性情報サイト（https：//hfnet.nih.go.jp/）や消費者庁（食品表示等について），厚生労働省（健康食品に関して）などのサイトで確認する。

*ドーピング
「スポーツにおいて禁止されている物質や方法によって競技能力を高め，意図的に自分だけが優位に立ち，勝利を得ようとする行為」のこと。（公益財団法人日本アンチ・ドーピング機構（JADA），https：// www. playtrue japan. org）

第14章

環境と栄養管理

1. ストレス条件下における栄養管理

表14-1　ストレスの種類

要　因	主な因子
物理的要因	温度，湿度，騒音，振動，光，放射線　など
化学的要因	化学物質，薬物，酸素，pH　など
生物学的要因	細菌，ウイルス，花粉，飢餓，栄養素の欠乏，睡眠不足，運動　など
心理的要因	緊張，不安，怒り　など

生物は，温度，気圧，光など様々な外部環境に適応しながら生活をしている。この外部環境が変化しても内部環境を一定に維持する機能をホメオスタシス（恒常性）という。また，ホメオスタシスを乱す外部からの刺激に対する生体反応をストレスといい，ストレスを引き起こす外部からの刺激（要因）をストレッサーという。ストレスは，主要なストレッサーにより大きく4つに区分される。温度，気圧，光などの物理的ストレス，化学物質，薬物，pHなどの化学的ストレス，細菌やウイルスなどの感染，栄養不足，睡眠不足などの生物学的ストレス，不安，緊張，怒り，悲しみなどの心理的ストレスである（表14-1）。

*全身適応症候群
general adaptation
syndrome

（1）ストレス下における生理的機能の変化

*疲憊
動くことができないほど疲れること。

1）ストレス下における生理的応答

生体は，外部環境からのストレスに対して内部環境を整え，自己を適応しようとする。ハンス・セリエは，このような適応反応を全身適応症候群*と定義し，ストレス刺激からの経過時間によって，警告反応期，抵抗期，疲憊*期の3段階に分けている（図14-1）。

全身適応症候群では，副腎皮質の肥大，胸腺・脾臓・リンパ節などの免疫器官の萎縮，胃・十二指腸の出血や潰瘍などの症状がみられる。

① 警告反応期　　生体がストレ

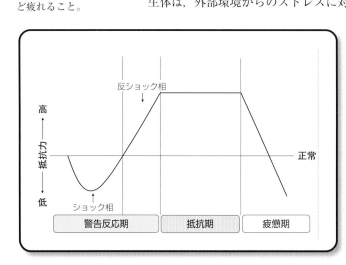

図14-1　ストレスの3段階

ス刺激を受けた時の初期症状であり，数分〜１日程度持続する。血圧，体温，血糖値の低下，神経系の活動・筋の緊張抑制，血液濃縮などがみられる（ショック相）。この状態は，ストレスへの適応ができていない状態とも考えられている。その後，ショック状態に対して，視床下部−下垂体−副腎系から分泌されるホルモンによる生体防御機構が働き，血圧，体温，血糖値も回復，神経系の活動・筋肉の緊張が高まる（反ショック相）。急激なストレス刺激を受けた場合は，細胞内タンパク質である**ストレスタンパク質**（熱ショックタンパク質：HSP*）が誘導される。

＊ HSP
heat shock protein

② **抵抗期**　　抵抗期は，ストレス刺激に対する生体の適応反応が完成した状態をさし，ストレス刺激とストレス耐性が拮抗している。この状態に，新たなストレスや長期間ストレスが持続すると疲憊期に移行する。一方，疲憊期に移行する前にストレスが弱まれば，生体は元の状態へ戻る。

③ **疲憊期**　　長期間ストレスが持続すると，生体は適応力を維持できなくなり，ショック相と同様の状態になる。

＊ネガティブフィードバック
生体内の恒常性を保つための調節機構であり，ホルモンや神経系の作用が発揮される際に，生体内がこれらの作用を抑制する方向に働く。動脈血圧やホルモン分泌調節のフィードバック作用が代表的な例である。

２）ストレス下における代謝変動

　生体は，ストレス刺激を受けると大脳皮質から神経伝達物質が分泌され，神経を介して視床下部に伝達する。視床下部からの刺激伝達は，視床下部−下垂体−副腎皮質系と交感神経−副腎髄質系の二つの経路を介して起こる（図14-2）。視床下部から分泌される**副腎皮質刺激ホルモン放出ホルモン**（CRH）の作用によって下垂体前葉より**副腎皮質刺激ホルモン**（ACTH）が分泌される。また ACTH の作用により副腎皮質から分泌される**グルココルチコイド**（コルチゾール）の産生・分泌を促し，糖質，脂質，たんぱく質の**異化作用**が亢進する。末梢の血液中のグルココルチコイドが高まると視床下部に**ネガティブフィードバック**＊が働く。さらに下垂体後葉からは**抗利尿ホルモン**（ADH）＊が分泌され，細胞外液と浸透圧が調節される。交感神経−副腎髄質系からは，**アドレナリン**（エピネフリン）や**ノルアドレナリン**（ノルエピネフリン）が分泌され，肝臓のグリコーゲン，脂肪，骨格筋タンパクの分解などの反応が起こる。

＊ ADH
antidiuretic hormone

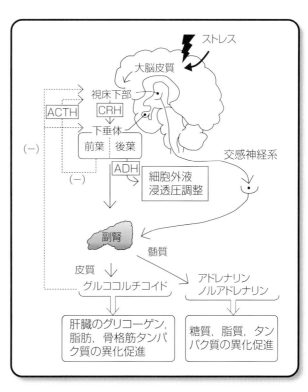

図14-2　ストレスの主要なホルモンおよび代謝応答

（2）ストレス下における健康課題（健康障害）

1）健康障害

　生体はストレスに対して，自律神経系，内分泌系ならびに免疫系を介して反応する。ストレスが引き起こす健康障害には，消化器系，循環器系，内分泌系，免疫系，精神・神経系などの疾患がある。

① 消化器系疾患　　自律神経系の機能が低下し，胃粘膜の血流と胃粘液が低下する。一方で，胃酸やペプシンが過剰分泌されることで胃や十二指腸に消化性潰瘍が生じる。消化器系は一般的にストレスの影響を受けやすく，過敏性腸症候群 * や潰瘍性大腸炎などを引き起こす場合もある。

② 循環器系疾患　　交感神経が緊張し，アドレナリンやノルアドレナリンが分泌されると，心拍数の増加，血管の収縮が起こり，血圧が上昇する。慢性的な血圧上昇は，心筋梗塞，脳梗塞，脳出血などの疾患のリスク因子となる。その他，ストレスが一因となり引き起こされる赤血球増加症は，成人男性に発症しやすく，脳梗塞のリスク因子となる。

③ 内分泌系疾患　　アドレナリンやノルアドレナリンは，血糖値の上昇をきたし，糖尿病のリスク因子となる。

④ 免疫系疾患　　グルココルチコイドの過剰分泌は，胸腺の萎縮，リンパ球の減少による免疫機能の低下を引き起こし，感染症などのリスクを増加させる。また，自己免疫疾患やアレルギー疾患の発症との関連も指摘されている。

⑤ 精神・神経系疾患　　心理・社会的なストレスの増大に伴い，うつ病の発症リスクが増加する。うつ病の発症には脳内の神経物質であるセロトニン * が関与しており，通常であればストレスを受けるとセロトニン分泌を促進する機能が働くところが，ストレス状態が慢性的に続くとセロトニンが減少し抑うつ状態となる。重篤な場合，自殺につながるケースもある。

2）ストレスに対するマネジメントと対策

　日常生活において，ストレスなく生活することは難しい。したがって，過度なストレスを避けると同時に，どのようにストレスと向き合い対処するかも重要である。ストレスに対処する方法としては3R（rest：休憩，relaxation：リラクゼーション，recreation：レクリエーション）がある。また，適切な栄養・食生活，定期的な運動・スポーツ，規則的な睡眠習慣の他，自律訓練法，認知療法，心理療法なども効果的である。

（3）ストレス下における栄養ケア

　ストレス時には，交感神経系と副腎皮質ホルモン系が活性化し，アドレナリンやノルアドレナリン，コルチゾールの分泌が増加することで糖質，脂質，た

*過敏性腸症候群
腹部の痛みや不調があり，それと関連して便秘や下痢などの症状が数か月以上続く疾患である。潰瘍性大腸炎は大腸粘膜に潰瘍やびらんが多発し，激しい腹痛や血便を伴う下痢などの症状を伴う炎症性の慢性疾患であり，難病に指定されている。いずれも，近年，ストレスの増加に伴い患者数の増加が問題となっている。

*セロトニン
必須アミノ酸のトリプトファンから生合成される脳内の神経伝達物質の一つである。セロトニン機能の低下は不安，抑うつ，パニック障害と関連する。

んぱく質の異化が亢進する。このようなエネルギー代謝の亢進に対し，十分な
エネルギー摂取が必要である。また，エネルギー代謝にかかわるビタミンやミ
ネラルなどの需要も高まることから，バランスのとれた食事が重要となる。

1）炭水化物

代謝の亢進に伴いグルコースの消費が高まるため，十分な炭水化物を補給す
る必要がある。また糖質代謝にかかわるビタミンB_1を中心としたビタミンB
群の補給も重要となる。

2）たんぱく質

グルココルチコイドの作用により，体内のタンパク質，主に筋タンパク質の
異化が亢進する。また，筋から分岐鎖アミノ酸が動員され，糖新生が高まるた
め窒素出納が負に傾く。そのため，良質のたんぱく質摂取が重要となる。

3）ビタミン

ビタミンCは，脳，副腎，眼球などに多く存在し，副腎皮質ホルモン，副腎
髄質ホルモンの生成，抗酸化作用，免疫賦活作用などの生理機能を有する。ス
トレス時にはビタミンCの需要が高まるため，十分な摂取が必要である。

ビタミンEは，ビタミンCと同様に抗酸化機能を有し，ストレスに伴い増加
する活性酸素の除去や免疫機能の改善のために必要となる。

4）ミネラル

ストレス時には，ミネラル（ナトリウム，カルシウム，マグネシウムなど）の
尿中への排泄量が増加する。カルシウムは，神経や筋肉の機能維持，細胞内に
おける酵素反応，情報伝達など様々な生理機能を有していることから十分な摂
取が必要である。

（4）生体リズムと健康

1）生体リズム

ヒトを含む生物には，ほぼ一定の周期で変化する生命現象がある。睡眠・覚
醒サイクルのような1日単位の周期，性周期などの1か月単位の周期，さらに
は季節単位で変化する約1年間の周期現象もある。これらの現象の中で，光や
温度などの外部環境の因子を取り除いても維持されるリズムを内因性リズムと
いい，生物時計（biological clock）または体内時計（endogenous clock）という。
ヒトの生命活動においては，1日24時間周期で刻まれる生体リズムが多く，概
日リズム（サーカディアンリズム*）とよばれる。

2）生体リズムの変化

概日リズムに支配される生理機能として，睡眠−覚醒サイクル，体温，血
圧，ホルモンの分泌，消化・代謝・吸収サイクル，活動パターンなどがあげら
れる。ヒトを含む昼行性動物は，体温や血圧が昼間に最大値を示し，作業能力

＊サーカディアンリズ
ム
circadian「概 日 性
（24時間周期で回帰す
る規則的な生物学的サ
イクル）」の"circa"
が「約，およそ（概)」
という意味をもつ。お
およそであり，ぴった
り24時間サイクルとい
うわけではない（フ
リーラン同調）。

が高まる。消化・代謝・吸収機能も昼に上昇し，夜に低下する。また内分泌系では，副腎皮質ホルモンのコルチゾール，下垂体から分泌される成長ホルモン，松果体から分泌されるメラトニンなどは顕著な**日内変動**を示し，睡眠・覚醒サイクルや生体防御機構の恒常性維持に重要な役割を担っている（図14-3）。

哺乳類の体内時計は，視床下部の視交叉上核（SCN）*に存在する。また体内時計を制御する時計遺伝子は，SCN だけでなく，大脳皮質，海馬，脳，心臓，肝臓，腎臓，小腸，大腸などにおいても発見されている。これらの末梢器官における時計遺伝子は SCN における主時計（中枢時計）と連動し，体内のあらゆる組織の生体リズムを生みだしており，末梢時計とよばれる。

ヒトが，光刺激あるいは明暗サイクルのない生活をすると，睡眠・覚醒サイクルや体温リズムは１日24時間から乱れてくる。この生物時計特有の周期はフリーラン周期とよばれ，約25時間を示す。この24時間とは異なる周期を24時間周期あるいは昼夜変化に一致させることをリズム同調といい，概日リズムの同調にかかわる因子を同調因子*という。

ヒトの体内時計がフリーランすると，睡眠・覚醒サイクルと体温リズムが乖離し，それぞれが固有の周期を刻む。この状態を内的脱同調といい，睡眠・覚醒サイクルと一致していた深部体温の最低値や夜間に松果体から分泌されるメラトニンの分泌ピークが日中にみられるようになる。この状態では，昼間の眠気や夜間の不眠に加え，精神的かつ身体的不調が引き起こされることがある。また，交代勤務，深夜勤務，時差を伴う移動などにより昼夜が逆転するような環境にさらされると，生体リズムの乱れから睡眠・覚醒サイクルの乱れ，日中の眠気，倦怠感，食欲不振，胃腸障害などの症状がみられる。体内時計が新たな環境に適応するためには，数日から１週間程度かかるとされている。

＊視交叉上核
suprachiasmatic nucreus

＊同調因子
生体リズムを24時間周期に合わせる因子である。代表的なものに，光，食事，身体活動，社会的因子，温度・湿度などの外部環境があげられる。

3）生体リズムと栄養ケア

概日リズムを維持することは，健康の維持・増進のために重要である。概日リズムや生体リズムが乱れると，体内の恒常性機構が破綻し，適応能力が低下する。その結果，生活習慣病，感染症などあらゆる疾患のリスクが増加する。食事は同調因子の一つであり，栄養・食生活の工夫で生体リズムによる生

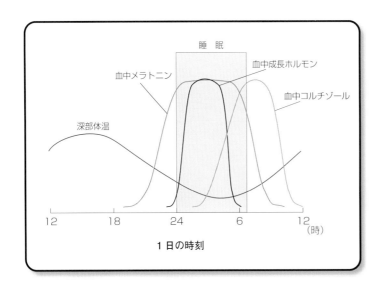

図14-3　ヒトの生理学指標の概日リズム

体への悪影響を軽減することが重要である。

　夜間勤務や不規則な交代勤務がある者は，朝食の欠食や，夕食にあたる３回目の食事が夜間になるなど，１日３回の食事のリズムが乱れることが多い。まずは，１日のエネルギーや栄養素量を十分に満たすために，**欠食を避ける**ことが重要である。特に**朝食**は，１日のリズムをつける上できわめて重要な役割を果たす。生活のリズムが夜型にシフトしている場合は夜中の食事のエネルギーを抑え軽食にする，規則的な食事時間の確保が難しく食事と食事の間の時間が長くなる場合は**補食**を活用するなど，ライフスタイルにあわせて工夫する。

　海外の移動などに伴う時差によって生じる**生体リズムのズレ***への対策として，食事や睡眠の時刻を移動前あるいは移動中から現地時刻に合わせるなどの工夫が効果的である。また，コーヒーや紅茶，煎茶などの**カフェイン***を多く含む飲料の摂取で眠気や入眠時刻を調節することも効果があるとされる。

２．特殊環境条件下における栄養管理

　特殊環境とは，温度，湿度，気圧，重力などが，日常的な環境から逸脱した環境をさす。生体は，特殊環境による物理的なストレスに対し**ホメオスタシス**の機構を働かせ，生体内の状態を維持しようとする。しかし，特殊環境のストレッサーが生体内の適応反応を上まわった状態では様々な健康障害が生ずる。

（１）体温調節の生理的機能の変化

　体温は，ホメオスタシスによりほぼ37℃に保たれている。通常，体温は中心温度（核心温度）をさし，外部環境や内部環境によって変動する体表面温度（外殻温度）とは異なる。

　核心温度は，直腸，口腔内，腋窩，外耳道などで測定される。これらの測定値は，測定部位や測定条件（日内変動など）に加え，個々人の条件によっても異なる。特に，性，年齢，生体周期，摂食（食事誘発性熱産生*），運動・身体活動，暑熱・寒冷環境などの影響を受ける。

　体温のホメオスタシスは，体熱の産生と放散のバランスを維持することにより調節される。身体における体熱は，血液により末梢組織に運ばれ，外部環境の影響を受けながら放散される。ある程度の温度範囲では，皮膚の血管収縮と拡張だけで体温を調節できるため，中性領域あるいは代謝不関域という。しかし，環境温度が中性領域を超えて高くなると，皮膚の血管拡張，血流増加および体熱の放散が高まり発汗が起こる。このような伝導，対流，輻射，蒸発などの物理的メカニズムによる体温調節を**物理的体温調節**という。一方で，環境温度が中性領域よりも低くなると，皮膚の血管の収縮と血流調節のみでは体温を

*いわゆる「時差ぼけ」のこと。
時差のある地域へ飛行機で移動したときに起こる。生活時間のズレから眠気やだるさ，睡眠障害や胃腸障害などの不調が生じる。通常，数日程度で解消される。

*カフェイン
コーヒー，紅茶，煎茶以外にも，清涼飲料水（コーラやエナジードリンクなど）や医薬部外品の栄養ドリンクなどに多く含まれる。覚醒作用，利尿作用などがある。適切な摂取はがんの抑制効果などが報告されているが，過剰摂取は，めまい，心拍数の増加，不安などの副作用が生じる。

*食事誘発性熱産生
dietary induced thermogenesis：DIT
食後には，体内に吸収された栄養素が分解され，その一部が体熱となり代謝が亢進する。炭水化物，たんぱく質，脂質などの栄養素によりDITは異なる。

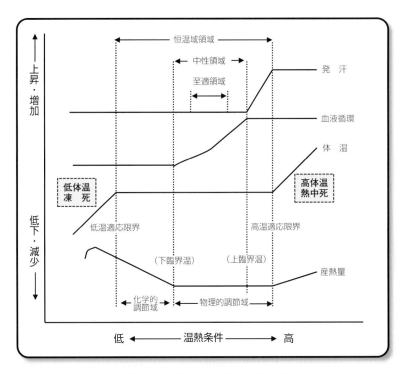

図14-4　温熱条件と体温調節反応

維持することが困難になり，甲状腺ホルモンやアドレナリンなどのホルモン分泌により代謝を亢進し，体熱の産生を行う。これらの反応は化学反応による体熱の産生が行われることから，体温の**化学的調節**という（図14-4）。

体温調節中枢は，視床下部の前部にある温中枢，後部にある冷中枢に区別される。皮膚にある温度感覚受容器が外部温度を検出し，中枢にその情報を送ることにより体温調節が行われる。またヒトは，行動性体温調節と自律性体温調節反応により体温調節を行っている。行動性体温調節では，暑熱や寒冷刺激に対して，適温環境への移動，姿勢の変化，衣類の交換，飲料の摂取などの行動により対処する。自律性体温調節反応では，体熱産生としてふるえ熱産生と非ふるえ熱産生反応があり，体熱放散反応としては皮膚血管運動と発汗がある（図14-5，6）。

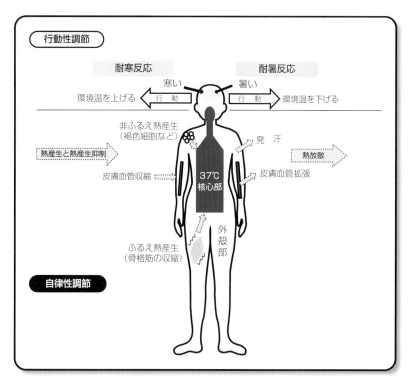

図14-5　ヒトの体温調節反応

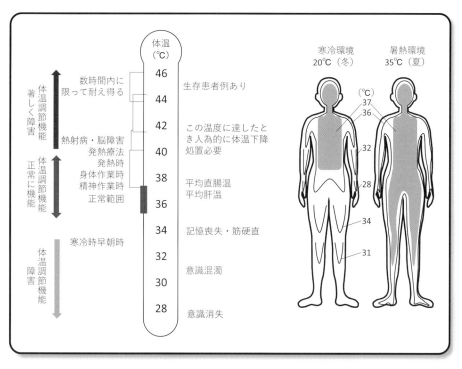

図14-6　環境温度の違いと体温温度の分布

（Aschoff J & Weaver R : Naturwissenschaften, 45, 477, 1958. より一部改変）

（２）高温環境下における栄養管理

１）高温環境下における生理的機能の変化と健康障害

　高温環境下では，体温維持のために熱産生の低下と発汗による熱の放散を行う。また，皮膚温が上昇すると皮膚血管の拡張が起こり，皮膚血液量は増加する。さらに，発汗により大量の水分とナトリウムが失われるため，副腎皮質からのアルドステロン分泌を促進し，腎臓におけるナトリウムイオンの再吸収を促進，脳下垂体後葉から抗利尿ホルモン（ADH）であるバソプレシンの分泌を促し，尿量を減少させる。しかし，繰り返し高温環境下にさらされると，体温調節に適応的な変化（馴化）が生じる。高温環境下における主な適応反応として，皮膚血流増加，心拍出量の効果的分配，発汗閾値の低下，発汗量の変化*および汗の塩分濃度低下などが起こる。

　熱中症は，高温環境下において体内の水分とナトリウムイオンのバランスが破綻し，生体の体温調節機能が破綻した時に生ずる障害の総称である。重症度によってⅠからⅢ度に分類される。重篤な場合は死に至るケースもあるため適切な対処が必要である（表14-2）。熱中症が発症しやすい環境としては，高温，多湿，無風，日差しの強さ，輻射源の有無などがあげられる。これまで熱中症は，高温環境下における労働やスポーツ活動時での発生が主であったが，近年では，ヒートアイランド現象*や地球温暖化による室内などでの発生も考慮する必要性が増している。特に体温調節機能が未熟な乳幼児，体温調節機能が低

*暑熱馴化の獲得期間によって発汗量の変化は異なり，短期では増加，長期では減少する。

*ヒートアイランド現象
都市部の気温が，郊外の気温と比較して高いことである。熱中症を中心とした健康障害と感染症を媒介する生物への影響を含めた生態系への影響が懸念されている。

表14-2　熱中症分類（重症度），症状，対処法

分類（重症度）	症　状	対　処
Ⅰ度	**めまい・失神** 「立ちくらみ」という状態で，脳への血流が網羅的に不十分になったことを示し，「熱失神」とよぶこともある。 **筋肉痛・筋肉の硬直** 筋肉の「こむら返り」のことで，その部分の痛みを伴う。発汗に伴う塩分（ナトリウム等）の欠乏により生じる。 **手足のしびれ・気分の不快**	涼しい場所へ移動して，安静にして水分を補給する。
Ⅱ度	**頭痛・吐き気・嘔吐・倦怠感・虚脱感** 体がぐったりする，力が入らない等があり，「いつもと様子が違う」程度のごく軽い意識障害を認めることがある。	涼しい場所へ移動して，体を冷やして安静にし，十分な食塩水，スポーツドリンクを補給する。
Ⅲ度	Ⅱ度の症状に加え， **意識障害・けいれん・手足の運動障害** 呼びかけや刺激への反応がおかしい，体にガクガクとひきつけがある（全身のけいれん），まっすぐ走れない，歩けないなど。 **高体温** 体に触れると熱いという感触が認められる。 **肝機能障害，腎機能障害，血液凝固障害** これらは，医療機関での採血による診断が必要となる。	涼しい場所へ移動して（させて），衣類を緩め，安静に寝かせて，首・脇の下，大腿部の付け根などを水や氷で冷やす。 ただちに救急車を要請する。

（環境省環境保健部環境安全課：熱中症環境保健マニュアル2018．より筆者作成）

下している高齢者では注意が必要となる。さらに熱中症の発症には，生体側の健康状態も影響し，糖尿病，高血圧，心疾患，自律神経系の異常を有する者，また健常人においても睡眠不足，体調不良，過度な飲酒などは熱中症の発症リスクを高める。

*湿球黒球温度
wet-bulb globe temperature：WBGT

高温環境下におけるヒトの熱中症の指標としては，湿球黒球温度（WBGT）*が用いられ，暑さ指標ともいわれる。WBGT値は，湿球温度*，黒球温度（GT）*，気温（NDB）*を測定して，次式より求められる。

*湿球温度
natural wet-bulb temperature：NWB

$$屋外：WBGT = 0.7 \times NWB + 0.2 \times GT + 0.1 \times NDB$$

$$屋内：WBGT = 0.7 \times NWB + 0.3 \times GT$$

*黒球温度
globe temperature：GT

WBGTの値に基づく熱中症予防指針ならびに運動指針が示されている。値が高いほど熱中症のリスクは高い（表14-3，14-4）。一方で，値が低くても熱中

*気温
natural dry temperature：NDB

表14-3 日常生活における熱中症予防指針

温度基準（WBGT）	注意すべき生活活動の目安	注意事項
危 険（31℃以上）	すべての生活活動	高齢者では安静状態でも発生する危険性が大きい。
		外出はなるべく避け，涼しい室内に移動する。
厳重警戒（28～31℃以上）		外出時は炎天下を避け，室内では室温の上昇に注意する。
警 戒（25～28℃）	中等度以上の生活活動	運動や高い身体活動時では定期的に十分に休息を取り入れる。
注 意（25℃未満）	強い生活活動	一般に危険性は少ないが，激しい運動や高い身体活動時では発生する危険性がある。

（日本生気象学会・熱中症予防研究委員会：日常生活における熱中症予防指針 Ver.3．日本生気象学会，p.2，2013．）

表14-4 熱中症予防運動指針

WBGT℃	湿球温度℃	乾球温度℃		
31	27	35	運動は原則中止	特別の場合以外は運動を中止する。特に子どもの場合には中止すべき。
▲▼	▲▼	▲▼	厳重警戒（激しい運動は中止）	熱中症の危険性が高いので，激しい運動や持久走など体温が上昇しやすい運動は避ける。10～20分おきに休憩をとり水分・塩分を補給する。暑さに弱い人※は運動を軽減または中止。
28	24	31		
▲▼	▲▼	▲▼	警 戒（積極的に休憩）	熱中症の危険が増すので，積極的に休憩をとり適宜，水分・塩分を補給する。激しい運動では，30分おきくらいに休憩をとる。
25	21	28		
▲▼	▲▼	▲▼	注 意（積極的に水分補給）	熱中症による死亡事故が発生する可能性がある。熱中症の兆候に注意するとともに，運動の合間に積極的に水分・塩分を補給する。
21	18	24		
▲▼	▲▼	▲▼	ほぼ安全（適宜水分補給）	通常は熱中症の危険は小さいが，適宜水分・塩分の補給は必要である。市民マラソンなどではこの条件でも熱中症が発生するので注意。

1）環境条件の評価にはWBGT（暑さ指数とも言われる）の使用が望ましい。
2）乾球温度（気温）を用いる場合には，湿度に注意する。湿度が高ければ，1ランク厳しい環境条件の運動指針を適用する。
3）熱中症の発症のリスクは個人差が大きく，運動強度も大きく関係する。運動指針は平均的な目安であり，スポーツ現場では個人差や競技特性に配慮する。
※暑さに弱い人：体力の低い人，肥満の人や暑さに慣れていない人など。

（（公財）日本スポーツ協会：スポーツ活動中の熱中症予防ガイドブック，日本スポーツ協会，p.15，2019．）

症のリスクはあるため，注意が必要である。

２）高温環境下における栄養ケア

① 水分と電解質　　水分補給が最も重要である。口渇感は，体温上昇と脱水の程度を示しており，脱水状態が軽い時は口渇感を感じにくい。さらに，ヒトは発汗によって失われた水分を完全に補うための水分補給ができず，脱水状態が進行する。この状態を**自発性脱水**という。したがって，口渇感を感じる前から積極的に水分を補給しておくことが重要である。

　脱水予防には，浸透圧の観点から水分に加え，ナトリウムなどの**電解質**も補給する。例えば，WBGT基準値を超えるような環境下においては，ナトリウム（Na）を40〜80mg/100mL＊含むスポーツドリンクやナトリウムとグルコースを含む経口補水液の活用がすすめられる。また，飲料の温度は，胃腸での通過と体温低下の観点から5〜15℃が望ましい。

② エネルギー　　体温調節機能維持のためには，炭水化物を含めた十分なエネルギー源の摂取が基本となる。あわせて，神経伝達物質やホルモンの前駆物質であるアミノ酸や必須脂肪酸の生成が重要となるため，たんぱく質および脂質もバランスよく摂取することが必要である。また，食欲の低下を伴うことから，消化がよく，食べやすいものが望ましい。

③ ビタミン　　高温環境下では代謝が亢進するため，円滑に代謝過程を進めるためのビタミンB_1，B_2，ナイアシンなどのビタミンB群に加え，ストレス下で高まる酸化ストレスに対して，抗酸化作用をもつビタミンC，E，カロテノイドの摂取が必要となる。

（3）低温環境下における栄養管理

1）低温環境下における生理的機能の変化と健康障害

　低温環境下では，体温維持のために生体の熱放散が低下し，熱産生が亢進する。また，交感神経の働きが亢進し，エネルギー代謝が高まる。骨格筋が不随意に収縮する**ふるえ**が起こり，骨格筋における熱産生の割合が高まる。さらに，低温環境下の適応（馴化）が進むにつれて，**非ふるえ熱産生機構**が働き，脂質がエネルギー源として動員されるようになる。この熱産生は，主に**褐色脂肪組織**＊で行われ，交感神経系が亢進しノルアドレナリン，またグルカゴンや副腎皮質ホルモン（ACTH）も関与し，グルコースの取り込みと中性脂肪の分解亢進が起こる。さらには甲状腺ホルモンの分泌も亢進して，基礎代謝が高まる。

＊褐色脂肪組織
brown adipose tissue
細胞質に多数の大型の
ミトコンドリアをも
つ。そのため褐色にみ
える。脂肪酸分解のエ
ネルギーが熱エネル
ギーとして放散され，
体温の維持に関与す
る。体温低下あるいは
低温環境下において効
率的に産熱する。代謝
調節には交感神経系が
関与する。

　低温環境下における障害として，主に凍傷，凍瘡（しもやけ），凍死がある。体温が36℃を下回ると，急激な寒さとふるえが生じ，脈拍，呼吸数，血圧を上昇させ，体温を維持しようとする。さらに体温低下が進み，34℃以下になると大脳の活動低下，脈拍，呼吸数，血圧も低下し，25〜30℃になると生命活動

の維持が困難となる（図14-7）。

2）低温環境下における栄養ケア

① エネルギー　エネルギー代謝が高まるため，十分なエネルギー（食事量）摂取を確保する必要がある。特に，ふるえ，非ふるえ熱産生のいずれの場合においても，脂質の摂取は重要となる。また，食事誘発性産熱の高いたんぱく質摂取も低温環境下では有用である。

② ビタミンとミネラル　エネルギー代謝の亢進に伴い，相対的にビタミンとミネラルの需要が高まる。特にビタミンB群およびビタミンCの十分な摂取が望まれる。ミネラルに関しては，寒冷環境下におけるナトリウム必要量の増加が指摘されているが，血圧上昇の観点からも適正範囲内での摂取でよい。

③ アルコール　アルコールは，血管拡張作用を有し，熱放散量を高める一方，熱産生の作用が弱い。低温環境下では体温低下を招くおそれがあるため控えるべきである。

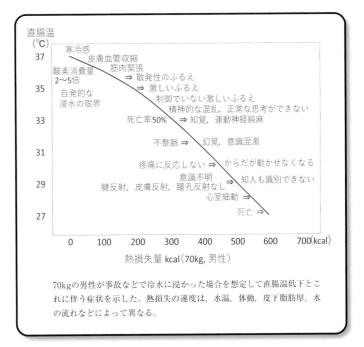

70kgの男性が事故などで冷水に浸かった場合を想定して直腸温低下とこれに伴う症状を示した。熱損失の速度は，水温，体動，皮下脂肪厚，水の流れなどによって異なる。

図14-7　寒冷浸水による体熱損失量と直腸温度との関係

（4）高圧・低圧環境下における栄養管理

1）高圧環境下における生理的機能の変化と健康障害

通常の生活環境下の気圧は，ほぼ1気圧（760mmHg）付近であるが，潜水やスキューバダイビングなどでは高圧環境下にさらされる。気圧変動が生体に及ぼす物理的影響は，肺，気道，中耳，副鼻腔などの体腔が主となり，組織や体液に関しては，圧力状態が平衡状態にある間は問題ないと考えられている。

水中では，水深10mごとに1気圧が加わり，潜水30mでは約4気圧の圧力を受けることになる。これ以上の高圧環境下では，窒素，酸素，二酸化炭素などが身体の組織や体液に溶解し，その結果，酸素中毒，窒素中毒および減圧症などが引き起こされる。

① 酸素中毒　酸素中毒とは，摂取する酸素が過剰になり，生体内における酸素の解毒作用を超えて生体に障害が引き起こされた状態である。主な障害は，中枢神経系と肺で引き起こされ，心窩部や前胸部の不快感，嘔吐，めまい，視

2．特殊環境条件下における栄養ケア

195

野狭窄などがみられる。時には短時間で痙攣発作や昏睡状態に陥ることもあり，これは**急性酸素中毒**といわれる。一方で，慢性的に続くと肺胞粘膜が浸潤を起こし，脈拍低下，肺，気管支炎症，うっ血，浮腫などの症状が現れる。

② **窒素中毒**　高圧化における窒素は**麻酔作用**を有する。窒素の麻酔作用は，アルコールの神経系に及ぼす影響と類似している。

③ **減圧症，潜函病（ケイソン病）**　高圧環境下にいたヒトが常圧に戻るときに，血液や組織に溶解していた窒素が気泡となり，ガス血栓として血管を閉塞して局所循環を障害する（ガス寒栓症）。具体的な症状として，四肢の筋・関節の痛み，頭痛，めまい，呼吸困難，チアノーゼ*などがある。

減圧症は，急性減圧症と慢性減圧症に分けられる。さらに急性減圧症は，その症状によりⅠ型とⅡ型に分類される。Ⅰ型は，四肢の筋肉や関節痛の痛み，圧痛，しびれ感など末梢に現れる症状を指す。Ⅱ型は，中枢神経や肺に影響を及ぼす。中枢神経からの症状として頭痛，めまい，全身の痙攣，失語症，難聴，視力障害などがみられる。ほとんどの場合一過性であり，治療により回復することが多い。肺への影響では，呼吸困難，胸骨下痛，咳発作などがある。なお，慢性減圧症は種々の麻痺症状を引き起こし，長期化することも多い。

高圧環境下では，健康障害がみられることから，水中で作業を行う場合は水深に応じた圧縮空気を用い，圧縮ガス圧と酸素濃度を調整できる自給携行型呼吸装置などを用いる。このとき，窒素・酸素高圧混合ガスでは，窒素分圧の上昇による窒素中毒症状がみられることから，麻酔作用が少なく，密度が低いヘリウム*と酸素の高圧混合ガスを利用し，窒素中毒の障害を抑制する。

2）低圧環境下における生理的機能の変化と健康障害

*ヘリウム
ヘリウムガスは，熱伝導率が高い。そのため体表面や呼気ガスからの体熱の拡散を高める。現在ではヘリウムにかわり，水素やネオンも検討されている。

低圧環境は，高地登山などの高所でみられ，生体は低圧と低温条件にさらされる。また，低酸素環境下のため，組織や細胞への酸素の運搬が不十分となることから，酸素を必要とするエネルギー産生系の代謝が抑制される。一方，生体内での酸素の取り込みと運搬機能を亢進させるために呼吸・循環器系が働く。高地などの低圧環境下で生活する者は，赤血球数，ヘモグロビン濃度，ヘマトクリット，循環血液量の増加などの高所馴化がみられる。これらの変化には，腎臓からの**エリスロポエチン***が関与するとされている。

*エリスロポエチン
赤血球新生促進（刺激）因子。赤血球系細胞の産生増加作用を示す。

高所に馴化していない者が，短時間で3,500mを超える高山に登ると，酸素欠乏に伴う倦怠感，悪心，嘔吐，食欲不振，頭痛，呼吸困難などの症状を呈することがある。これらの症状は通常2～3日で回復する。高所登山後，すぐに症状が現れる急性高山病と比較的軽度な山酔いがある。高所に馴化している者が，馴化を喪失し，重症の低酸素症による頭痛，めまい，呼吸困難など様々な症状を引き起こすことを**慢性高山病**という。

3）高圧・低圧環境下における栄養ケア

　高圧環境下における栄養管理の基準は明確にされていない。

　低圧環境下における栄養管理では，食欲低下と脱水，それに伴う体重減少を補うために十分なエネルギー摂取と水分補給に留意する。高所登山や高所滞在の場合には，各個人の身体活動レベルに応じたエネルギー必要量に加え，高所における基礎代謝量の増加を補うために800 ～ 1,200kcal/日分を追加する必要がある。しかし，高所登山では食欲が低下するため，実際の必要量を満たしていないことも多い。したがって，高エネルギーかつ栄養バランスが良好なものに加え，嗜好性を満たすもの，消化吸収がよいなどの食品や料理に配慮する。また，軽量で携帯しやすいもの，保存性の優れているもの，短時間で準備できるものなどの利便性も考慮する。さらに，高所登山では，高強度の身体活動に伴う発汗と呼気からの水分喪失が増加するため，1日に3 ～ 5Lの水分とミネラルの摂取が必要である。低圧環境下では，口渇感を感じにくく，脱水状態に陥りやすいため注意する。

（5）宇宙環境下における栄養管理

1）宇宙環境下における生理的機能の変化と健康障害

　我々は，常時1G（gravity）の重力を受けて生活しているが，地球上では重力の影響を感じることは少ない。一方，スペースシャトルや国際宇宙ステーション*がある地球周回軌道上では，重力と遠心力が釣り合い，**無重力状態**となる。無重力状態においては様々な生理学的変化がみられる。特に，体液バランス，筋の萎縮，骨ミネラルの損失に対する対策が重要となる。宇宙飛行中の主な生理機能の変化と対策を表14-5に示す。

① **体液のバランス**　　体液の急激な減少がみられる一方，地上で下半身に分布していた体液が上半身へ移動する。したがって，顔面浮腫（ムーンフェイス）がみられ，顔や首などの血管が浮き出るようになる。また上半身の体液が増えることにより，抗利尿ホルモンのバソプレシンの分泌が抑制され尿量が増加する。さらに，血漿量は，宇宙飛行前後で15％程度減少するといわれており，赤血球数も個人差が大きいものの2 ～ 20％減少することが明らかになっている。これらの対策として，水分あるいは生理食塩水の摂取などにより，宇宙飛行士

＊国際宇宙ステーション
地上から約400km上空に建設された巨大な有人実験施設である。1周約90分で地球の周りを回り，実験・研究，地球や天体の観測などを行っている。

表14-5　宇宙飛行の人体への影響

	宇宙飛行中	地球帰還後	対　　策
循環系	体液の移動	起立性低血圧	地球帰還前に水分，生理食塩水を摂取
筋	筋萎縮，筋力低下	転倒，筋腱損傷	持続的な筋力トレーニングとエネルギー摂取
骨	骨量減少，尿路結石	骨粗鬆症，骨折	持続的な筋力トレーニングとカルシウムとビタミンDの摂取

が地上に戻る間に体液を増加させる対策が取られている。

② **筋萎縮**　下腿筋の萎縮が顕著にみられる。したがって，持続的な筋力トレーニング（例：最大筋力の30％で1日2時間程度）の実施と，それに見合う十分なエネルギー量の食事を摂る必要がある。

③ **骨ミネラルの損失**　骨吸収が亢進し，例えば，大腿骨の骨密度は毎月1.5％減少する。また，骨から尿中へ排泄されるカルシウムを主としたミネラルが増すことにより，尿路結石などのリスクが高まる。さらに，宇宙環境下における紫外線不足もビタミンD合成の低下から副腎皮質ホルモンを低下させ，カルシウム吸収の減少，排泄の増加を促進する。

2）宇宙環境下における栄養ケア

① **エネルギー**　宇宙環境下におけるエネルギー消費量は，原則，地上と同様であると考えられている。世界保健機関（WHO）は，適切なエネルギー必要量を次式で示している。日本の宇宙航空研究開発機構＊でもこれに準じた栄養管理を行うとしている。

【男性】　18〜30歳　$1.7 \times (15.3W + 679)$ kcal/日（W：体重）

　　　　　30〜60歳　$1.7 \times (11.6W + 879)$ kcal/日（W：体重）

【女性】　18〜30歳　$1.6 \times (14.7W + 496)$ kcal/日（W：体重）

　　　　　30〜60歳　$1.6 \times (8.7W + 829)$ kcal/日（W：体重）

　例えば50歳で体重70kgの男性であれば，上記の式より2,875kcalとなる。船外で活動を行う場合は，500kcalを付加する。

② **たんぱく質**　筋萎縮予防のためにはたんぱく質摂取は重要であるが，過剰なたんぱく質は，尿中カルシウム排出量の増加や腎臓結石のリスクを高める。したがって，たんぱく質は12〜15％エネルギーとする。

③ **ビタミンとミネラル**　骨代謝に関係することから，カルシウムの推奨量は1,000〜1,200mg/日，ビタミンDは10μg/日とする。その他のビタミン，ミネラルを含めた1日あたりの推奨量を表14-6に示す。

＊宇宙航空研究開発機構（JAXA）
日本の宇宙科学技術の研究・開発を行う機関である。宇宙科学技術，航空科学技術の発展と宇宙の開発，利用の促進をはかることを目的として設立された。

表14-6　宇宙飛行士に必要な1日あたりの各栄養素等の推奨量（360日未満の宇宙飛行の場合）

栄養素等	推奨量	栄養素等	推奨量
エネルギー	WHO 指針（中等度の身体活動レベル）	パントテン酸	5.0mg
たんぱく質	10～15%	ビオチン	100μg
脂質	30～35%エネルギー	ビタミンC	100mg
炭水化物	50%エネルギー	ナトリウム	1500～3500mg
食物繊維	10～25g	カリウム	3500mg
水分	1.0～1.5mL/kcal	カルシウム	1000～1200mg
ビタミンA	1,000μg レチノール当量	マグネシウム	350mg
ビタミンD	10μg	リン	1000～1200mg
ビタミンE	20 mg α-トコフェロール当量	鉄	10mg
ビタミンK	80μg	亜鉛	15mg
ビタミンB₁	1.5mg	銅	1.5～3.0mg
ビタミンB₂	2.0mg	マンガン	2.0～5.0mg
ナイアシン	20 mg ナイアシン当量	ヨウ素	150μg
ビタミンB₆	2.0mg	セレン	70μg
ビタミンB₁₂	2.0μg	クロム	100～200μg
葉酸	400μg	フッ素	4.0mg

（松本暁子：宇宙での栄養，宇宙航空環境医学，45(3)，75-97，2008．を元に筆者作成）

コラム　時間栄養学

　近年，生体リズムに基づく栄養・食生活を考える時間栄養学が注目されている。決まった時間に空腹感を感じる，あるいは胃酸の分泌が高まるなどといった現象は，体内時計の支配によるものである。また，体内時計に作用する食品成分も発見されており，興味深いことに，摂取するタイミングや時刻により生体に及ぼす作用が異なることもわかっている。代表的なものとして，カフェインがあげられる。カフェインは朝に摂取しても体内時計に影響を及ぼさないが，夜に摂取すると体内時計を後退させる作用がある。このことが夜のコーヒーやカフェイン摂取が睡眠の質の低下や不眠症と関連する理由の一つと考えられている。また，遅い時間の食事や夜食は肥満や糖尿病のリスク因子となるが，その原因として消化・吸収・代謝やインスリン機能の日内リズムの関与が指摘されている。今後，時間栄養学のエビデンスが蓄積され，生体リズムを考慮した栄養ケアが確立することが望まれる。

3．災害時の栄養管理

　21世紀に入り，ほぼ毎年，激甚災害*に指定される大規模な自然災害が複数発生している。大地震だけでなく，台風による暴風雨・豪雨などの被害に，"災害列島日本"を意識せざるを得ない。繰り返し発生する被害は，災害時の緊急対応・支援など，体制整備を急がせる圧力となっている。あわせて，平時における適切な情報の入手と発信，災害*への備え，防災*教育，支援や制度の熟知，災害時の連携システムの構築など，日頃からの備えの重要度も増して

*激甚災害
その規模が特に甚大で，国民経済に著しい影響を及ぼし，かつその災害による地方財政の負担緩和，または被災者への特別助成措置を行うことが特に必要と認められた災害のこと。

＊災害と防災
災害は「暴風，竜巻，豪雨，豪雪，洪水，崖崩れ，土石流，高潮，地震，津波，噴火，地滑りその他の異常な自然現象又は大規模な火事若しくは爆発その他その及ぼす被害の程度においてこれらに類する政令で定める原因により生ずる被害」，防災は「災害を未然に防止し，災害が発生した場合における被害の拡大を防ぎ，及び災害の復旧を図ること」をいう。（災害対策基本法）

＊ライフライン
生活を支える基盤。電気，ガス，上下水道などの公共設備，電話やインターネットなどの通信設備，道路・鉄道などの物流機関などの総称である。

いる。さらに，激甚化に伴う復旧までの期間の長期化による支援の継続化も大きな課題である。

（1）災害時の生理的変化

　発災による身体的・精神的ダメージに加え，被災生活による強いストレスが生じる。身体的には，制約の多い食事状況によるエネルギー出納バランスの乱れによる体重の増減，身体活動の低下による筋量の減少などが生じる。生理的には，強いストレスによる血圧や血糖値の上昇，生活習慣病の発症や重症化，持病の悪化などがみられる。強いストレスは，免疫系にも悪影響をもたらし，易感染性やアレルギーの増悪を引き起こす。さらに，心の健康も悪化する。

（2）災害時の生活

　発災直後の避難所や自動車内での生活，被災家屋や仮設住宅の生活から日常生活の回復まで，生活状況は刻々と変化する。その変化の局面は，発災後概ね24時間以内，72時間以内，避難所対策が中心の時期，避難所から概ね仮設住宅までの期間に分けられる。それぞれの局面で，ライフライン＊の復旧，被害状況，避難所の状況や生活スタイル，提供食，食事調査・評価，生活の場にあわせた被災者支援などが変わり，栄養管理のニーズも変化する（図14-8）。

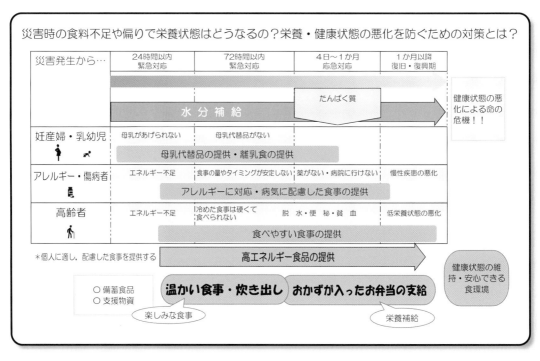

図14-8　災害時の栄養状態の変化と対策

（3）災害時の健康課題（病態）・栄養課題

　被災に伴い生じる健康課題と，被災生活が続くことによる健康課題の悪化（二次健康被害）がある。

1）強度なストレス

　不眠や不安症状，抑うつなどの**心の健康問題**，血圧や血糖値の上昇など，様々な身体的・精神的症状がみられる。さらに，飲酒量や喫煙の増加など，不健康な行動が増す。

2）水分摂取不足

　飲食物の制約，トイレの利便性の悪さによる水分の摂取控えなどにより，水分の摂取不足が生じる。易疲労感，便秘，脱水症などの他，心血管系疾患，深部静脈血栓症/肺塞栓症（エコノミークラス症候群）のリスクが高まる。

3）環境の悪化による健康被害

　ライフラインが被害を受けることによる衛生状態の悪化，暑熱または寒冷，狭い住空間などにより，風邪やインフルエンザなどの感染症，食中毒やノロウイルスなどの感染性胃腸炎のリスクが高まる。また，被災地では，家屋の倒壊や乾燥した土砂からの粉塵（ふんじん）による気道へのダメージや角結膜疾患（目の表面の病気）の増加などの健康被害が生じる。

4）不適切な食事・食生活

　配給される食事や入手可能な**食材の偏り**＊がある。パン，おにぎり，カップ麺などの主食が多く，主菜や副菜，生鮮食品が不足する。また，食事回数の減少や食事リズムの乱れ，身体不活動による食事量の減少の一方で，菓子類の過剰摂取も生じる。便秘，下痢，口内炎，貧血などの症状をもたらす。

5）口腔ケア

　生活環境の悪化で歯・口・入れ歯の清掃がおろそかになる。う歯，歯周病，口臭などが生じやすくなる。高齢者では，**誤嚥性肺炎**のリスクが高まる。

6）身体不活動

　限られた居住空間で身動きがとりにくく，不活動になる。食欲低下や生活習慣病，さらには深部静脈血栓症/肺塞栓症のリスクも高まる。高齢者では，筋力低下による自立度の低下が生じる。

（4）災害時の栄養アセスメント

　聞き取り，観察などの臨床診査や，食物摂取状況把握のための食事調査が中心となる。避難状況によって健康・栄養課題は異なる上，その課題は時間の経過とともに変化するため，迅速なアセスメントが求められる。アセスメント例を表14-7に示す。「大規模災害時の栄養・食生活支援ガイドライン」＊（日本公

＊食材の偏り
不足しがちな食品：
野菜，果物，大豆・大豆製品，卵，魚介類，乳・乳製品，生鮮食品。
不足しがちな栄養素：
たんぱく質，ビタミン，ミネラル，食物繊維。

＊本ガイドラインは，自治体職員を対象に書かれたものだが，災害時の栄養管理のあり方について多くの情報が整理されている。

表14-7　栄養アセスメントの例

目　的	内　容
水分の摂取不足	脱水症状の有無，トイレの回数や排尿量，乳幼児であればオムツの濡れ具合など
食物アレルギー	アレルギーの有無，食物アレルギーに対応した食事摂取の可否，皮膚や呼吸器・消化器症状など
栄養不良	食事量や食事回数，食事の偏り，体重の変化，摂食・嚥下，口腔ケアなど
有疾患者	腎臓病の食塩やたんぱく質などの制限の有無，糖尿病や脂質異常症の食事制限の有無，服薬状況など

※あくまでも一例である。詳細は，「大規模災害時の栄養・食生活支援ガイドライン」（日本公衆衛生協会）を参照。

*要配慮者
乳幼児，妊婦・授乳婦，高齢者，嚥下困難者，食物アレルギー，食事管理を要する傷病者（腎臓病，糖尿病，高血圧症など），障害者，貧困者など。旅行者，外国人，宗教上食事の配慮が必要な者も該当する。

*特殊栄養食品ステーション
2015（平成27）年の関東・東北豪雨で初めて設置された。国や企業などからの支援物資が必要な避難者へ届かなかった過去の教訓を踏まえて作られた。

*家庭での備蓄
例として，必需品（水，カセットコンロなど），主食（米，乾麺など），主菜（レトルト食品，缶詰），副菜・その他（日持ちする野菜，インスタントスープ，ジュースなど）

*ローリングストック
普段の食品を少し多めに買い置きしておき，賞味期限の古いものから消費し，消費した分を買い足すことで，常に一定量の食品が家庭で備蓄されている状態を保つための方法。

衆衛生協会）では，局面ごとのアセスメント項目や調査票など，様々な情報をガイドしている。

（5）災害時の栄養ケア

　被災者や支援者の負担にならないよう注意しながら迅速に栄養アセスメントを行い，支援を実施し，モニタリングで中間評価を行いながら，日常生活に戻るまで，**栄養マネジメントサイクル**をまわしながら栄養ケアを行う。

1）食物摂取レベルでの対応

a．エネルギー・栄養素レベルでの対応　　避難所に限らず，避難生活が長期化するにつれ顕在化してくる栄養素摂取の過不足を防ぎ，生活習慣病の新たな発症予防・重症化予防を目的とする。**避難所での食事提供の評価・計画のための**エネルギーおよび栄養素の参照量を表14-8に，対象特性に応じた配慮が必要な栄養素を表14-9に示す。特に，乳幼児，妊婦・授乳婦，高齢者など要配慮者*への対応は，食事や生活支援も含め，重要である。

b．食品，食事レベルでの対応　　物流機能の停止などによる**食品の入手困難**が生じる。食料支援が円滑に行われるまでは，備蓄でまかなうしか手立てはない。要配慮者に向けては，日本栄養士会が大規模災害時に特殊栄養食品ステーション*を設置する仕組みを構築した。一般物資とは分けて，アレルギー対応食品，母乳代替食品，離乳食などが提供される。

　災害への備えとして，各家庭で最低3日間，できれば1週間程度の食料を備蓄*することが推奨されている。かつての"非常食"ではなく，"備蓄に適した食品""ローリングストック*"として，日常生活の中で，無理なく備蓄に取り組む。様々な機会をとらえ，普及啓発活動を行う。

2）食生活・生活レベルでの対応

a．食事提供　　局面ごとに，ニーズに応じた安全かつ栄養バランスのとれた**食事提供体制**を整える。温かい食事や美味しい食事は，健康リスクの軽減以上に，被災者や支援者に安心をもたらし，疲れを軽減させる。食事を楽しむことは，次への生活再建に向けた活力を生みだす力がある。多くの関連団体などか

表14-8　避難所における食事提供の評価・計画のためのエネルギーおよび栄養の参照量

目　的	エネルギー・栄養素	1歳以上，1人1日当たり
エネルギー摂取の過不足の回避	エネルギー	1,800～2,200kcal
栄養素の摂取不足の回避	たんぱく質	55g 以上
	ビタミン B₁	0.9mg 以上
	ビタミン B₂	1.0mg 以上
	ビタミン C	80mg 以上

※日本人の食事摂取基準（2015年版）で示されているエネルギーおよび栄養素の値をもとに，平成22年国勢調査結果(熊本県)で得られた性・年齢階級別の人口構成を用いて加重平均により算出。
①エネルギーの設定では身体活動レベルはⅠとⅡを用いている。
②たんぱく質ならびにビタミン B₁，ビタミン B₂，ビタミン C は，推定平均必要量を下回る者の割合を可能な限り少なくすることを目的とした値である。特にたんぱく質は体タンパク質の維持に努めることとする。
（厚生労働省：避難所における食事提供に係る適切な栄養管理の実施について，2016．を一部改変）

表14-9　対象特性に応じて配慮が必要な栄養素

目　的	栄養素	配慮事項
栄養素の摂取不足の回避	カルシウム	骨量が最も蓄積される思春期に十分な摂取量を確保する観点から，特に6～14歳においては，600mg/日を目安とし，牛乳・乳製品，豆類，緑黄色野菜，小魚など多様な食品の摂取に留意すること
	ビタミン A	欠乏による成長阻害や骨および神経系の発達抑制を回避する観点から，成長期の子ども，特に1～5歳においては，300μgRE/日を下回らないよう主菜や副菜(緑黄色野菜)の摂取に留意すること
	鉄	月経がある場合には，十分な摂取に留意するとともに，特に貧血の既往があるなど個別の配慮を要する場合は，医師・管理栄養士等による専門的評価を受けること
生活習慣病の一次予防	ナトリウム（食塩）	高血圧の予防の観点から，成人においては，目標量(食塩相当量として，男性 8.0g 未満/日，女性 7.0g 未満/日)を参考に，過剰摂取を避けること

特定の対象集団について摂取不足が懸念される栄養素として，カルシウム，ビタミン A，鉄を，生活習慣病の予防に配慮する必要があるものとしてナトリウム（食塩）を設定した。
（厚生労働省：避難所における食事提供に係る適切な栄養管理の実施について，2016．を一部改変）

ら災害食レシピが紹介されている。いずれも，備蓄必須品であるカセットコンロなどがあれば，日常の食事と遜色ない。

ｂ．身体活動，メンタルヘルス　椅子に座ったままの体操やストレッチなど，座りがちな生活を改善するための働きかけを行う。災害は，被災者だけでなく支援者/救援者にも心の健康問題をもたらすため，専門家との連携で対応する。

ｃ．健康・栄養管理のための情報提供　様々な情報があふれるなかで，迅速に的確に根拠ある情報を提供することが求められる。発災してから準備するのでは間に合わない。日頃から，災害情報サイトを活用し，情報提供のタイミングや内容・質について理解をしておく。あわせて，日常業務や実践活動の中で，情報リテラシー＊やヘルスリテラシー，コミュニケーション能力を高める

＊リテラシー
リテラシーは，読み書きの能力の意。現代では，理解，分析，判断，活用，伝達などの意味を含む用語として様々な場面で使われる。詳細は栄養教育論を参照。

ための教育を実施しておく。

3）多領域との連携

　地域全体は行政の管理栄養士が，特定給食施設などは所属管理栄養士が担うが，多くの組織が連携する体制のもとで活動していく。**円滑な支援の実施には**，関連団体などとの協定の締結，離れた地域の機関との連携体制の構築など，平時からの活動が必要である。また，ソーシャルネットワーキングサービス（SNS）の活用方法も熟知しておくべきである。

4）災害の後の生活にむけて

　災害が大規模になるにつれ，避難生活は長期化し，災害関連健康被害が増える。避難所の閉鎖，仮設住宅から一般住宅への入居が支援の終わりではない。21世紀に入って毎年のように生じる激甚災害は，「数十年に一回」の大被害を死語のものとした。災害を特別な出来事ではなく身近なこととして捉えた栄養管理が求められる時代である。

コ ラ ム　災害時の栄養管理の情報アップデート

　2018年4月，国立健康・栄養研究所に新たに国際災害栄養研究室が発足した。災害に伴う栄養格差を縮小させ，健康被害を減らすための調査研究とともに，エビデンスに基づいた後方支援を行い，"エビデンス to アクション"を目指すとして，様々な活動を行っている。「災害時の栄養情報ツール」のサイトもその活動の一つである。ここでは，「避難生活を少しでも元気に過ごすために　＜一般の方向けリーフレット・専門家向け解説＞」としたリーフレットの他，様々な情報が常に滞ることなくアップデートされている。災害は誰にでも，どこにでも起こりうる時代に突入した。必ずアクセスしておくべきサイトである。
https：//www.nibiohn.go.jp/eiken/disasternutrition/index.html

4．特別な配慮が必要な人の栄養管理

*「障害」と「障がい」表記については，統一した見解には至っていない（障がい者制度改革推進会議，2010.）。本稿では，機能の説明や固有名詞の場合は「障害」，人を説明する場合は「障がい」とした（例，身体障害と身体障がい者）。

　特別な配慮が必要な人とは，弱い立場にあり，人権や倫理的な面も含め配慮を要する人たちのことである。栄養管理の視点からみると，妊婦・授乳婦，新生児，乳児，幼児，高齢者，障害*がある者，宗教や文化上の食のタブー*がある者（例，イスラム教徒，ヒンズー教徒，ベジタリアンなど）の他，外国人，貧困者，ホームレスの者，難民など，様々である。特に，自ら声をあげにくい，自律性*が脆弱といわれる知的障害のある者や子ども，社会的関係において不利な立場におかれやすい者（例えば，施設入所者など），社会経済的な弱者への配慮は必須である。本節では，特別な配慮が必要な人のうち，主に，自立した生活をおくる，あるいは自律していて家族や介護者の支援があれば社会参加が可能な障がい者に焦点をあて，概説する。高度な医療や介護を要する場合は，臨床栄養管理を参照されたい。

（1）障害がある人

　障害は，大きく身体，知的，精神の障害に分類*されるが，社会的障壁によりこうむる制限（障害者基本法）や，日常生活に"しづらさ"を感じている者も対象となる（障害者総合支援法）。障害の種類やその程度は様々である。高度な医療・介護を要する者から，学業や職業につき，いわゆる健常者と変わらぬ日常生活を過ごしている者も多い。生活習慣病に起因する脳血管障害から肢体不自由になったり，心臓や腎臓などの内部障害を負うケースも増えており，高齢者の増大とともに障がい者数も増えている。

（2）障害がある人の身体的特徴と健康課題（病態）・栄養課題

　障害の種類ごとに健康・栄養課題が固定化されているわけではない。その障害がもたらす健康への影響，合併症の有無などによっても課題は異なる。さらに，重複障害や時間的な経緯による状態の変化もある。
　肢体不自由で不活動に陥りやすい，運動機能低下や不可避的な活動の制約がある，食欲のコントロールが困難であるなどの場合，**肥満**や**生活習慣病**のリスクが高くなる。しかし，知的ならびに身体障害のある施設入所者の体位についての調査（一部後ろ向きコホートを含む）では，やせの問題も多く，さらに，高齢期の課題である体重減少が中年期に始まっていた*。運動機能障害や知的障害は肥満が多いという思い込みは禁物である。
　知的障害，運動機能障害，重症心身障害などでは，摂食・嚥下機能に発達の遅れや異常がみられ，口腔保健の課題が多くみられる。**自閉症**では，強い偏食やこだわりなど，食行動の課題がみられる。身体・知的障害いずれも，便秘や下痢などの排便，残尿感を感じにくい/訴えにくい排尿障害を抱えている者も多い。**排泄**は，QOLにも影響をもたらすことから，早期に課題をみいだし対応することが求められる。

（3）障害がある人のライフスタイル

　日常や社会生活の中での"しづらさ"，居住や地域社会の環境，福祉や支援サービスなどによって，ライフスタイルは大きく異なる。介助や支援を要していても，就業や社会参加が可能な者のライフスタイルは，おおむね健常者のそれと大きく変わらない。一方，日常生活動作の自立が極めて困難，自己決定や自己管理などの自律が困難な場合は，家族や介護者，支援体制などの環境要因に左右される。ライフスタイルをみるときの留意点の例を表14-10に示す。

*食のタブー
宗教，文化上の理由でタブー（禁忌）とされる食材や食べ方をさす。ユダヤ教，イスラム教，ヒンズー教などのタブーがよく知られている。その他，心理的な要因などによる禁忌もある。食材でみると，牛，豚，鳥，馬，ジビエ，クジラ，犬などや，酒，コーヒーなど，多岐にわたる。

*自律
情報を理解し咀嚼する意思決定能力，他から影響を受けないという自発性の2つの構成要素からなる。

*国際生活機能分類
2001年，WHOは，人間の生活機能と障害に関して，ICF（International Classification of Functioning, Disability and Health）を提唱した。ICFでは，「障害」は機能障害（構造障害を含む），活動制限，参加制約の全てを含む包括用語として用いられている。

*片山夕香・吉池信男・稲山貴代ら，日本栄養士会雑誌，54（1）：25-35，54（7）：482-491，2011．より。

表14-10　障がい者のライフスタイルをみる上での留意点の例

障害はいつからか	先天的か，後天的であればいつ（何歳）からか。
どのライフステージか	その障害は，ライフステージに特徴的なライフスタイルに影響するか。
何に関する"しづらさ"か	運動機能か，食行動か，生活機能か，社会機能か。
	限定的か，全般に及ぶものか。
	食生活，日常生活，社会生活のどのような時，どのような場面で"しづらさ"が生じるのか。
障害の程度	自立は可能か。自律は可能か。
	支援や介護の必要性の有無や範囲。
支援サービス	障害福祉サービス，公的援助や手当の有無。
	私的な援助の有無。
社会参加など	学業や就業の有無，同居者の有無や関係性。
	地域社会の諸活動への参加の有無，外出のしやすさ。
	当事者団体やセルフヘルプグループなどへの参加の有無。

（4）障害がある人の栄養アセスメント

　障害特有の医療アセスメントもあり，主治医を中心とした関係者との連携が欠かせない。また，測定結果の判定では，いわゆる健常者の基準を用いた判断が困難なことも多い。一時点での健康・栄養状態の可否ではなく，継続的なアセスメントで"変化"を評価することが重要となる。

　身体計測では，肥満，やせ，内臓脂肪の増加，筋量の減少などを評価する。基準値による判定が困難な例として，発達遅延や不良がある障がい児の評価がある。同年齢の健康児の基準の適要が困難な場合は，変化を重視する。また，不活動を余儀なくされる場合，筋量が少ないため健常者の肥満の判定基準では，生活習慣病のリスクの過小評価*や栄養計画での推定エネルギー消費量の過大評価*が生じる。臓器の機能低下や切断による体構成成分の違いの考慮を要する場合もある。

　臨床検査では，合併症や服薬状況を事前に把握する。特に，身体不活動の場合，生活習慣病のリスクが高くなる。医療機関との連携で，早期の生活習慣病の発症・重症化予防のためのアセスメントの実施が求められる。

　臨床診査や食事調査，生活調査では，対象者の意思の表出が困難な場合，回答方法の工夫や第三者による代理回答などの配慮が求められる。客観的な量的データによる評価が難しい，主観的な情報の相互理解が難しいケースもある。その場合，日常の食べる様子や食欲，体重変動，体調，機嫌の善し悪しなどの観察調査も重視し，総合的にアセスメントする。健康行動がとれているにもかかわらず，自己効力感が低いこともある。心の健康についても専門家との連携でアセスメントを実施する。

*過小評価：身体計測
脊髄損傷の成人男性では，内臓脂肪面積100cm²に相当するBMIは22.5kg/m²，腹囲は81.3cmであった。メタボリックシンドローム予防を目指した場合，BMI，腹囲は少し細めを参照基準とする必要がある。Inayama T et al，Spinal Cord，52（11），836-841，2014.

*過大評価：推定エネルギー必要量
脊髄損傷の成人男性では，安静時代謝量測定から算出した推定エネルギー必要量の中央値は，国立健康・栄養研究所の推定式による算出結果より，約300kcal少なかった。稲山貴代他：栄養学雑誌，71（2），59-66，2013.

（5）障害がある人の栄養ケア

生活機能，リハビリテーションの視点は重要であるが，生活する上で必要となる支援*と，食べることで必要となる支援は一致しないことも多い。栄養ケアで，その障害特性をどのように考慮する必要があるのかを事前に十分検討・整理し，計画，実施にあたる。留意点の例を表14-11に示す。

代謝疾患，内部障害*，合併症などによって，栄養素レベルでのケアが必要な場合は，医療分野での個別管理が優先される。咀嚼・嚥下困難や自立困難などによって，食物や料理レベルでのケアが必要な場合は，食事の形態や食具の工夫をする。食事介助が必要な場合もあり，医療や福祉・介護分野と連携する。生活支援が必要な場合は，介護者などと連携をとりながら，健康・栄養課題の解決をはかる。例えば，排泄や身支度などに時間を要する場合，1日3回の食事スタイルをとることが困難なことがある。朝食の確保や適切な間食（補食）の活用に向けたケアが必要である。対象者の自己管理が困難な場合は，家族や介護者への栄養教育や食環境の改善が必要となる。

医療，福祉や当事者団体，セルフヘルプグループやピアサポート*など，関連する多領域の団体との連携は極めて重要である。その障害に精通した団体，専門家との協働関係をつくっておく，あるいは事前に十分な助言を得ておくことは，栄養ケアの質を左右する。

対象者は，"今"の生活に注意がとられ，将来の健康にまで目が向かない場合も多い。例えば，中途障害の場合，急性期を経て回復期での生活支援プログラムの中で，確実に栄養ケアを実施し，対象者や関係者と将来の健康に向けての見通しや健康づくりのプロセスを共有しておく。栄養ケアは，健康効果だけでなく治療やリハビリテーションの効果を促し，障害の進行を遅らせるなどの役割もある。一方，多くは，障害そのものを変えることはできない。QOLの向上をめざし，栄養介入ができることをみきわめる。

*障がい者への支援
対象者の主体的な健康行動を後押しする支援か，自律/自立困難なことを手助けする支援かを区別して考える。

*内部障害
心臓機能障害，腎臓機能障害，呼吸器機能障害，膀胱・直腸機能障害，小腸機能障害，ヒト免疫不全ウイルスによる免疫機能障害。

*当事者団体
公益財団法人やNPO法人など多くの団体がある。学会などの学術団体を組織し，学術的根拠に基づく情報発信や研究活動を推進している。

*セルフヘルプグループ
自助グループ。同じ課題や悩みを抱える人たちが自発的なつながりで集まった集団。意見を交換しあい，お互いをサポートしあうグループ。

表14-11　健康・栄養課題に対応する上での留意点

障害が，直接，健康・栄養状態に影響しない	いわゆる健常者のライフステージに応じた健康・栄養課題と同様に考える。
障害が，健康・栄養状態に直接，影響する	生活習慣改善による健康リスク低減の見込みが低いこともある。医療やリハビリ機関との連携が重要である。
障害が，健康・栄養状態に間接的に影響する	健康リスクが生じるプロセスに介入することで解決できることも多い。多分野と連携して環境要因の改善などに取り組むことも重要である。例えば視覚障害の場合，運動機能に障害はないものの，安心して運動できる施設や指導者が少ないなどの地域環境が関連する。
好ましくない健康習慣が障害をもたらす	生活習慣病に起因する脳血管疾患から肢体不自由になったり，内部障害を負うケースが増えている。リハビリテーションとあわせて生活習慣の改善が重要となる。それまでのライフスタイルとの大きな変化に，心理的なケアが必要な場合も多い。

┌─ コ ラ ム　食のタブーがある人の栄養管理：ムスリム ──────────

　在留外国人や訪日外国人旅行者の増加に伴い，異なる文化や宗教をもつ人たち，食にタブーがある人たちへの栄養管理上の配慮を熟知しておく必要性が増している。例えば，ムスリム（イスラム教徒）は，豚およびアルコール（料理酒やみりんなども含む）や宗教上の適切な処理が行われていない肉などをタブーとする（ハラールはイスラム法において合法なものをいう。食品では，イスラム法に基づき食べることを許された食品がハラール，禁止された食品がハラムである）。農林水産省は日本におけるハラール認証制度や認証団体に関する情報等を提供，総務省は「宗教的配慮を要する外国人の受入環境整備等に関する調査ームスリムを中心としてー」に関する調査結果を公表している。現在，地球上の人口に占めるムスリムの割合は約 1 / 4，今後も増加が予測されている。

●参 考 文 献●

・熱中症環境保健マニュアル編集委員：熱中症環境保健マニュアル2018，環境省環境保健部環境安全課，2018.
・日本生気象学会・熱中症予防研究委員会：日常生活における熱中症予防指針 Ver. 3，日本生気象学会，2013.
・（公財）日本スポーツ協会：スポーツ活動中の熱中症予防ガイドブック，日本スポーツ協会，2019.
・Lane HW, Smith SM：Modern Nutrition in Health and Disease, 9th ed, Lippincott Williams & Wilkins, p. 784, 1999.
・日本公衆衛生協会：大規模災害時の栄養・食生活支援ガイドライン，日本公衆衛生協会，2019.
　http://www.jpha.or.jp/sub/pdf/menu04_2_h30_02_13.pdf
・厚生労働省：こころの健康を守るために，https://www.mhlw.go.jp/stf/houdou/2r98520000014uzs-img/2r98520000015otw.pdf
・ストレス・災害時こころの情報支援センター（国立精神・神経医療研究センター），災害救援者のメンタルヘルス・マニュアル，https://saigai-kokoro.ncnp.go.jp/document/medical_personnel02.html
・第 3 章第 5 節　特別支援学校における食に関する指導に係る全体計画の作成及び指導上の留意点 pp. 54-73，第 4 章第 2 節-9　特別支援学校における食に関する指導の展開 pp. 173-217：『食に関する指導の手引き（第二版）』文部科学省，2019.

基準を策定した栄養素と指標[1]（1歳以上）

栄養素			推定平均必要量(EAR)	推奨量(RDA)	目安量(AI)	耐容上限量(UL)	目標量(DG)
たんぱく質[2]			○b	○b	—	—	○[3]
脂質	脂質		—	—	—	—	○[3]
	飽和脂肪酸[1]		—	—	—	—	○[3]
	n-6系脂肪酸		—	—	○	—	—
	n-3系脂肪酸		—	—	○	—	—
	コレステロール[5]		—	—	—	—	—
炭水化物	炭水化物		—	—	—	—	○[3]
	食物繊維		—	—	—	—	○
	糖　類		—	—	—	—	—
主要栄養素バランス[2]			—	—	—	—	○[3]
ビタミン	脂溶性	ビタミンA	○a	○a	—	○	—
		ビタミンD[2]	—	—	○	○	—
		ビタミンE	—	—	○	○	—
		ビタミンK	—	—	○	—	—
	水溶性	ビタミンB₁	○c	○c	—	—	—
		ビタミンB₂	○c	○c	—	—	—
		ナイアシン	○a	○a	—	○	—
		ビタミンB₆	○b	○b	—	○	—
		ビタミンB₁₂	○a	○a	—	—	—
		葉　酸	○a	○a	—	○[7]	—
		パントテン酸	—	—	○	—	—
		ビオチン	—	—	○	—	—
		ビタミンC	○x	○x	—	—	—
ミネラル	多量	ナトリウム[6]	○a	—	—	—	○
		カリウム	—	—	○	—	○
		カルシウム	○b	○b	—	○	—
		マグネシウム	○b	○b	—	○[7]	—
		リ　ン	—	—	○	○	—
	微量	鉄	○x	○x	—	○	—
		亜鉛	○b	○b	—	○	—
		銅	○b	○b	—	○	—
		マンガン	—	—	○	○	—
		ヨウ素	○a	○a	—	○	—
		セレン	○a	○a	—	○	—
		クロム	—	—	○	○	—
		モリブデン	○b	○b	—	○	—

1 一部の年齢区分についてだけ設定した場合も含む。
2 フレイル予防を図る上での留意事項を表の脚注として記載。
3 総エネルギー摂取量に占めるべき割合（％エネルギー）。
4 脂質異常症の重症化予防を目的としたコレステロールの量と、トランス脂肪酸の摂取に関する参考情報を表の脚注として記載。
5 脂質異常症の重症化予防を目的とした量を表の脚注として記載。
6 高血圧及び慢性腎臓病（CKD）の重症化予防を目的とした量を表の脚注として定めた。
7 通常の食品以外の食品からの摂取について定めた。
a 集団内の半数の者に不足又は欠乏の症状が現れ得る摂取量をもって推定平均必要量とした栄養素。
b 集団内の半数の者で体内量が維持される摂取量をもって推定平均必要量とした栄養素。
c 集団内の半数の者で体内量が飽和している摂取量をもって推定平均必要量とした栄養素。
x 上記以外の方法で推定平均必要量が定められた栄養素。

付　　表

参照体重における基礎代謝量

性別	男性			女性		
年齢（歳）	基礎代謝基準値（kcal/kg体重/日）	参照体重（kg）	基礎代謝量（kcal/日）	基礎代謝基準値（kcal/kg体重/日）	参照体重（kg）	基礎代謝量（kcal/日）
1〜2	61.0	11.5	700	59.7	11.0	660
3〜5	54.8	16.5	900	52.2	16.1	840
6〜7	44.3	22.2	980	41.9	21.9	920
8〜9	40.8	28.0	1,140	38.3	27.4	1,050
10〜11	37.4	35.6	1,330	34.8	36.3	1,260
12〜14	31.0	49.0	1,520	29.6	47.5	1,410
15〜17	27.0	59.7	1,610	25.3	51.9	1,310
18〜29	23.7	64.5	1,530	22.1	50.3	1,110
30〜49	22.5	68.1	1,530	21.9	53.0	1,160
50〜64	21.8	68.0	1,480	20.7	53.8	1,110
65〜74	21.6	65.0	1,400	20.7	52.1	1,080
75以上	21.5	59.6	1,280	20.7	48.8	1,010

参照体位（参照身長、参照体重）[1]

性別	男性		女性[2]	
年齢等	参照身長（cm）	参照体重（kg）	参照身長（cm）	参照体重（kg）
0〜5（月）	61.5	6.3	60.1	5.9
6〜11（月）	71.6	8.8	70.2	8.1
6〜8（月）	69.8	8.4	68.3	7.8
9〜11（月）	73.2	9.1	71.9	8.4
1〜2（歳）	85.8	11.5	84.6	11.0
3〜5（歳）	103.6	16.5	103.2	16.1
6〜7（歳）	119.5	22.2	118.3	21.9
8〜9（歳）	130.4	28.0	130.4	27.4
10〜11（歳）	142.0	35.6	144.0	36.3
12〜14（歳）	160.5	49.0	155.1	47.5
15〜17（歳）	170.1	59.7	157.7	51.9
18〜29（歳）	171.0	64.5	158.0	50.3
30〜49（歳）	171.0	68.1	158.0	53.0
50〜64（歳）	169.0	68.0	155.8	53.8
65〜74（歳）	165.2	65.0	152.0	52.1
75以上（歳）	160.8	59.6	148.0	48.8

1 0〜17歳は、日本小児内分泌学会・日本成長学会合同標準値委員会による小児の体格評価に用いる身長、体重の標準値を基に、年齢区分に応じて、当該月齢及び年齢区分の中央時点における中央値を引用した。ただし、公表数値が年齢区分と合致しない場合は、同様の方法で算出した値を用いた。18歳以上は、平成28年国民健康・栄養調査における当該の性及び年齢区分における身長・体重の中央値を用いた。
2 妊婦、授乳婦を除く。

身体活動レベル別に見た活動内容と活動時間の代表例

身体活動レベル[1]	低い（I） 1.50 （1.40〜1.60）	ふつう（II） 1.75 （1.60〜1.90）	高い（III） 2.00 （1.90〜2.20）
日常生活の内容[2]	生活の大部分が座位で、静的な活動が中心の場合	座位中心の仕事だが、職場内での移動や立位での作業・接客等、通勤・買い物での歩行、家事、軽いスポーツ、のいずれかを含む場合	移動や立位の多い仕事への従事者、あるいは、スポーツ等余暇における活発な運動習慣を持っている場合
中程度の強度（3.0〜5.9メッツ）の身体活動の1日当たりの合計時間（時間/日）[3]	1.65	2.06	2.53
仕事での1日当たりの合計歩行時間（時間/日）[3]	0.25	0.54	1.00

1 代表値。（ ）内はおよその範囲。
2 Black, et al.[172]、Ishikawa-Takata, et al.[88] を参考に、身体活動レベル（PAL）に及ぼす仕事時間中の労作の影響が大きいことを考慮して作成。
3 Ishikawa-Takata, et al.[175] による。

年齢階級別に見た身体活動レベルの群分け（男女共通）

身体活動レベル	I（低い）	II（ふつう）	III（高い）
1〜2（歳）	—	1.35	—
3〜5（歳）	—	1.45	—
6〜7（歳）	1.35	1.55	1.75
8〜9（歳）	1.40	1.60	1.80
10〜11（歳）	1.45	1.65	1.85
12〜14（歳）	1.50	1.70	1.90
15〜17（歳）	1.55	1.75	1.95
18〜29（歳）	1.50	1.75	2.00
30〜49（歳）	1.50	1.75	2.00
50〜64（歳）	1.50	1.75	2.00
65〜74（歳）	1.45	1.70	1.95
75以上（歳）	1.40	1.65	—

目標とする BMI の範囲（18歳以上）[1,2]

年齢（歳）	目標とする BMI (kg/m²)
18～49	18.5～24.9
50～64	20.0～24.9
65～74[3]	21.5～24.9
75以上[3]	21.5～24.9

1 男女共通。あくまでも参考として使用すべきである。
2 観察疫学研究において報告された総死亡率が最も低かったBMIを基に、疾患別の発症率とBMIとの関連、死因とBMIとの関連、喫煙や疾患の合併によるBMIや死亡リスクへの影響、日本人のBMIの実態に配慮し、総合的に判断し目標とする範囲を設定。
3 高齢者では、フレイルの予防及び生活習慣病の発症予防の両者に配慮する必要があることも踏まえ、当面目標とするBMIの範囲を21.5～24.9kg/m²とした。

たんぱく質（推定平均必要量、推奨量、目安量：g/日、目標量：%エネルギー）

性別	男性				女性			
年齢等	推定平均必要量	推奨量	目安量[1]	目標量[1]	推定平均必要量	推奨量	目安量	目標量[1]
0～5（月）	—	—	10	—	—	—	10	—
6～8（月）	—	—	15	—	—	—	15	—
9～11（月）	—	—	25	—	—	—	25	—
1～2（歳）	15	20	—	13～20	15	20	—	13～20
3～5（歳）	20	25	—	13～20	20	25	—	13～20
6～7（歳）	25	30	—	13～20	25	30	—	13～20
8～9（歳）	30	40	—	13～20	30	40	—	13～20
10～11（歳）	40	45	—	13～20	40	50	—	13～20
12～14（歳）	50	60	—	13～20	45	55	—	13～20
15～17（歳）	50	65	—	13～20	45	55	—	13～20
18～29（歳）	50	65	—	13～20	40	50	—	13～20
30～49（歳）	50	65	—	13～20	40	50	—	13～20
50～64（歳）	50	65	—	14～20	40	50	—	14～20
65～74（歳）[2]	50	60	—	15～20	40	50	—	15～20
75以上（歳）[2]	50	60	—	15～20	40	50	—	15～20
妊婦（付加量）初期					+0	+0	—	—[3]
中期					+5	+5	—	—[3]
後期					+20	+25	—	—[4]
授乳婦（付加量）					+15	+20	—	—[4]

1 範囲に関しては、おおむねの値を示したものであり、弾力的に運用すること。
2 65歳以上の高齢者について、フレイル予防を目的とした量を定めることは難しいが、身長・体重が参照体位に比べて小さい者や、特に75歳以上であって加齢に伴い身体活動量が大きく低下した者など、必要エネルギー摂取量以上とすることが望ましい。この場合でも、下限は推奨量以上とすることが望ましい。
3 妊婦（初期・中期）の目標量は、13～20%エネルギーとした。
4 妊婦（後期）及び授乳婦の目標量は、15～20%エネルギーとした。

参考表　推定エネルギー必要量 (kcal/日)

性別	男性			女性		
身体活動レベル[1]	Ⅰ	Ⅱ	Ⅲ	Ⅰ	Ⅱ	Ⅲ
0～5（月）	—	550	—	—	500	—
6～8（月）	—	650	—	—	600	—
9～11（月）	—	700	—	—	650	—
1～2（歳）	—	950	—	—	900	—
3～5（歳）	—	1,300	—	—	1,250	—
6～7（歳）	1,350	1,550	1,750	1,250	1,450	1,650
8～9（歳）	1,600	1,850	2,100	1,500	1,700	1,900
10～11（歳）	1,950	2,250	2,500	1,850	2,100	2,350
12～14（歳）	2,300	2,600	2,900	2,150	2,400	2,700
15～17（歳）	2,500	2,800	3,150	2,050	2,300	2,550
18～29（歳）	2,300	2,650	3,050	1,700	2,000	2,300
30～49（歳）	2,300	2,700	3,050	1,750	2,050	2,350
50～64（歳）	2,200	2,600	2,950	1,650	1,950	2,250
65～74（歳）	2,050	2,400	2,750	1,550	1,850	2,100
75以上（歳）[2]	1,800	2,100	—	1,400	1,650	—
妊婦（付加量）[3]初期				+50	+50	+50
中期				+250	+250	+250
後期				+450	+450	+450
授乳婦（付加量）				+350	+350	+350

1 身体活動レベルは、低い、ふつう、高いの3つのレベルとして、それぞれⅠ、Ⅱ、Ⅲで示した。
2 レベルⅡは自立している者、レベルⅠは自宅にいてほとんど外出しない者に相当する。レベルⅠは高齢者施設で自立に近い状態で過ごしている者にも適用できる値である。
3 妊婦個々の体格や妊娠中の体重増加量及び胎児の発育状況の評価、並びに授乳婦では体重及び授乳量の評価を行うことが必要である。

注1：活用に当たっては、食事摂取状況のアセスメント、体重及びBMIの把握を行い、エネルギーの過不足は、体重の変化又はBMIを用いて評価すること。
注2：身体活動レベルⅠの場合、少ないエネルギー消費量に見合った少ないエネルギー摂取量を維持することになるため、健康の保持・増進の観点からは、身体活動量を増加させる必要がある。

付　表

脂質（%エネルギー）

性別	男性		女性	
年齢等	目安量	目標量[1]	目安量	目標量[1]
0〜5（月）	50	—	50	—
6〜11（月）	40	—	40	—
1〜2（歳）	—	20〜30	—	20〜30
3〜5（歳）	—	20〜30	—	20〜30
6〜7（歳）	—	20〜30	—	20〜30
8〜9（歳）	—	20〜30	—	20〜30
10〜11（歳）	—	20〜30	—	20〜30
12〜14（歳）	—	20〜30	—	20〜30
15〜17（歳）	—	20〜30	—	20〜30
18〜29（歳）	—	20〜30	—	20〜30
30〜49（歳）	—	20〜30	—	20〜30
50〜64（歳）	—	20〜30	—	20〜30
65〜74（歳）	—	20〜30	—	20〜30
75以上（歳）	—	20〜30	—	20〜30
妊婦			—	20〜30
授乳婦			—	20〜30

1 範囲に関しては、おおむねの値を示したものである。

飽和脂肪酸（%エネルギー）[1,2]・n-6系脂肪酸（g/日）・n-3系脂肪酸（g/日）

性別	飽和脂肪酸（%エネルギー）[1,2]		n-6系脂肪酸（g/日）		n-3系脂肪酸（g/日）	
	男性	女性	男性	女性	男性	女性
年齢等	目標量	目標量	目安量	目安量	目安量	目安量
0〜5（月）	—	—	4	4	0.9	0.9
6〜11（月）	—	—	4	4	0.8	0.8
1〜2（歳）	—	—	4	4	0.7	0.8
3〜5（歳）	10以下	10以下	6	6	1.1	1.0
6〜7（歳）	10以下	10以下	8	7	1.5	1.3
8〜9（歳）	10以下	10以下	8	7	1.5	1.3
10〜11（歳）	10以下	10以下	10	8	1.6	1.6
12〜14（歳）	10以下	10以下	11	9	1.9	1.6
15〜17（歳）	8以下	8以下	13	9	2.1	1.6
18〜29（歳）	7以下	7以下	11	8	2.0	1.6
30〜49（歳）	7以下	7以下	10	8	2.0	1.6
50〜64（歳）	7以下	7以下	10	8	2.2	1.9
65〜74（歳）	7以下	7以下	9	8	2.2	2.0
75以上（歳）	7以下	7以下	8	7	2.1	1.8
妊婦		7以下		9		1.6
授乳婦		7以下		10		1.8

1 飽和脂肪酸と同じく、脂質異常症及び循環器疾患に関与する栄養素としてコレステロールがある。コレステロールに目標量は設定しないが、これは許容される摂取量に上限が存在しないことを保証するものではない。脂質異常症の重症化予防の目的からは、200mg/日未満に留めることが望ましい。

2 飽和脂肪酸と同じく、冠動脈疾患に関与する栄養素としてトランス脂肪酸がある。日本人の大多数は、世界保健機関（WHO）の目標（1%エネルギー未満）を下回っており、トランス脂肪酸に関する世界の健康への影響は、飽和脂肪酸に比べて小さいと考えられる。ただし、脂質に偏った食事をしている者では、留意する必要があられる。トランス脂肪酸は人体にとって不可欠な栄養素ではなく、健康の保持・増進を図る上で積極的な摂取は勧められないことから、その摂取量は1%エネルギー未満でもできるだけ低く留めることが望ましく、1%エネルギー未満に留めることに留めることが望ましい。

炭水化物（%エネルギー）・食物繊維（g/日）

性別	炭水化物（%エネルギー）[1,2]		食物繊維（g/日）	
	男性	女性	男性	女性
年齢等	目標量[1,2]	目標量[1,2]	目標量	目標量
0〜5（月）	—	—	—	—
6〜11（月）	—	—	—	—
1〜2（歳）	50〜65	50〜65	—	—
3〜5（歳）	50〜65	50〜65	8以上	8以上
6〜7（歳）	50〜65	50〜65	10以上	10以上
8〜9（歳）	50〜65	50〜65	11以上	11以上
10〜11（歳）	50〜65	50〜65	13以上	13以上
12〜14（歳）	50〜65	50〜65	17以上	17以上
15〜17（歳）	50〜65	50〜65	19以上	18以上
18〜29（歳）	50〜65	50〜65	21以上	18以上
30〜49（歳）	50〜65	50〜65	21以上	18以上
50〜64（歳）	50〜65	50〜65	21以上	18以上
65〜74（歳）	50〜65	50〜65	20以上	17以上
75以上（歳）	50〜65	50〜65	20以上	17以上
妊婦		50〜65		18以上
授乳婦		50〜65		18以上

1 範囲に関しては、おおむねの値を示したものである。
2 アルコールを含む。ただし、アルコールの摂取を勧めるものではない。

エネルギー産生栄養素バランス

(%エネルギー)

性別	男性				女性			
		目標量[1,2]				目標量[1,2]		
年齢等	たんぱく質[3]	脂質		炭水化物[5,6]	たんぱく質[3]	脂質		炭水化物[5,6]
		脂質	飽和脂肪酸			脂質	飽和脂肪酸	
0～11(月)	—	—	—	—	—	—	—	—
1～2(歳)	13～20	20～30	—	50～65	13～20	20～30	—	50～65
3～5(歳)	13～20	20～30	10以下	50～65	13～20	20～30	10以下	50～65
6～7(歳)	13～20	20～30	10以下	50～65	13～20	20～30	10以下	50～65
8～9(歳)	13～20	20～30	10以下	50～65	13～20	20～30	10以下	50～65
10～11(歳)	13～20	20～30	10以下	50～65	13～20	20～30	10以下	50～65
12～14(歳)	13～20	20～30	10以下	50～65	13～20	20～30	10以下	50～65
15～17(歳)	13～20	20～30	8以下	50～65	13～20	20～30	8以下	50～65
18～29(歳)	13～20	20～30	7以下	50～65	13～20	20～30	7以下	50～65
30～49(歳)	13～20	20～30	7以下	50～65	13～20	20～30	7以下	50～65
50～64(歳)	14～20	20～30	7以下	50～65	14～20	20～30	7以下	50～65
65～74(歳)	15～20	20～30	7以下	50～65	15～20	20～30	7以下	50～65
75以上(歳)	15～20	20～30	7以下	50～65	15～20	20～30	7以下	50～65
妊婦 初期					13～20	20～30	7以下	50～65
中期					13～20			
後期					15～20			
授乳婦					15～20			

1 必要なエネルギー量を確保した上でのバランスとすること。
2 範囲に関しては、おおむねの値を示したものであり、弾力的に運用すること。
3 65歳以上の高齢者について、フレイル予防を目的とした量を定めることは難しいが、身長・体重が参照体位に比べて小さい者や、特に75歳以上であって加齢に伴い身体活動量が大きく低下した者など、必要エネルギー摂取量が低い者では、下限が推奨量を下回る場合があり得る。この場合でも、下限は推奨量以上とすることが望ましい。
4 脂質については、その構成成分である飽和脂肪酸など、質への配慮を十分に行う必要がある。
5 アルコールを含む。ただし、アルコールの摂取を勧めるものではない。
6 食物繊維の目標量を十分に注意すること。

付　表

ビタミンA（μgRAE/日）[1]

性別	男性				女性			
年齢等	推定平均必要量[2]	推奨量[2]	目安量[3]	耐容上限量[3]	推定平均必要量[2]	推奨量[2]	目安量[3]	耐容上限量[3]
0～5（月）	—	—	300	600	—	—	300	600
6～11（月）	—	—	400	600	—	—	400	600
1～2（歳）	300	400	—	600	250	350	—	600
3～5（歳）	350	450	—	700	350	500	—	850
6～7（歳）	300	400	—	950	300	400	—	1,200
8～9（歳）	350	500	—	1,200	350	500	—	1,500
10～11（歳）	450	600	—	1,500	400	600	—	1,900
12～14（歳）	550	800	—	2,100	500	700	—	2,500
15～17（歳）	650	900	—	2,500	500	650	—	2,800
18～29（歳）	600	850	—	2,700	450	650	—	2,700
30～49（歳）	650	900	—	2,700	500	700	—	2,700
50～64（歳）	650	900	—	2,700	500	700	—	2,700
65～74（歳）	600	850	—	2,700	500	700	—	2,700
75以上（歳）	550	800	—	2,700	450	650	—	2,700
妊婦（付加量）初期					＋0	＋0	—	—
中期					＋0	＋0	—	—
後期					＋60	＋80	—	—
授乳婦（付加量）					＋300	＋450	—	—

1 レチノール活性当量（μgRAE）＝レチノール（μg）＋β-カロテン（μg）×1/12＋α-カロテン（μg）×1/24＋β-クリプトキサンチン（μg）×1/24＋その他のプロビタミンAカロテノイド（μg）×1/24
2 プロビタミンAカロテノイドを含む。
3 プロビタミンAカロテノイドを含まない。

ビタミンD・ビタミンE・ビタミンK

性別	ビタミンD（μg/日）[1]				ビタミンE（mg/日）[1]				ビタミンK（μg/日）	
	男性		女性		男性		女性		男性	女性
年齢等	目安量	耐容上限量	目安量	耐容上限量	目安量	耐容上限量	目安量	耐容上限量	目安量	目安量
0～5（月）	5.0	25	5.0	25	3.0	—	3.0	—	4	4
6～11（月）	5.0	25	5.0	25	4.0	—	4.0	—	7	7
1～2（歳）	3.0	20	3.5	20	3.0	150	3.0	150	50	60
3～5（歳）	3.5	30	4.0	30	4.0	200	4.0	200	60	70
6～7（歳）	4.5	30	5.0	30	5.0	300	5.0	300	80	90
8～9（歳）	5.0	40	6.0	40	5.0	350	5.0	350	90	110
10～11（歳）	6.5	60	8.0	60	5.5	450	5.5	450	110	140
12～14（歳）	8.0	80	9.5	80	6.5	650	6.0	600	140	170
15～17（歳）	9.0	90	8.5	90	7.0	750	5.5	650	160	150
18～29（歳）	8.5	100	8.5	100	6.0	850	5.0	650	150	150
30～49（歳）	8.5	100	8.5	100	6.0	900	5.5	700	150	150
50～64（歳）	8.5	100	8.5	100	7.0	850	6.0	700	150	150
65～74（歳）	8.5	100	8.5	100	7.0	850	6.5	650	150	150
75以上（歳）	8.5	100	8.5	100	6.5	750	6.5	650	150	150
妊婦	8.5		8.5		6.5		6.5		150	150
授乳婦	8.5		8.5		7.0		7.0		150	150

1 日照により皮膚でビタミンDが産生されることを踏まえ、フレイル予防を図る者はもとより、全年齢区分を通じて、日常生活において可能な範囲内での適度な日光浴を心掛けるとともに、ビタミンDの摂取については、日照時間を考慮に入れることが重要である。

1 α-トコフェロールについて算定した。α-トコフェロール以外のビタミンEは含んでいない。

214

ビタミンB1（mg/日）[1,2]

性別	男性			女性		
年齢等	推定平均必要量	推奨量	目安量	推定平均必要量	推奨量	目安量
0～5（月）	—	—	0.1	—	—	0.1
6～11（月）	—	—	0.2	—	—	0.2
1～2（歳）	0.4	0.5	—	0.4	0.5	—
3～5（歳）	0.6	0.7	—	0.6	0.7	—
6～7（歳）	0.7	0.8	—	0.7	0.8	—
8～9（歳）	0.8	1.0	—	0.8	0.9	—
10～11（歳）	1.0	1.2	—	0.9	1.1	—
12～14（歳）	1.2	1.4	—	1.1	1.3	—
15～17（歳）	1.3	1.5	—	1.0	1.2	—
18～29（歳）	1.2	1.4	—	0.9	1.1	—
30～49（歳）	1.2	1.4	—	0.9	1.1	—
50～64（歳）	1.1	1.3	—	0.9	1.1	—
65～74（歳）	1.1	1.3	—	0.9	1.1	—
75以上（歳）	1.0	1.2	—	0.8	0.9	—
妊婦（付加量）				+ 0.2	+ 0.2	—
授乳婦（付加量）				+ 0.2	+ 0.2	—

1 チアミン塩化物塩酸塩（分子量＝337.3）の重量として示した。
2 身体活動レベルⅡの推定エネルギー必要量を用いて算定した。
特記事項：推定平均必要量は、ビタミンB1の欠乏症である脚気を予防するに足る最小必要量からではなく、尿中にビタミンB1の排泄量が増大し始める摂取量（体内飽和量）から算定。

ビタミンB2（mg/日）[1]

性別	男性			女性		
年齢等	推定平均必要量	推奨量	目安量	推定平均必要量	推奨量	目安量
0～5（月）	—	—	0.3	—	—	0.3
6～11（月）	—	—	0.4	—	—	0.4
1～2（歳）	0.5	0.6	—	0.5	0.5	—
3～5（歳）	0.7	0.8	—	0.6	0.8	—
6～7（歳）	0.8	0.9	—	0.7	0.9	—
8～9（歳）	0.9	1.1	—	0.9	1.0	—
10～11（歳）	1.1	1.4	—	1.0	1.3	—
12～14（歳）	1.3	1.6	—	1.2	1.4	—
15～17（歳）	1.4	1.7	—	1.2	1.4	—
18～29（歳）	1.3	1.6	—	1.0	1.2	—
30～49（歳）	1.3	1.6	—	1.0	1.2	—
50～64（歳）	1.2	1.5	—	1.0	1.2	—
65～74（歳）	1.2	1.5	—	1.0	1.2	—
75以上（歳）	1.1	1.3	—	0.9	1.0	—
妊婦（付加量）				+ 0.2	+ 0.3	—
授乳婦（付加量）				+ 0.5	+ 0.6	—

1 身体活動レベルⅡの推定エネルギー必要量を用いて算定した。
特記事項：推定平均必要量は、ビタミンB2の欠乏症である口唇炎、口角炎、舌炎などの皮膚炎を予防するに足る最小量からではなく、尿中にビタミンB2の排泄量が増大し始める摂取量（体内飽和量）から算定。

ナイアシン（mgNE/日）[1,2]

性別	男性				女性			
年齢等	推定平均必要量	推奨量	目安量	耐容上限量[3]	推定平均必要量	推奨量	目安量	耐容上限量[3]
0～5（月）[4]	—	—	2	—	—	—	2	—
6～11（月）	—	—	3	—	—	—	3	—
1～2（歳）	5	6	—	60(15)	4	5	—	60(15)
3～5（歳）	6	8	—	80(20)	6	7	—	80(20)
6～7（歳）	7	9	—	100(30)	7	8	—	100(30)
8～9（歳）	9	11	—	150(35)	8	10	—	150(35)
10～11（歳）	11	13	—	200(45)	10	10	—	150(45)
12～14（歳）	12	15	—	250(60)	12	14	—	250(60)
15～17（歳）	14	17	—	300(70)	11	13	—	250(65)
18～29（歳）	13	15	—	300(80)	9	11	—	250(65)
30～49（歳）	13	15	—	350(85)	10	12	—	250(65)
50～64（歳）	12	14	—	350(85)	9	11	—	250(65)
65～74（歳）	12	14	—	300(80)	9	11	—	250(65)
75以上（歳）	11	13	—	300(75)	9	10	—	250(60)
妊婦（付加量）					+ 0	+ 0	—	—
授乳婦（付加量）					+ 3	+ 3	—	—

1 ナイアシン当量（NE）＝ナイアシン＋1/60トリプトファンで示した。
2 身体活動レベルⅡの推定エネルギー必要量を用いて算定した。
3 ニコチンアミドの重量（mg/日）、（ ）内はニコチン酸の重量（mg/日）。
4 単位はmg/日。

ビタミンB6（mg/日）[1]

性別	男性				女性			
年齢等	推定平均必要量	推奨量	目安量	耐容上限量[2]	推定平均必要量	推奨量	目安量	耐容上限量[2]
0～5（月）	—	—	0.2	—	—	—	0.2	—
6～11（月）	—	—	0.3	—	—	—	0.3	—
1～2（歳）	0.4	0.5	—	10	0.4	0.5	—	10
3～5（歳）	0.5	0.6	—	15	0.5	0.6	—	15
6～7（歳）	0.7	0.8	—	20	0.6	0.7	—	20
8～9（歳）	0.8	0.9	—	25	0.8	0.9	—	25
10～11（歳）	1.0	1.1	—	30	1.0	1.1	—	30
12～14（歳）	1.2	1.4	—	40	1.0	1.3	—	40
15～17（歳）	1.2	1.5	—	50	1.0	1.3	—	45
18～29（歳）	1.1	1.4	—	55	1.0	1.1	—	45
30～49（歳）	1.1	1.4	—	60	1.0	1.1	—	45
50～64（歳）	1.1	1.4	—	55	1.0	1.1	—	45
65～74（歳）	1.1	1.4	—	50	1.0	1.1	—	40
75以上（歳）	1.1	1.4	—	50	1.0	1.1	—	40
妊婦（付加量）					+ 0.2	+ 0.2	—	—
授乳婦（付加量）					+ 0.3	+ 0.3	—	—

1 たんぱく質の推奨量を用いて算定した（妊婦・授乳婦の付加量は除く）。
2 ピリドキシン（分子量＝169.2）の重量として示した。

ビタミンB12（μg／日）[1]

性別	男性			女性		
年齢等	推定平均必要量	推奨量	目安量	推定平均必要量	推奨量	目安量
0〜5（月）	—	—	0.4	—	—	0.4
6〜11（月）	—	—	0.5	—	—	0.5
1〜2（歳）	0.8	0.9	—	0.8	0.9	—
3〜5（歳）	0.9	1.1	—	0.9	1.1	—
6〜7（歳）	1.1	1.3	—	1.1	1.3	—
8〜9（歳）	1.3	1.6	—	1.3	1.6	—
10〜11（歳）	1.6	1.9	—	1.6	1.9	—
12〜14（歳）	2.0	2.4	—	2.0	2.4	—
15〜17（歳）	2.0	2.4	—	2.0	2.4	—
18〜29（歳）	2.0	2.4	—	2.0	2.4	—
30〜49（歳）	2.0	2.4	—	2.0	2.4	—
50〜64（歳）	2.0	2.4	—	2.0	2.4	—
65〜74（歳）	2.0	2.4	—	2.0	2.4	—
75以上（歳）	2.0	2.4	—	2.0	2.4	—
妊婦（付加量）				+0.3	+0.4	—
授乳婦（付加量）				+0.7	+0.8	—

1 シアノコバラミン（分子量＝1,355.37）の重量として示した。

葉酸（μg／日）[1]

性別	男性				女性			
年齢等	推定平均必要量	推奨量	目安量	耐容上限量[2]	推定平均必要量	推奨量	目安量	耐容上限量[2]
0〜5（月）	—	—	40	—	—	—	40	—
6〜11（月）	—	—	60	—	—	—	60	—
1〜2（歳）	80	90	—	200	90	90	—	200
3〜5（歳）	90	110	—	300	90	110	—	300
6〜7（歳）	110	140	—	400	110	140	—	400
8〜9（歳）	130	160	—	500	130	160	—	500
10〜11（歳）	160	190	—	700	160	190	—	700
12〜14（歳）	200	240	—	900	200	240	—	900
15〜17（歳）	220	240	—	900	200	240	—	900
18〜29（歳）	200	240	—	900	200	240	—	900
30〜49（歳）	200	240	—	1,000	200	240	—	1,000
50〜64（歳）	200	240	—	1,000	200	240	—	1,000
65〜74（歳）	200	240	—	900	200	240	—	900
75以上（歳）	200	240	—	900	200	240	—	900
妊婦（付加量）					+200[3,4]	+240[3,4]	—	—
授乳婦（付加量）					+80	+100	—	—

1 プテロイルモノグルタミン酸（分子量＝441.40）の重量として示した。
2 通常の食品以外の食品に含まれる葉酸（狭義の葉酸）に適用する。
3 妊娠を計画している女性、妊娠の可能性がある女性及び妊娠初期の妊婦は、胎児の神経管閉鎖障害のリスク低減のために、通常の食品以外の食品に含まれる葉酸（狭義の葉酸）を400μg／日摂取することが望まれる。
4 付加量は、中期及び後期にのみ設定した。

パントテン酸（mg／日）

性別	男性	女性
年齢等	目安量	目安量
0〜5（月）	4	4
6〜11（月）	5	5
1〜2（歳）	3	4
3〜5（歳）	4	4
6〜7（歳）	5	5
8〜9（歳）	6	5
10〜11（歳）	6	6
12〜14（歳）	7	6
15〜17（歳）	7	6
18〜29（歳）	5	5
30〜49（歳）	5	5
50〜64（歳）	6	5
65〜74（歳）	6	5
75以上（歳）	6	5
妊婦（付加量）		5
授乳婦（付加量）		6

ビオチン（μg／日）

性別	男性	女性
年齢等	目安量	目安量
0〜5（月）	4	4
6〜11（月）	5	5
1〜2（歳）	20	20
3〜5（歳）	20	20
6〜7（歳）	30	30
8〜9（歳）	30	30
10〜11（歳）	40	40
12〜14（歳）	50	50
15〜17（歳）	50	50
18〜29（歳）	50	50
30〜49（歳）	50	50
50〜64（歳）	50	50
65〜74（歳）	50	50
75以上（歳）	50	50
妊婦（付加量）		50
授乳婦（付加量）		50

ビタミンC（mg／日）[1]

性別	男性			女性		
年齢等	推定平均必要量	推奨量	目安量	推定平均必要量	推奨量	目安量
0〜5（月）	—	—	40	—	—	40
6〜11（月）	—	—	40	—	—	40
1〜2（歳）	35	40	—	35	40	—
3〜5（歳）	40	50	—	40	50	—
6〜7（歳）	50	60	—	50	60	—
8〜9（歳）	60	70	—	60	70	—
10〜11（歳）	70	85	—	70	85	—
12〜14（歳）	85	100	—	85	100	—
15〜17（歳）	85	100	—	85	100	—
18〜29（歳）	85	100	—	85	100	—
30〜49（歳）	85	100	—	85	100	—
50〜64（歳）	85	100	—	85	100	—
65〜74（歳）	80	100	—	80	100	—
75以上（歳）	80	100	—	80	100	—
妊婦（付加量）				+10	+10	—
授乳婦（付加量）				+40	+45	—

1 L-アスコルビン酸（分子量＝176.12）の重量で示した。
特記事項：推定平均必要量は、ビタミンCの欠乏症である壊血病を予防するに足る最小量からではなく、心臓血管系の疾病予防効果及び抗酸化作用の観点から算定。

ナトリウム (mg/日、( ) は食塩相当量 [g/日])[1]

性別	男性			女性		
年齢等	推定平均必要量	目安量	目標量	推定平均必要量	目安量	目標量
0～5 (月)	—	100 (0.3)	—	—	100 (0.3)	—
6～11 (月)	—	600 (1.5)	—	—	600 (1.5)	—
1～2 (歳)	—	—	(3.0 未満)	—	—	(3.0 未満)
3～5 (歳)	—	—	(3.5 未満)	—	—	(3.5 未満)
6～7 (歳)	—	—	(4.5 未満)	—	—	(4.5 未満)
8～9 (歳)	—	—	(5.0 未満)	—	—	(5.0 未満)
10～11 (歳)	—	—	(6.0 未満)	—	—	(6.0 未満)
12～14 (歳)	—	—	(7.0 未満)	—	—	(6.5 未満)
15～17 (歳)	—	—	(7.5 未満)	—	—	(6.5 未満)
18～29 (歳)	600 (1.5)	—	(7.5 未満)	600 (1.5)	—	(6.5 未満)
30～49 (歳)	600 (1.5)	—	(7.5 未満)	600 (1.5)	—	(6.5 未満)
50～64 (歳)	600 (1.5)	—	(7.5 未満)	600 (1.5)	—	(6.5 未満)
65～74 (歳)	600 (1.5)	—	(7.5 未満)	600 (1.5)	—	(6.5 未満)
75以上 (歳)	600 (1.5)	—	(7.5 未満)	600 (1.5)	—	(6.5 未満)
妊婦				600 (1.5)	—	(6.5 未満)
授乳婦				600 (1.5)	—	(6.5 未満)

1 高血圧及び慢性腎臓病 (CKD) の重症化予防のための食塩相当量の量は、男女とも6.0g/日未満とした。

カリウム (mg/日)

性別	男性		女性	
年齢等	目安量	目標量	目安量	目標量
0～5 (月)	400	—	400	—
6～11 (月)	700	—	700	—
1～2 (歳)	900	—	900	—
3～5 (歳)	1,000	1,400 以上	1,000	1,400 以上
6～7 (歳)	1,300	1,800 以上	1,200	1,800 以上
8～9 (歳)	1,500	2,000 以上	1,500	2,000 以上
10～11 (歳)	1,800	2,200 以上	1,800	2,000 以上
12～14 (歳)	2,300	2,400 以上	1,900	2,400 以上
15～17 (歳)	2,700	3,000 以上	2,000	2,600 以上
18～29 (歳)	2,500	3,000 以上	2,000	2,600 以上
30～49 (歳)	2,500	3,000 以上	2,000	2,600 以上
50～64 (歳)	2,500	3,000 以上	2,000	2,600 以上
65～74 (歳)	2,500	3,000 以上	2,000	2,600 以上
75以上 (歳)	2,500	3,000 以上	2,000	2,600 以上
妊婦			2,000	2,600 以上
授乳婦			2,200	2,600 以上

リン (mg/日)

性別	男性		女性	
年齢等	目安量	耐容上限量	目安量	耐容上限量
0～5 (月)	120	—	120	—
6～11 (月)	260	—	260	—
1～2 (歳)	500	—	500	—
3～5 (歳)	700	—	700	—
6～7 (歳)	900	—	800	—
8～9 (歳)	1,000	—	1,000	—
10～11 (歳)	1,100	—	1,000	—
12～14 (歳)	1,200	—	1,000	—
15～17 (歳)	1,200	—	900	—
18～29 (歳)	1,000	3,000	800	3,000
30～49 (歳)	1,000	3,000	800	3,000
50～64 (歳)	1,000	3,000	800	3,000
65～74 (歳)	1,000	3,000	800	3,000
75以上 (歳)	1,000	3,000	800	3,000
妊婦			800	—
授乳婦			800	—

カルシウム (mg/日)

性別	男性				女性			
年齢等	推定平均必要量	推奨量	目安量	耐容上限量	推定平均必要量	推奨量	目安量	耐容上限量
0～5 (月)	—	—	200	—	—	—	200	—
6～11 (月)	—	—	250	—	—	—	250	—
1～2 (歳)	350	450	—	—	350	400	—	—
3～5 (歳)	500	600	—	—	450	550	—	—
6～7 (歳)	500	600	—	—	450	550	—	—
8～9 (歳)	550	650	—	—	600	750	—	—
10～11 (歳)	600	700	—	—	600	750	—	—
12～14 (歳)	850	1,000	—	—	700	800	—	—
15～17 (歳)	650	800	—	—	550	650	—	—
18～29 (歳)	650	800	—	2,500	550	650	—	2,500
30～49 (歳)	600	750	—	2,500	550	650	—	2,500
50～64 (歳)	600	750	—	2,500	550	650	—	2,500
65～74 (歳)	600	750	—	2,500	550	650	—	2,500
75以上 (歳)	600	700	—	2,500	500	600	—	2,500
妊婦 (付加量)					+0	+0	—	—
授乳婦 (付加量)					+0	+0	—	—

マグネシウム (mg/日)

性別	男性				女性			
年齢等	推定平均必要量	推奨量	目安量	耐容上限量[1]	推定平均必要量	推奨量	目安量	耐容上限量[1]
0～5 (月)	—	—	20	—	—	—	20	—
6～11 (月)	—	—	60	—	—	—	60	—
1～2 (歳)	60	70	—	—	60	70	—	—
3～5 (歳)	80	100	—	—	80	100	—	—
6～7 (歳)	110	130	—	—	110	130	—	—
8～9 (歳)	170	210	—	—	140	160	—	—
10～11 (歳)	210	290	—	—	180	220	—	—
12～14 (歳)	290	360	—	—	240	290	—	—
15～17 (歳)	340	370	—	—	260	310	—	—
18～29 (歳)	280	340	—	—	230	270	—	—
30～49 (歳)	310	370	—	—	240	290	—	—
50～64 (歳)	310	370	—	—	240	290	—	—
65～74 (歳)	290	350	—	—	230	280	—	—
75以上 (歳)	270	320	—	—	220	260	—	—
妊婦 (付加量)					+30	+40	—	—
授乳婦 (付加量)					+0	+0	—	—

1 通常の食品以外からの摂取量の耐容上限量は、成人の場合350mg/日、小児では5mg/kg体重/日とした。それ以外の通常の食品からの摂取の場合、耐容上限量は設定しない。

亜鉛 (mg/日)

性別	男性 推定平均必要量	男性 推奨量	男性 目安量	男性 耐容上限量	女性 推定平均必要量	女性 推奨量	女性 目安量	女性 耐容上限量
年齢等								
0 ～ 5 (月)	—	—	2	—	—	—	2	—
6 ～ 11 (月)	—	—	3	—	—	—	3	—
1 ～ 2 (歳)	3	3	—	—	2	3	—	—
3 ～ 5 (歳)	3	4	—	—	3	3	—	—
6 ～ 7 (歳)	4	5	—	—	3	4	—	—
8 ～ 9 (歳)	5	6	—	—	4	5	—	—
10 ～ 11 (歳)	6	7	—	—	5	6	—	—
12 ～ 14 (歳)	9	10	—	—	7	8	—	—
15 ～ 17 (歳)	10	12	—	—	7	8	—	—
18 ～ 29 (歳)	9	11	—	40	7	8	—	35
30 ～ 49 (歳)	9	11	—	45	7	8	—	35
50 ～ 64 (歳)	9	11	—	45	7	8	—	35
65 ～ 74 (歳)	9	11	—	40	7	8	—	35
75 以上 (歳)	9	10	—	40	6	8	—	30
妊婦 (付加量)					+1	+2	—	—
授乳婦 (付加量)					+3	+4	—	—

鉄 (mg/日)

性別	男性 推定平均必要量	男性 推奨量	男性 目安量	男性 耐容上限量	女性 月経なし 推定平均必要量	女性 月経なし 推奨量	女性 月経あり 推定平均必要量	女性 月経あり 推奨量	女性 目安量	女性 耐容上限量
年齢等										
0 ～ 5 (月)	—	—	0.5	—	—	—	—	—	0.5	—
6 ～ 11 (月)	3.5	5.0	—	—	3.5	4.5	—	—	—	—
1 ～ 2 (歳)	3.0	4.5	—	25	3.0	4.5	—	—	—	20
3 ～ 5 (歳)	4.0	5.5	—	25	4.0	5.5	—	—	—	25
6 ～ 7 (歳)	5.0	5.5	—	30	4.5	5.5	—	—	—	30
8 ～ 9 (歳)	6.0	7.0	—	35	6.0	7.5	—	—	—	35
10 ～ 11 (歳)	7.0	8.5	—	35	7.0	8.5	10.0	12.0	—	35
12 ～ 14 (歳)	8.0	10.0	—	40	7.0	8.5	10.0	12.0	—	40
15 ～ 17 (歳)	8.0	10.0	—	50	5.5	7.0	8.5	10.5	—	40
18 ～ 29 (歳)	6.5	7.5	—	50	5.5	6.5	8.5	10.5	—	40
30 ～ 49 (歳)	6.5	7.5	—	50	5.5	6.5	9.0	10.5	—	40
50 ～ 64 (歳)	6.5	7.5	—	50	5.0	6.0	9.0	11.0	—	40
65 ～ 74 (歳)	6.0	7.0	—	50	5.0	6.0	—	—	—	40
75 以上 (歳)	6.0	7.0	—	50	5.0	6.0	—	—	—	40
妊婦 (付加量) 初期					+2.0	+2.5	—	—	—	—
中期・後期 (付加量)					+8.0	+9.5	—	—	—	—
授乳婦 (付加量)					+2.0	+2.5	—	—	—	—

マンガン (mg/日)

性別	男性 目安量	男性 耐容上限量	女性 目安量	女性 耐容上限量
年齢等				
0 ～ 5 (月)	0.01	—	0.01	—
6 ～ 11 (月)	0.5	—	0.5	—
1 ～ 2 (歳)	1.5	—	1.5	—
3 ～ 5 (歳)	1.5	—	1.5	—
6 ～ 7 (歳)	2.0	—	2.0	—
8 ～ 9 (歳)	2.5	—	2.5	—
10 ～ 11 (歳)	3.0	—	3.0	—
12 ～ 14 (歳)	4.0	—	4.0	—
15 ～ 17 (歳)	4.5	—	3.5	—
18 ～ 29 (歳)	4.0	11	3.5	11
30 ～ 49 (歳)	4.0	11	3.5	11
50 ～ 64 (歳)	4.0	11	3.5	11
65 ～ 74 (歳)	4.0	11	3.5	11
75 以上 (歳)	4.0	11	3.5	11
妊婦			3.5	—
授乳婦			3.5	—

銅 (mg/日)

性別	男性 推定平均必要量	男性 推奨量	男性 目安量	男性 耐容上限量	女性 推定平均必要量	女性 推奨量	女性 目安量	女性 耐容上限量
年齢等								
0 ～ 5 (月)	—	—	0.3	—	—	—	0.3	—
6 ～ 11 (月)	—	—	0.3	—	—	—	0.3	—
1 ～ 2 (歳)	0.3	0.3	—	—	0.2	0.3	—	—
3 ～ 5 (歳)	0.3	0.4	—	—	0.3	0.3	—	—
6 ～ 7 (歳)	0.4	0.4	—	—	0.4	0.4	—	—
8 ～ 9 (歳)	0.4	0.5	—	—	0.4	0.5	—	—
10 ～ 11 (歳)	0.5	0.6	—	—	0.5	0.6	—	—
12 ～ 14 (歳)	0.7	0.8	—	—	0.6	0.8	—	—
15 ～ 17 (歳)	0.8	0.9	—	—	0.6	0.7	—	—
18 ～ 29 (歳)	0.7	0.9	—	7	0.6	0.7	—	7
30 ～ 49 (歳)	0.7	0.9	—	7	0.6	0.7	—	7
50 ～ 64 (歳)	0.7	0.9	—	7	0.6	0.7	—	7
65 ～ 74 (歳)	0.7	0.9	—	7	0.6	0.7	—	7
75 以上 (歳)	0.7	0.8	—	7	0.6	0.7	—	7
妊婦 (付加量)					+0.1	+0.1	—	—
授乳婦 (付加量)					+0.5	+0.6	—	—

ヨウ素（µg/日）

性別	男性				女性			
年齢等	推定平均必要量	推奨量	目安量	耐容上限量	推定平均必要量	推奨量	目安量	耐容上限量
0～5（月）	—	—	100	250	—	—	100	250
6～11（月）	—	—	130	250	—	—	130	250
1～2（歳）	35	50	—	300	35	50	—	300
3～5（歳）	45	60	—	400	45	60	—	400
6～7（歳）	55	75	—	550	55	75	—	550
8～9（歳）	65	90	—	700	65	90	—	700
10～11（歳）	80	110	—	900	80	110	—	900
12～14（歳）	95	140	—	2,000	95	140	—	2,000
15～17（歳）	100	140	—	3,000	100	140	—	3,000
18～29（歳）	95	130	—	3,000	95	130	—	3,000
30～49（歳）	95	130	—	3,000	95	130	—	3,000
50～64（歳）	95	130	—	3,000	95	130	—	3,000
65～74（歳）	95	130	—	3,000	95	130	—	3,000
75以上（歳）	95	130	—	3,000	95	130	—	3,000
妊婦（付加量）					+75	+110	—	—[1]
授乳婦（付加量）					+100	+140	—	—[1]

1 妊婦及び授乳婦の耐容上限量は、2,000µg/日とした。

セレン（µg/日）

性別	男性				女性			
年齢等	推定平均必要量	推奨量	目安量	耐容上限量	推定平均必要量	推奨量	目安量	耐容上限量
0～5（月）	—	—	15	—	—	—	15	—
6～11（月）	—	—	15	—	—	—	15	—
1～2（歳）	10	10	—	100	10	10	—	100
3～5（歳）	10	15	—	100	10	15	—	100
6～7（歳）	15	15	—	150	15	15	—	150
8～9（歳）	15	20	—	200	15	20	—	200
10～11（歳）	20	25	—	250	20	25	—	250
12～14（歳）	25	30	—	350	25	30	—	300
15～17（歳）	30	35	—	400	20	25	—	350
18～29（歳）	25	30	—	450	20	25	—	350
30～49（歳）	25	30	—	450	20	25	—	350
50～64（歳）	25	30	—	450	20	25	—	350
65～74（歳）	25	30	—	450	20	25	—	350
75以上（歳）	25	30	—	400	20	25	—	350
妊婦（付加量）					+5	+5	—	—
授乳婦（付加量）					+15	+20	—	—

モリブデン（µg/日）

性別	男性				女性			
年齢等	推定平均必要量	推奨量	目安量	耐容上限量	推定平均必要量	推奨量	目安量	耐容上限量
0～5（月）	—	—	2	—	—	—	2	—
6～11（月）	—	—	5	—	—	—	5	—
1～2（歳）	10	10	—	—	10	10	—	—
3～5（歳）	10	10	—	—	10	10	—	—
6～7（歳）	10	15	—	—	10	15	—	—
8～9（歳）	15	20	—	—	15	15	—	—
10～11（歳）	15	20	—	—	15	20	—	—
12～14（歳）	20	25	—	—	20	25	—	—
15～17（歳）	25	30	—	—	20	25	—	—
18～29（歳）	20	30	—	600	20	25	—	500
30～49（歳）	25	30	—	600	25	25	—	500
50～64（歳）	25	30	—	600	20	25	—	500
65～74（歳）	20	30	—	600	20	25	—	500
75以上（歳）	20	25	—	600	20	25	—	500
妊婦（付加量）					+0	+0	—	—
授乳婦（付加量）					+3	+3	—	—

クロム（µg/日）

性別	男性		女性	
年齢等	目安量	耐容上限量	目安量	耐容上限量
0～5（月）	0.8	—	0.8	—
6～11（月）	1.0	—	1.0	—
1～2（歳）	—	—	—	—
3～5（歳）	—	—	—	—
6～7（歳）	—	—	—	—
8～9（歳）	—	—	—	—
10～11（歳）	—	—	—	—
12～14（歳）	—	—	—	—
15～17（歳）	—	—	—	—
18～29（歳）	10	500	10	500
30～49（歳）	10	500	10	500
50～64（歳）	10	500	10	500
65～74（歳）	10	500	10	500
75以上（歳）	10	500	10	500
妊婦			10	—
授乳婦			10	—

（平成28年6月一部改正）

食生活指針	食生活指針の実践
食事を楽しみましょう。	・毎日の食事で，健康寿命をのばしましょう。 ・おいしい食事を，味わいながらゆっくりよく噛んで食べましょう。 ・家族の団らんや人との交流を大切に，また，食事づくりに参加しましょう。
1日の食事のリズムから，健やかな生活リズムを。	・朝食で，いきいきした1日を始めましょう。 ・夜食や間食はとりすぎないようにしましょう。 ・飲酒はほどほどにしましょう。
適度な運動とバランスのよい食事で，適正体重の維持を。	・普段から体重を量り，食事量に気をつけましょう。 ・普段から意識して身体を動かすようにしましょう。 ・無理な減量はやめましょう。 ・特に若年女性のやせ，高齢者の低栄養にも気をつけましょう。
主食，主菜，副菜を基本に，食事のバランスを。	・多様な食品を組み合わせましょう。 ・調理方法が偏らないようにしましょう。 ・手作りと外食や加工食品・調理食品を上手に組み合わせましょう。
ごはんなどの穀類をしっかりと。	・穀類を毎食とって，糖質からのエネルギー摂取を適正に保ちましょう。 ・日本の気候・風土に適している米などの穀類を利用しましょう。
野菜・果物，牛乳・乳製品，豆類，魚なども組み合わせて。	・たっぷり野菜と毎日の果物で，ビタミン，ミネラル，食物繊維をとりましょう。 ・牛乳・乳製品，緑黄色野菜，豆類，小魚などで，カルシウムを十分にとりましょう。
食塩は控えめに，脂肪は質と量を考えて。	・食塩の多い食品や料理を控えめにしましょう。食塩摂取量の目標値は，男性で1日8g未満，女性で7g未満とされています。 ・動物，植物，魚由来の脂肪をバランスよくとりましょう。 ・栄養成分表示を見て，食品や外食を選ぶ習慣を身につけましょう。
日本の食文化や地域の産物を活かし，郷土の味の継承を。	・「和食」をはじめとした日本の食文化を大切にして，日々の食生活に活かしましょう。 ・地域の産物や旬の素材を使うとともに，行事食を取り入れながら，自然の恵みや四季の変化を楽しみましょう。 ・食材に関する知識や調理技術を身につけましょう。 ・地域や家庭で受け継がれてきた料理や作法を伝えていきましょう。
食料資源を大切に，無駄や廃棄の少ない食生活を。	・まだ食べられるのに廃棄されている食品ロスを減らしましょう。 ・調理や保存を上手にして，食べ残しのない適量を心がけましょう。 ・賞味期限や消費期限を考えて利用しましょう。
「食」に関する理解を深め，食生活を見直してみましょう。	・子供のころから，食生活を大切にしましょう。 ・家庭や学校，地域で，食品の安全性を含めた「食」に関する知識や理解を深め，望ましい習慣を身につけましょう。 ・家族や仲間と，食生活を考えたり，話し合ったりしてみましょう。 ・自分たちの健康目標をつくり，よりよい食生活を目指しましょう。

（文部科学省，厚生労働省，農林水産省）

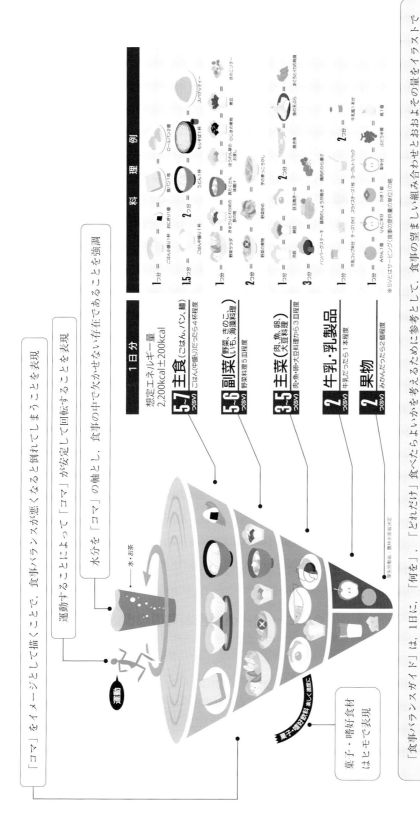

健康日本21（第二次）の目標項目と目標値（抜粋）

	目標項目	対　　象	中間評価 （現　状）	目　標 （2022年度）
栄養・食生活	①適正体重を維持している人の増加 （肥満（BMI 25以上），やせ（BMI 18.5未満）の減少）	20～60歳代男性の肥満者	32.8%（2017）	28%
		40～60歳代女性の肥満者	22.2%（2017）	19%
		20歳代女性のやせの者	21.7%（2017）	20%
	②適切な量と質の食事をとる者の増加 　ア　主食・主菜・副菜を組み合わせた食事が1日2回以上の日がほぼ毎日の割合の増加 　イ　食塩摂取量の減少 　ウ　野菜と果物の摂取量の増加	アの割合	58.1%（2017）	80%
		食塩摂取量	9.9g/日（2017）	8 g/日
		野菜の摂取量の平均値	288g/日（2017）	350 g/日
		果物の摂取量100g未満の者の割合	58.6%（2017）	30%
	③共食の増加（食事を1人で食べる子どもの割合の減少）	朝食　　小学生（5年生） 　　　　中学生（2年生）	11.3%（2014） 31.9%（2014）	減少傾向へ
		夕食　　小学生（5年生） 　　　　中学生（2年生）	1.9%（2014） 7.1%（2014）	
	④食品中の食塩や脂肪の低減に取り組む食品企業および飲食店の登録数の増加	食品企業登録数	103社（2017）	100社
		飲食店登録数	26,225店舗（2017）	30,000店舗
	⑤利用者に応じた食事の計画，調理および栄養の評価，改善を実施している特定給食施設の割合の増加	(参考値)管理栄養士・栄養士を配置している施設の割合	73.5%（2017）	80%
身体活動・運動	①日常生活における歩数の増加	20～64歳　男性 　　　　　女性	7,636歩（2017） 6,657歩（2017）	9,000歩 8,500歩
		65歳以上　男性 　　　　　女性	5,597歩（2017） 4,726歩（2017）	7,000歩 6,000歩
	②運動習慣者の割合の増加	20～64歳　男性 　　　　　女性	26.3%（2017） 20.0%（2017）	36% 33%
		65歳以上　男性 　　　　　女性	46.2%（2017） 39.0%（2017）	58% 48%
	③住民が運動しやすいまちづくり・環境整備に取り組む自治体数の増加		29都道府県（2016）	47都道府県
飲酒	①生活習慣病のリスクを高める量を飲酒している者（1日当たりの純アルコール摂取量が男性40g以上，女性20g以上の者）の割合の減少	男性 女性	14.7%（2017） 8.6%（2017）	13% 6.4%
	②未成年者の飲酒をなくす	中学3年生　男子 　　　　　　女子	7.2%（2014） 5.2%（2014）	0%
		高校3年生　男子 　　　　　　女子	13.7%（2014） 10.9%（2014）	0%
	③妊娠中の飲酒をなくす		4.3%（2013）	0%

索　引

■ 編著者 〈執筆担当〉

稲山 貴代 （いなやま たかよ）　長野県立大学健康発達学部教授　　第1章1，
　　　　　　　　　　　　　　　　　　　　　　　　　　　　　　第3章，
　　　　　　　　　　　　　　　　　　　　　　　　　　　　　　第12章，
　　　　　　　　　　　　　　　　　　　　　　　　　　　　　　第14章3

小林 三智子 （こばやし みちこ）　十文字学園女子大学人間生活学部教授　　第9章

■ 著　者　（五十音順）

角谷 雄哉 （かくたに ゆうや）　大阪樟蔭女子大学健康栄養学部講師　　第13章

金 賢珠 （きむ ひょんじゅ）　帝京平成大学健康メディカル学部准教授　　第4章，第5章

髙橋 将記 （たかはし まさき）　東京工業大学リベラルアーツ研究教育院准教授　　第14章1・2

田辺 賢一 （たなべ けんいち）　中村学園大学栄養科学部准教授　　第10章，第11章

中岡 加奈絵 （なかおか かなえ）　十文字学園女子大学人間生活学部講師　　第6章，第7章

中谷 友美 （なかや ゆみ）　畿央大学健康科学部講師　　第8章

堀川 千嘉 （ほりかわ ちか）　新潟県立大学人間生活学部講師　　第1章2～4，
　　　　　　　　　　　　　　　　　　　　　　　　　　　　　　第2章

山中 恵里香 （やまなか えりか）　華栄養専門学校専任講師　　第14章4

ライフステージ栄養学

2020年（令和 2 年） 4 月 20 日　初 版 発 行
2022年（令和 4 年） 2 月 10 日　第 3 刷 発 行

編 著 者　稲 山 貴 代
　　　　　小 林 三 智 子

発 行 者　筑 紫 和 男

発 行 所　株式会社 建 帛 社
　　　　　　　　　　KENPAKUSHA

112-0011　東京都文京区千石 4 丁目 2 番 15 号
TEL (03) 3 9 4 4 - 2 6 1 1
FAX (03) 3 9 4 6 - 4 3 7 7
https://www.kenpakusha.co.jp/

ISBN 978-4-7679-0652-2　C3047　　　　　　　　亜細亜印刷／ブロケード
Ⓒ稲山貴代，小林三智子ほか，2020.　　　　　　　　Printed in Japan
（定価はカバーに表示してあります。）